北京协和医学院精品教材

孕产期健康教育

主 编 马良坤

副主编 陈京立 薄海欣

编 者（以姓氏笔画为序）

万 阔	马良坤	王 方	王贵芳	尤莉莉	甘 娟
卢 挈	白林玉	邢舟游	朱佳楠	刘 洁	刘帅斌
孙自红	孙秀静	孙玮蔚	李 宁	李 旻	李 蕊
李永进	杨业环	杨柳飘飘	吴一波	吴丽萍	吴傅蕾
余梦婷	张 洁	张 砥	张嘉鹏	陈京立	陈海天
范 尧	明伟杰	周 戈	周明芳	郑睿敏	郑翠霞
赵 艾	赵 红	胡丽娜	段艳平	俞丽丽	宣 磊
徐龙雨	黄凤秋	智利彩	谢 菲	蔡诗琴	滕莉荣
薄海欣	魏淑婷				

秘 书 余梦婷

人民卫生出版社

·北京·

图书在版编目（CIP）数据

孕产期健康教育 / 马良坤主编. —北京：人民卫生出版社，2021.8

ISBN 978-7-117-31921-8

Ⅰ. ①孕… Ⅱ. ①马… Ⅲ. ①孕妇－妇幼保健－基本知识②产妇－妇幼保健－基本知识 Ⅳ. ①R715.3

中国版本图书馆 CIP 数据核字（2021）第 165049 号

| 人卫智网 | www.ipmph.com | 医学教育、学术、考试、健康，购书智慧智能综合服务平台 |
| 人卫官网 | www.pmph.com | 人卫官方资讯发布平台 |

孕产期健康教育

Yunchanqi Jiankang Jiaoyu

主　　编：马良坤

出版发行：人民卫生出版社（中继线 010-59780011）

地　　址：北京市朝阳区潘家园南里 19 号

邮　　编：100021

E - mail：pmph @ pmph.com

购书热线：010-59787592　010-59787584　010-65264830

印　　刷：三河市博文印刷有限公司

经　　销：新华书店

开　　本：710 × 1000　1/16　印张：21

字　　数：377 千字

版　　次：2021 年 8 月第 1 版

印　　次：2021 年 9 月第 1 次印刷

标准书号：ISBN 978-7-117-31921-8

定　　价：69.00 元

打击盗版举报电话：010-59787491　E-mail：WQ @ pmph.com

质量问题联系电话：010-59787234　E-mail：zhiliang @ pmph.com

序

　　母婴健康是人类健康的源头，是健康中国的基石。我国妇产科学的主要开拓者、奠基人之一林巧稚医生曾经说过："妊娠不是病，妊娠要防病"，而健康教育的核心就是预防。近年来，社会对妇幼保健的需求日益扩大，大力加强护理专业课程设置与改革，可以为持续提高全民妇幼健康水平提供坚实的人才保障。

　　开展健康教育是培养专业护理人才的一项基本工作内容。高质量的健康教育对于促进孕产妇及其家属的健康行为，预防和降低围产期并发症和死亡率均具有重要意义。因此，十分有必要让护理专业学生系统地学习和了解孕产妇健康教育的内容、形式和特点。本书正是基于这样的出发点，整合各相关领域专家力量，以国内外经典健康教育理论和方法为指导，以临床实践案例为导向，依据妊娠发展时间轴，全面介绍和解析了多元综合的孕产期健康教育要点，内容上反映了孕产期女性的健康需求，体现了理论与实践的紧密结合。相信这本凝聚了产科、儿科、护理、营养、心理等多专业专家心血的"精品教材"，一定能够成为深受助产专业师生欢迎的教学用书！同时，也期待能够成为所有助产专业人士的良师益友！

　　最后，衷心感谢所有编写专家为此付出的辛勤劳动，让我们共同努力，守护母婴健康！

吴欣娟

2021 年 6 月

世界各国都非常重视儿童生命早期的养育问题，认为加强婴幼儿健康是国家未来竞争力的关键一环。中国作为人口大国，更要加快推进健康中国建设，提升国民健康水平。社会的发展要求下一代不仅要有健康的体魄，更要有聪明才智和良好的社会适应能力，而生命早期（胎儿和婴幼儿时期）又是心理、智力发展极其迅速又极为重要的关键时期，在这个关键时期，对婴幼儿进行科学的综合干预，能使其达到健康完美的状态。

《"健康中国 2030"规划纲要》提出健康中国建设的目标和任务，强调"把健康融入所有政策，加快转变健康领域发展方式，全方位、全周期维护和保障人民健康"。"妇幼健康专项行动"是维护全生命周期的重要一环，也是"健康中国 2030"15 个专项行动的重要组成部分。在 2019 年出台的《健康中国行动（2019—2030 年）》中，也对孕妇和家有婴幼儿人群明确提出合理膳食建议，包括"关注生命早期 1 000 天的营养；尽量纯母乳喂养 6 个月，为 6～24 个月的婴幼儿合理添加辅食"等。

多哈（DOHaD）理论认为：除了遗传和环境因素，如果生命在发育过程的早期（胎儿和婴幼儿时期）经历不利因素（如营养或环境不良等），将会增加其成年后罹患肥胖、糖尿病、心血管疾病等慢性疾病的几率，这种影响甚至会持续好几代人。从受孕到分娩（280 天）再到孩子 2 岁（365 天 +365 天）这段时间，也就是人类生命初始的 1 000 天，这是人体组织、器官、系统发育成熟的关键窗口期。科学家们提出这个概念，是希望通过早期干预来预防成人疾病的发生，建立全生命慢性疾病风险管控模型，从孕前检测及风险评估、怀孕早期营养保健、孕期疾病筛查和积极治疗，来改善生命最初的状态，并在 0～2 岁孩子成长黄金期进行科学喂养、精心照护、疾病调理等，帮助降低成年后罹患慢性病的风险。

在这关键的 1 000 天，父母成为孩子生命健康的第一责任人，守护孩子一生健康要从父母做起。父母需有意识地进行孕前准备，在妊娠的关键窗口期持续为自己和孩子提供适当且充足的营养，通过科学运动、心理调适积极维持或改善身心健康,通过口腔保健、皮肤护理进一步提升母儿的健康水平,并进行正确而有效的分娩准备以成就安全顺利的分娩经历,给孩子最好的"出生",产后还需为孩子提供科学的照护与正确的喂养,才能让孩子长得好、智商高、身体棒,而这也是国家提升国民综合素质、改变人类未来的重要策略。

一切促进健康的行为均需建立在掌握健康相关知识、技能的基础之上,健康教育是提升知识、技能的有效途径。本教材以健康教育理论方法为基础,以多学科孕产保健知识技能为主体,为助产及护理专业学生提供孕前、孕期及产后的健康教育内容与方法。全书六章,涵盖了适用于孕产期健康教育的理论与方法,孕前、孕期与产后的产科、营养、运动、心理、口腔、皮肤保健知识及新生儿照护技能。每一章节都凝聚了北京协和医学院、北京协和医院及其他合作单位产科、儿科、营养、护理等多学科专家在孕产妇健康教育方面多年的努力与经验的积淀。

希望有志于从事母婴保健的学生能够从中受益,以科学的知识和有效的方法进行孕产期多专业保健知识的传播,让更多的孕产妇能够健康快乐,让更多的孩子能够茁壮成长,一起搭建健康幸福的美好人生。

最后对北京协和医学院、北京协和医院及其他合作单位的支持,对各位参编作者对本教材的贡献,表示由衷的感谢!本书在编写内容上难免会出现疏漏与欠缺,希望广大读者批评指正,我们会不断完善提高。

马良坤

2021 年 6 月

目 录

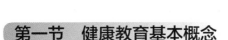

第一章

绪　论

第一节　健康教育基本概念

一、健康教育与健康促进的发展历程

（一）国际健康教育与健康促进发展历程

国际健康教育与健康促进的发展大致经历了三个阶段：第一阶段为 20 世纪 70 年代前的医学阶段，主要是以机体的功能机制为出发点，强调以疾病为中心的生物医学模式，忽视了社会和环境因素及社区干预对个体健康的促进作用；第二阶段是行为阶段，在 20 世纪 70 年代早期开始引入改善行为或生活方式的工作方式，提出生活方式即行为危险因素的观点，使医学理论又增加了教育、行为、社会市场和政策等理论，大大拓宽了健康教育的领域，超越了生物医学的范畴；第三阶段为 20 世纪 80 年代后的社会、环境阶段，人们认识到行为和生活方式改善在很大程度上受到社会与自然环境因素的制约，强调以促进健康为中心、以人为中心的社会环境改善，强化了政府，通过多部门合作，而不仅仅是卫生部门承担义务，是实现人人健康所必不可少的策略。

（二）中国健康教育与健康促进发展历程

我国的健康教育与健康促进事业起步较晚，1935—1936 年先后成立了中国卫生教育社和中华健康教育学会，标志着中国健康教育的兴起。我国健康教育与健康促进的发展经历了新旧中国两个历史阶段。1935～1936 年先后成立了中国卫生教育社和中华健康教育学会，标志着中国健康教育的兴起。新中国成立后，健康教育事业的发展经历了 3 个时期：20 世纪 50～60 年代的卫生宣教与爱国卫生运动时期；80 年代的健康教育学科的建立与网络初步形成时期；90 年代以来的健康教育与健康促进时期。20 世纪 80 年代我国颁布了有关健康教育的法律、法规，1986 年中国健康教育研究所正式成立，标志着一个比较完善的健康教育组织体系的形成。20 世纪 90 年代之后，我国健康教育与健康促进相关工作得到进一步加强。2002 年预防医学和公共卫生机构改革，从中央到地方的健康教育专业机构与同级其他预防医学或公共卫生机构组成疾病预防控制中心，使健康教育与疾病预防和健康促进其他方面的工作机构整合为一体，促进了健康教育事业的发展。2005 年 1 月卫生部发布了《全国健康教育与健康促进工作规划纲要（2005—2010）》，提出健康教育与健康促进的总目标：建立和完善适应社会发展需要的健康教育与健康促进工作体系，提高专业队伍素质；围绕重大卫生问题针对重点场所、重点人群，倡导健康的公共策略和支持性环境，以社会为基础，开展多种形式的健康教育与健康促进活动，普及健康知识。在 2008 年开展的健康教育和健康促进的交流谈论会议中，时任卫生部副部长的刘谦提出要对健康教育和健康促进事业进一步落实和开展，健康教育和健康促进工作得到了来自各个行业的支持，健康教育和健康促进工作在理论上逐渐走向成熟。2009 年开始，新一轮深化医药卫生体制改革的逐步推进，也助推了我国健康教育与健康促进事业的蓬勃发展。《“健康中国 2030”规划纲要》（以下简称《纲要》）的发布意味着我国有了首部国家层面关于全民健康的中、长期战略规划，《纲要》第四章专列一项“加强健康教育”，凸显健康教育在构建健康中国目标中的重要地位。2020 年 6 月 1 日起生效的《中华人民共和国基本医疗卫生与健康促进法》（以下简称《卫健法》），是我国卫生健康领域内的第一步基础性、综合性法律，强调将健康融入所有政策，体现了卫生与健康工作理念从“以治病为中心”到“以人民健康为中心”的转变，以法制化的形式确定了“健康促进”策略在我国全民健康发展中的核心作用。

二、健康教育与健康促进的概念

（一）健康教育

健康教育（health education）是指通过有计划、有组织的系统性教育，促使人们自觉地采用有利于健康的行为，以改善、维持和促进个体的健康。它是以人为服务对象，通过一定的教育手段，使人们具有自我保健能力。对自己的健康从依赖医院逐步转向依靠家庭和自己，改变不利于健康的各种行为习惯，建立科学的生活方式，从而达到精神和社会关系等方面的完美状态。健康教育是一种具有教育意义的社会实践活动，其核心就是通过健康意识从而建立健康行为和生活方式。实施健康教育的首要条件是进行科学的调查研究，基本策略是信息传播和行为干预。健康教育的场所广泛，形式多样。

（二）健康促进

健康促进（health promotion）的概念首先在 1986 年第一届国际健康促进大会上提出，健康促进是指人们能够提高、维护并改善其健康的过程。健康促进是指运用行政或组织手段,广泛动员和协调社会各相关部门以及社区、家庭和个人,使其履行各自对健康的责任,共同维护和促进健康的一种社会行为和社会战略。健康促进强调人和环境的平衡发展,个体和集体有组织的参与,通过经济、教育、社会、政治、环境、医疗、饮食等多种因素,维护和改善自身健康的过程,达到生理健康、心理健康、有一定的社会适应能力的健康状态。

(三)健康教育与健康促进的区别与联系

健康促进是在健康教育的基础上发展起来的,两者既有区别又有联系。

1. 区别 健康教育要求人们通过自身认知、态度、价值观和技能的改变而自觉采取有益于健康的行为和生活方式,是个人与群体的知识、信念和行为的改变。而健康促进的含义较健康教育更为广泛,它包括健康教育及能够促使行为、环境改变的组织、政策、经济、法律的支持性环境,它对行为改变有支持性或约束性。与健康教育相比,健康促进融客观支持与主观参与于一体。

2. 联系 健康教育作为健康促进的重要组成部分,与健康促进一样,不仅涉及整个人群,而且涉及人们社会生活的各个方面。健康教育是健康促进的前提,没有健康教育,健康促进就失去了基础;健康促进应是健康教育概念的拓展和延伸,为"健康教育"传播健康理念和知识,达到实际上的意义,提供了操作层面上的方法和手段。

健康教育是健康促进的核心,健康促进需要健康教育的推动和落实,营造健康促进的氛围。而健康教育必须有环境、政策的支持,才能逐步向健康促进发展,否则其作用会受到极大的限制。所以健康促进是为健康教育提供物质支撑,是一种实现"健康教育"目的的过程。

三、健康促进的策略与工作领域

(一)健康促进的三大策略

《渥太华宪章》中确定了健康促进的三大策略,即倡导、赋权和协调。

1. 倡导(advocacy) 良好的健康是社会、经济和个人发展的一项重要资源,也是生活质量的一个重要方面。政治、经济、社会、文化、环境、行为和生物因素都可能有利于或有害健康。健康促进旨在通过有组织的个体及社会的联合行动宣传健康,使这些因素成为有利条件。

为了创造有利于健康的社会、经济、文化和环境条件,要倡导政策支持,争取获得政治承诺;倡导社会对各项健康举措的认同,激发社会对健康的关注以及群众的参与意识;倡导卫生及相关部门提供全方位的支持,最大限度地满足群众对健康的愿望和需求。

2. 赋权（enable）　赋权与权利和政治密切相连。健康是基本人权，健康促进的重点在于实施健康方面的平等，缩小目前存在的资源分配和健康状况的差异，保障人人都有享受卫生保健的机会与资源。为使人们最充分的发挥各自健康的潜能，应授予群众正确的观念、科学的知识和可行的技能，获得控制那些影响自己健康的有关决策和行动的能力。把健康权牢牢地掌握在群众自己手里，这是实现卫生服务、资源分配平等合理的基础。

简单来说，赋权是指通过开展健康传播，使人们具有科学健康的知识和理念、健康技能，具有正确的健康信念，能够有效管理健康决定因素，能够做出有益于健康的决定，即具备健康素养。所以，赋权的目标是提高人们的健康素养。

3. 协调（mediate）　健康促进涉及卫生部门、社会其他经济部门、政府、非政府组织、社会各行各业和社会各界人士、社区、家庭和个人。在改善和保护健康的健康促进活动中，必须使个体、社区及相关部门等各利益相关者之间协调一致，组成强大的联盟和社会支持体系，共同协作实现健康目标。专业团体和社会团体以及卫生人员负有在追求健康的社会不同利益之间进行调解的重大责任。即通过调整政策、机构、团体和个人的资源，形成跨部门、跨领域、跨地域的联合行动，共同努力，消除有害于健康的社会和环境因素，保护和促进健康。协调的目标是形成和履行高度的政治承诺。

（二）健康促进的五大活动领域

1986 年在第一届国际健康促进大会通过的《渥太华宣言》中明确指出，健康促进涉及五个主要活动领域：

1. 制定促进健康的公共政策（build healthy public policy）　健康促进的含义已超出卫生保健的范畴，各个部门、各级政府和组织的决策者都要把健康问题提到议事日程上，认识到本部门的决定对健康造成的影响，并承担自己的卫生职责。

健康促进不仅要求卫生部门制定和实施健康促进政策，还要求非卫生部门制定和实施健康促进相关政策，包括立法、财政措施、税收和组织改革等多种政策。同时了解在非卫生部门采取健康公共政策的障碍以及消除这些障碍的方法，其目的就是要使人们更容易作出更有利健康的抉择。只有各部门采取协调一致的行动，才能制定促进更大公平的卫生、收入和社会政策，提供更安全、更健康的公共服务以及更清洁、更愉快的环境。

2. 创造支持性环境（create supportive environment）　健康促进必须为人们创造安全的、满意的和愉快的生活及工作环境。系统地评估快速变化的环境对健康的影响，以保证社会和自然环境有利于健康的发展。

人与其环境之间不可分割的联系构成了对健康采取社会生态学方法的基础。任何促进健康的战略都必须涉及保护自然环境和建筑环境以及保护自然资源。对世界、国家、地区和社区来说，总的指导原则是要鼓励相互照顾，照顾彼此，照顾我们的社区和我们的自然环境。强调在全世界保护自然资源是一项全球责任。

我们的社会是复杂而相互关联的。生活、工作和休闲方式的变化对健康有重大影响。工作和休闲应该是人们健康的源泉。社会组织工作的方式应该有助于创建一个健康的社会。健康促进也应该有助于创造安全、激励、满足和愉快的生活和工作条件。

系统地评估迅速变化的环境对健康的影响至关重要。特别是在技术、工作、能源生产和城市化领域，必须在评估之后采取行动，确保对公众的健康产生积极的影响。

3．加强社区的行动（develop personal skills） 充分发动社区力量，积极有效地参与卫生保健计划的制订和执行，挖掘社区资源，帮助他们认识自己的健康问题，并提出解决问题的办法。

健康促进工作通过具体和有效的社区行动来确定优先事项、作出决定、规划战略和执行这些优先事项，以实现更好的健康。这一过程的核心是赋予社区权力，使其拥有和维持自己的努力和命运。

社区发展利用社区现有的人力和物质资源，加强自助和社会支持，并制定灵活的制度，以加强公众参与。这需要充分和持续地获取信息、学习健康相关知识的机会以及得到资金支持。

4．发展个人技能（develop personal skills） 健康促进通过提供信息、进行健康教育和提高生活技能来支持个人和社会发展。通过这样做，使人们能够对自己的健康和环境进行更多选择，并作出有利于健康的选择。

健康促进使人们能够终生学习，使其能够随时应对慢性疾病和其他伤害，这是至关重要的。必须在学校、家庭、工作和社区环境中促进这一方面。这就需要教育、卫生、商业和志愿组织以及组织本身的参与和执行。

5．调整卫生服务方向（reorient health services） 调整卫生服务类型与方向，将健康促进和预防作为提供卫生服务模式的组成部分，让最广大的人群受益。

健康促进的责任由个人、社区团体、卫生专业人员、医疗卫生机构和政府共同承担。它们必须共同努力建立一个有助于追求健康的保健系统。

卫生部门的作用必须在其提供临床和治疗服务的责任之上，日益向促进健康的方向发展。卫生服务需要扩大授权，并尊重文化需求。这项任务应支持个人和社区对更健康生活的需要，并开放卫生部门与社会、政治、经济和物质环境组成部分之间的渠道。

调整卫生服务的方向还需要更加重视卫生研究，改变专业教育和培训。从而促进卫生服务态度和组织的改变，使其重新关注个人作为一个完整的人的全部需求。

（三）将健康融入所有政策

1978 年《阿拉木图宣言》首次提出"将健康融入所有政策"；1986 年，《渥太华宪章》提出健康促进的 5 个主要活动领域，被认为是健康融入所有政策的基础性文件。2010 年 4 月，世界卫生组织（world health organization，WHO）发布的《所有政策中的卫生问题阿德莱德声明》便提出了健康融入所有政策策略实施的完整管理框架。2013 年，第八届国际健康促进大会对"将健康融入所有政策（health in all policies）"作出了如下定义：

将健康和卫生系统决策系统性纳入跨部门公共政策中的做法，以寻求协作、避免对健康的不利影响，最终改善人群健康水平和健康公平。

目前多个国家采取了将健康融入所有政策，例如芬兰的"北卡雷利阿项目"，旨在降低慢病的发病率和死亡率。南澳大利亚依托已有的"南澳大利亚战略计划"设置"将健康融入所有政策处"，旨在提高国民健康水平。

我国在 2016 年全国卫生与健康大会上提出将"健康融入所有政策"列为国家卫生与健康工作方针，成为此后指导我国卫生工作发展的主要思想。《"健康中国 2030"规划纲要》以及《健康中国行动（2019—2030 年）》的发布更意味着我们国家将公共政策制定的全过程都融入了健康的理念。

四、健康素养

（一）健康素养的定义

健康素养（health literacy）的定义一直在不断演化，自 2007 年以来，文献中学者们提及的健康素养定义各不相同且数量显著增加。早期研究更多从医学角度阐述健康素养的定义，例如美国医学会于 1999 年将健康素养定义为"一系列技能，包括在医疗环境中完成所需的基础阅读和数值任务的能力"。而如今越来越多的研究认为应根据不同的情境条件来阐述健康素养的定义并进行应用。在临床环境中，健康素养则可能用来指患者成功寻求并获得医疗卫生服务所需的一系列个人资源。而在公共卫生领域，健康素养可以被定义为个人在日常生活中预防疾病和促进健康所需的知识与技能。

有研究表明，除美国医学会的定义外，最常被引用的关于健康素养的定义还有世界卫生组织于 1998 年提出的："一系列认知和社交的技能，决定了个人以促进和维持健康的方式获得、理解和使用信息的动机和能力",以及美国医学研究所于 2004 年提出的对健康素养的定义:"个人获得、处理和理解那些做出适当的健康相关决定所需的基本健康信息以及服务的能力。"而该研究在讨论、整合了不同的健康素养相关定义之后,产生了一个新的定义:"健康素养与读写能力相关联,包括人们获取、理解、评价和应用健康信息所需的知识、动机和能力,以便在日常生活中就保健、疾病预防和健康促进等方面做出自己的判断和决策,从而能够在整个生命过程中保持或提高生活的质量",被认为是抓住了健康素养本质且更加综合全面的定义。

（二）健康素养的分类

健康素养是一个多维度的概念,对于健康素养维度的划分也不尽相同。在将健康素养看作是一种个人能力的相关研究中,对健康素养维度的划分各不相同,但基本都涉及了相关的认知能力、技能、行为,对应个人在医疗卫生系统中扮演患者角色所需的一系列能力。例如有学者仅将健康素养划分为健康相关的印刷素养与健康相关的口头素养。也有学者将健康素养划分为四个相互关联的部分:疾病和自我保健知识、健康风险行为、预防性护理以及医疗就诊、药物依从性。

另外,人群健康素养观的支持者们将健康素养维度的划分进行了扩展,超越了个人能力和医疗环境的层面。其中最为典型的则是 Nutbeam 提出的三个维度的划分,即将健康素养分为功能性健康素养、互动性健康素养以及批判性健康素养。功能性健康素养是指阅读和书写健康信息的基本技能。互动性健康素养指更高级的认知和读写技能,与社交技能相关,可用于个人积极参与日常情境,从不同形式的交流和互动中提取和获得信息及其意义,并将其应用于不断变化的环境中。批判性健康素养相较功能性与互动性健康素养,是更高级的认知技能,用于批判性地分析与评估健康相关信息,并利用这些信息对日常生活的事件与情况施加更大的影响,例如控制健康相关因素。

（尤莉莉）

第二节　健康教育重要性

一、健康教育与健康中国

（一）建设健康中国的背景

新中国成立特别是改革开放以来,我国健康领域改革发展成就显著,人民健康水平不断提高。同时,我国也面临着工业化、城镇化、人口老龄化以及疾病谱、生态环境、生活方式不断变化等带来的新挑战,需要统筹解决关系人民健康的重大和长远问题。

《"健康中国 2030"规划纲要》(以下简称《纲要》)是为推进健康中国建设,提高人民健康水平,根据党的十八届五中全会战略部署制定。由中共中央、国务院于 2016 年 10 月 25 日印发并实施。

中共中央政治局 2016 年 8 月 26 日召开会议,审议通过《"健康中国 2030"规划纲要》。中共中央总书记习近平主持会议。会议认为,健康是促进人的全面发展的必然要求,是经济社会发展的基础条件,是民族昌盛和国家富强的重要标志,也是广大人民群众的共同追求。

党的十八届五中全会明确提出推进健康中国建设,从"五位一体"总体布局和"四个全面"战略布局出发,对当前和今后一个时期更好保障人民健康作出了制度性安排。

(二)建设健康中国的核心内容

《纲要》坚持以人民健康为中心,站在大健康、大卫生的高度,紧紧围绕健康影响因素(包括遗传和心理等生物学因素、自然与社会环境因素、医疗卫生服务因素、生活与行为方式因素)确定《纲要》的主要任务,包括健康生活与行为、健康服务与保障、健康生产与生活环境等方面。是以人的健康为中心,按照从内部到外部、从主体到环境的顺序,依次针对个人生活与行为方式、医疗卫生服务与保障、生产与生活环境等健康影响因素,提出普及健康生活、优化健康服务、完善健康保障、建设健康环境、发展健康产业五个方面的战略任务。

一是普及健康生活。从健康促进的源头入手,强调个人健康责任,通过加强健康教育,提高全民健康素养,广泛开展全民健身运动,塑造自主自律的健康行为,引导群众形成合理膳食、适量运动、戒烟限酒、心理平衡的健康生活方式。

二是优化健康服务。以妇女儿童、老年人、贫困人口、残疾人等人群为重点,从疾病的预防和治疗两个层面采取措施,强化覆盖全民的公共卫生服务,加大慢性病和重大传染病防控力度,实施健康扶贫工程,创新医疗卫生服务供给模式,发挥中医治未病的独特优势,为群众提供更优质的健康服务。

三是完善健康保障。通过健全全民医疗保障体系,深化公立医院、药品、医疗器械流通体制改革,降低虚高价格,切实减轻群众看病负担,改善就医感受。加强各类医保制度整合衔接,改进医保管理服务体系,实现保障能力长期可持续。

四是建设健康环境。针对影响健康的环境问题，开展大气、水、土壤等污染防治，加强食品药品安全监管，强化安全生产和职业病防治，促进道路交通安全，深入开展爱国卫生运动，建设健康城市和健康村镇，提高突发事件应急能力，最大程度减少外界因素对健康的影响。

五是发展健康产业。区分基本和非基本，优化多元办医格局，推动非公立医疗机构向高水平、规模化方向发展。加强供给侧结构性改革，支持发展健康医疗旅游等健康服务新业态，积极发展健身休闲运动产业，提升医药产业发展水平，不断满足群众日益增长的多层次多样化健康需求。

国民健康不仅是民生问题，也是重大的政治、经济和社会问题。健康中国建设不仅直接关乎民生福祉，而且关乎国家全局与长远发展、社会稳定和经济可持续发展，从而具有重大的战略意义。将健康中国建设提升至国家战略地位是国家治理理念与国家发展目标的升华，有助于促使关注健康、促进健康成为国家、社会、个人及家庭的共同责任与行动。

（三）实现健康中国战略的促进手段

加快将健康融入所有政策，实现健康中国战略，意味着各级党委、政府应当把人民健康放在优先发展的战略地位，将健康理念融入各项政策及其制定过程，使整个公共政策体系都要增加"健康意识"。而实现这个过程就要加大健康知识的传播力度，通过建立政府主导、部门合作、全社会参与的全民健康素养促进长效机制和工作体系，全面提高我国城乡居民健康素养水平。

健康教育的实质是一种干预，它向人们提供改变行为和生活方式所必需的知识、技术与服务等，使人们在面临促进健康和疾病的预防、治疗、康复等各个层次的健康问题时，有能力作出行为抉择，消除或减轻影响健康的危险因素，自愿采纳有利于健康的行为和生活方式，促进健康和提高生活质量。而目前我国对健康教育的需求仍停留在有关自身疾病的健康知识，以及相关控制和干预后需求，很多人是在发现身体出现问题后，才开始关注身体健康，治疗病因，这也就失去了防病于未患的所在意义。WHO 健康教育处前处长慕沃勒菲博士在 1980 年提出了健康教育的概念，健康教育指的是一种信念，能够帮助人们更好地进行健康生活，并且知道怎样做才能达到这样的目的。因此，政府在承担保障公民健康的责任时，除了完善健康基础设施建设、促进健康意识教育、完善法律法规等，还需通过加强健康教育，通过向公众传播健康信息，对目标人群进行健康观、价值观的认知教育以及保健技能的培训，针对特定行为进行干预，有效地帮助大众掌握健康知识，树立正确的健康价值观，全面提高公民健康素养和水平。

二、健康教育与全民健康

（一）公民是自己健康的第一责任人

世界卫生组织 2010 年提出健康决定因素模型，将影响因素概括为三个方面：第一层面是宏观层面，主要包括国家社会制度、经济基础、上层建筑；第二层面是中观层面，包括社会经济地位、社会公平政策等方面；第三层面是相对微观的层面，即通过物理环境、行为方式、精神、卫生服务利用和保障水平等因素直接作用个体影响其健康。影响或决定健康的因素许多都无法由个人决定，但其中的行为方式例如饮食习惯、体育锻炼等则是个人能够决定的重要因素。《基本医疗卫生与健康促进法》在第六十九条规定"公民是自己健康的第一责任人"，也就是说，个人对于自身甚至他人健康也具有维护和促进的义务。法律鼓励个人采用良好的健康生活方式，包括健康管理理念、健康知识、健康素养和持之以恒管理个人健康的实践。

《中国公民健康素养——基本知识与技能（2015 年版）》指出，我国公众的健康教育内容应该包括 3 个主要方面。①基本知识和理念，包括与生活、职业、传染病等相关的健康知识；②健康生活方式与行为，包括合理膳食、适量运动、劳逸结合等健康的生活习惯；③基本技能，包括健康信息的获取、理解、甄别、应用技能，以及对食品、药物的理解等。传统的健康教育模式以门诊咨询、住院宣教、社区教育、医师随访、专家讲座等方式为主，随着新媒体技术的不断发展，手机、平板电脑等移动终端与新媒体技术搭建的平台使获取知识和资讯变得随时随地。微博、微信、短视频等新媒体融合了更多的实用功能，既能够扩大受教育对象的范围，又增强了目标的指向性和针对性。这些优势打破了以往只能到医院或社区医疗服务站进行健康教育的单一方式，运用新媒体进行健康教育可以让大众方便、快捷地接收信息，具有常规宣传教育手段无可比拟的优势。

在传播过程中，由于健康信息监管严重不足，缺乏针对不同类型大众传媒传播健康信息的有效管控机制，也缺乏对各类媒体发布健康信息的审核监督机制，同时由于缺乏专业化的监管队伍，部门之间缺乏有效协作，监管能力尚未跟上信息化发展要求。与此同时，部分企业、医疗机构及医务人员出于利益目的，利用网站、自媒体等发布虚假信息，进行虚假宣传。此外，在人人都能成为传播主体的背景下，不实甚至是有害健康的信息大量存在，很多不具备专业知识的公众在未经核实的情况下随意转发，带来了更大范围的危害。因此在加强信息监管的同时，还需要加强提升大众的健康信息素养，在积极寻求和发现健康信息的同时，还要正确选择主流媒体的健康信息渠道，识别错误和无价值的健康信息内容。

（二）以社区为纽带，拓宽健康教育渠道

根据国内的研究显示，目前对健康教育领域的研究主要是由医院的医护人员对患者实施的健康教育需求评估和临床效果研究。综合性医院集中的医疗资源优势明显，但是多以急症的诊断治疗为主，病房周转率高，住院时间缩短，医护人员也仅在治疗性关系期间，对患者施以普适性的健康教育。患者作为信息接受方，在短期内接受知识教育和行为改变的效果可能出现程度不一、参差不齐的结果。因此将综合性医院的医疗资源下沉，通过社区层面发放各类健康教育资料、定期开展健康教育讲座、举办公众健康咨询活动等，更具有可行性和有效性。例如某社区采用角色扮演、问答教育、漫画海报宣传、示范教育和访谈教育等形式，创建多元化社区健康教育模式对糖尿病患者进行干预，有助于糖尿病患者实现从知识层面到态度、行为方式的转变，有助于患者在总体健康、躯体疼痛、心理健康以及社会功能等方面，实现从知识层面到态度、行为方式层面的转变，显示出社区健康教育在宣教信息的处理、教育方式和教育环境等方面，较综合医院的健康教育以及患者的自我教育管理更加有效便捷。

目前医院医护人员实施的健康教育大多是一般性的健康教育宣讲，尚缺乏就针对个体化的长期健康教育。很多健康教育的内容都是相对固定的，即是一般性的健康教育。这种健康教育的方式对部分健康教育需求较为浅显，对于那些问题较为复杂，健康教育需求量较大的患者则不太适用。这些患者对于健康教育的需求面比较广，需求阶段性也比较长，需要长期持续的健康教育服务。除社区医务人员，增加社会工作者的介入，进行健康教育个案管理也具有可行空间。在社区开展健康教育，对于健康的改善不应该仅仅关注生理健康层面，还应结合实际情况多方面、多角度考虑，可通过访谈、问卷和观察等方法了解实际需求，帮助大众采取实际行动，主动追求健康，维持或提高生活质量。

三、健康教育的意义

（一）健康教育对健康素养的促进

"健康不仅为疾病或羸弱之消除，而系体格、精神与社会之完全健康状态。"过去一段时期，中国健康领域实际上以疾病治疗为中心，相关制度安排与资源投入也将重点放在治疗疾病的医疗问题上。然而，医学治疗对健康的影响有限，个人行为、生活和社会环境等才是健康更关键的决定因素，防病意义和成效远大于治病。因此，健康中国战略下由疾病治疗全面向健康促进发展,寓健康于万策,发挥中国政治制度的优势,从健康影响因素的广泛性、社会性、整体性出发进行综合治理,无疑是健康观和相应政策的优化。

个体健康素养能力基于受教育的水平,在很大程度上受文化、语言和环境的影响。同样作为一个群体的健康素养,也受到医疗体系,教育体系、文化和环境等因素的制约和影响。教育从来都是与健康息息相关的,健康能促进教育,教育也能促进健康。健康素养教育旨在促使民众获取健康的信息与知识,树立健康的观念与意识,养成健康的行为与习惯,主动选择健康生活方式的教育活动,最终达到促使民众享有医疗保健、提高生命质量的目的。

（二）健康素养监测体系的建立与发展

健康素养是指个人获取和理解健康信息,并运用这些信息维护和促进自身健康的能力。居民健康素养评价指标纳入国家卫生事业发展规划之中,作为综合反映国家卫生事业发展的评价指标,可全面了解我国城乡居民健康素养水平和变化趋势,了解卫生相关政策及健康教育项目实施效果,为各级政府和卫生计生行政部门制订健康促进政策提供科学依据。

根据我国基本情况,考虑到我国居民当前面临的主要健康问题,包括传染病和慢性疾病的双重疾病负担,我国在 2008 年组织国内的相关专家编写了《中国公民健康素养——基本知识与技能》,提出 66 条健康素养,被认为是我国居民应知应会的基本知识、基本采纳的行为和应该掌握的基本健康技能。只有掌握了相关知识,并能运用到生活之中,才算达到较好的健康素养。

（三）健康教育的社会经济效益分析

开展健康教育的社会经济效益分析,是评价健康教育工作的重要方法之一。运用卫生经济学理论,评价健康教育工作是科学的。当我们向健康教育投入一定人力、物力、财力以后,提高了居民的防病知识水平,增强了居民的自我保健能力,才能最终达到控制疾病的目的。

开展健康教育的社会经济效益分析,可以争取到决策者对健康教育工作的重视,增加健康教育的投入。长期以来,对于健康教育的重视仍然停留在口头上。随着卫生经济学理论的发展,预防保健的社会经济分析越来越多,如计划免疫措施的社会经济效益分析,已被决策者重视。

开展健康教育的社会经济效益分析,能够调动人们主动接受健康教育,提高自我保健能力,主动同疾病作斗争的积极性。当今,人们对社会因素、环境因素、不良心理因素和不良的生活因素影响健康问题认识不足。据统计,居于中国城乡居民主要疾病死因前几位的分别是心脑血管病、恶性肿瘤、呼吸系统疾病等慢性疾病,而吸烟、过量饮酒、身体活动不足和高盐、高脂等不健康饮食是中国慢性病发生和发展的主要行为危险因素。此外,环境污染、职业暴露等因素也加剧了慢性疾病扩展态势。可见，普遍的慢性病危险因素基本上都与生活、生产方式以及环境密切相关。通过开展健康教育，一些疾病都是可防可控的，中华文明千年前的古老智慧"上工治未病，不治已病"今日仍旧适用。

开展健康教育的社会经济效益分析，是评价健康教育工作的重要方法之一。运用卫生经济学理论，评价健康教育工作是科学的。当我们向健康教育投入一定人力、物力、财力以后，提高了居民的防病知识水平，增强了居民的自我保健能力，达到控制疾病的目的。经过经济效益分析，就会有力证明健康教育效果是显著的。

（陈京立　朱佳楠）

第三节　孕产期健康教育

早在 1956 年，第一届全国人民代表大会第三次会议就曾经明确提出："关于有利于妇婴的健康，子女的教养，民族的繁荣问题我们宣传不够，今后在党政领导下，结合有关单位进一步的开展宣传工作和加强技术指导工作"，会议强调了在孕产期加强健康教育的必要性及迫切性。孕产期健康教育自始至终都是保障母婴健康的重要手段。随着围产服务模式的改进，时至今日，孕产健康教育理念、模式、方法也发生了重要的变革。

一、孕产期健康教育发展概况

（一）从"解决问题"到多维个体化健康教育模式

解决孕产妇在孕产期遇到的相关问题，是早期健康教育的主要工作内容。然而，健康教育的核心是"预防"，是对健康的促进和维持，也促进了多维孕产期健康教育的产生和发展。在多维健康教育的理念下，孕产期健康教育的内容大大扩展，囊括生殖、营养、运动、心理、护理、育儿、卫生、用药安全等方面。有别于既往以"解决问题"为目的的教育，目前的孕产健康教育更突出个体化的预防，即在充分了解孕产妇背景的基础上，重点明确地进行健康教育，以达到预防可能出现的问题，促进全面健康的效果。

（二）"以家庭"为中心的健康教育更广泛地应用于实践之中

在传统健康教育工作中，医务人员是健康教育的主体，通过单向输出的形式传递健康知识。这种形式缺乏互动与反馈，也缺少与孕产妇的情感交流。随着时代的发展，健康教育的主体逐步向"以产妇及胎婴儿"为中心转变，突出产妇的参与，在不断地反馈中达成共识。研究显示：孕产妇的家庭成员会对孕产妇的健康观念、行为决策产生重大的影响。因此,又提出了"以家庭"为中心的健康教育,该模式以孕产妇为中心,同时强调家庭成员也是健康教育的对象。通过知识的共享,建立心理的相互支持,形成良好的家庭氛围,促进孕产妇做出正确的健康决策。

(三)新媒体在孕产健康教育中的使用

随着互联网的发展,各类线上产品成了健康教育的新阵地。基于云平台的孕产妇健康教育,具有覆盖面广,更新及时,形式多样的特点。同时医疗机构也可通过建立网络门诊,利用微信、群组等对孕产妇进行健康指导,实现对健康效果的实时追踪。在新型冠状病毒感染的肺炎疫情防控期间,新媒体进一步显示了在孕产健康教育中的巨大作用。在门诊就诊不便、受限的情况下,成为医护人员对孕产妇进行健康教育的主要阵地。随着新媒体的发展,更多的具有健康教育性质的APP应运而生,不断丰富孕产妇的健康教育体验。

二、孕产期健康教育重要性与特殊性

(一)重要性

1. 改善妊娠结局 孕产健康教育可减少围产期并发症和不良孕产结局的发生。围产期女性的生理发生重大变化,使孕产妇和胎婴儿成为脆弱人群,易发生多种疾病。随着"全面两孩政策"的实施以及国民生育观的改变,近年来产妇数量尤其是高龄孕产妇数量急剧增加,对孕产期健康教育工作提出了更高的要求。对孕产妇进行健康教育,如防止接触有毒有害物质、进行定期产检等,有助于预防或早期识别疾病,防止不良孕产结局。

2. 促进健康行为 孕产健康教育有助于孕产妇形成良好的生活、卫生习惯。对孕产妇进行营养、运动、生活卫生教育,可以促进孕产妇实行健康生活,保障适当的体重增加和产后体重恢复,防止妊娠糖尿病、肥胖等疾病的发生。

3. 调节围产期情绪 孕产健康教育有助于舒缓围产期不良情绪。随着激素的变化,孕产妇容易产生焦虑、抑郁的情绪。心理健康教育可帮助孕产妇及时了解可能需应对的问题,并在发生心理状况后及时就医,减少不良情绪对健康的影响。

4. 促进母乳喂养 孕产期哺乳教育可使孕产妇了解母乳喂养的益处、掌握母乳喂养的技能、获得家庭的支持,极大提高母乳喂养的意愿,保证母乳喂养的顺利实施,为婴幼儿的营养、健康打下坚实基础。

(二)特殊性

孕产期是女性自然但极其特殊的一个生理阶段。健康教育需根据不断变化的孕产妇生理需求做出及时的调整和变化。此外,影响孕产妇健康的因素往往是多方位的,包括社会、生理、心理等因素,这就要求孕产健康教育需要特殊考量,对这些因素进行综合管理。同时,随着家庭、社会对子代的关注,也对围产期的健康教育提出特殊的要求,提倡多维个体化的健康教育。

三、孕产期健康教育护理专业发展

(一)专科护士在孕产期健康教育中的作用及展望

随着人们健康需求的日益增长,护理的专科化已成为临床护理实践发展的重要战略方向。在《"健康中国2030"规划纲要》中指出要实施预防为主,共建共享的全民健康,提高覆盖全生命周期健康服务能力。《中国妇幼健康事业发展报告(2019)》中提出要不断加强孕产保健、儿童保健、妇女保健、生殖保健综合防治工作,努力为全体妇女儿童提供全方位的专业服务。从"以治病为中心"到"以健康为中心"的转变中,护士在疾病预防、健康促进、诊疗康复、照护关怀等方面发挥专业作用。

早在1910年,美国便开展了对麻醉、产科、手术室等护士的专科培训,专科护士由此应运而生。我国的专科护士目前主要指在特殊岗位工作,具有熟练的护理技术和知识并完成了专科护士所要求的教育课程的学习,认定合格的注册护士。近年来,我国专科护理已在ICU、手术室、助产、急诊、器官移植、肿瘤、造口、糖尿病等多个领域得以发展。根据Ryan-Merritt等人的分析,专科护士的角色作用可分为6个方面:①作为病人的直接护理者和护理指导者,提供、管理、指导和评价护理;②作为协作者,为实现共同目标与各学科专业的人员协调合作;③作为教师,帮助和促进他人学习;④作为顾问,向咨询者提供专家意见和建议;⑤作为研究者,通过科学研究获取新的知识以丰富护理知识体系和改进护理实践;⑥作为管理者,应用管理程序(计划、组织、指导、控制和评价)营建一个有利于护理实践的环境。由此可见,在提供指导、促进他人学习、提供建议和意见,获取新知识等方面都体现了专科护士作为健康教育者的重要角色。

健康教育是传授知识、满足患者健康需求的手段之一,也是向患者提供健康信息、促进其行为向健康转变的重要手段,是连接知识与行为改变的桥梁。孕产期的健康教育关系到母婴两代人的健康,是一门涉及医学、心理学、行为学、社会学等多学科的应用学科。在提高产科护理质量,满足孕产妇生理、心理、情感和社会需求等方面发挥着越来越重要的作用。因此,也要求实施健康教育的产科专科护士必须具备更强的综合能力,才能对孕产妇提出的各种需求进行监测、评估,并给予针对性的指导和帮助。我国著名的妇产科学家林巧稚先生曾说:"妊娠不是病,妊娠要防病",通过这句话,我们深刻地认识到：孕产妇并不是传统意义上患者群体，她们是健康的人群，但更是重要阶段、重点防病的关键人群。相比于传统意义上患者的"患病 - 就医 - 治疗 - 康复 - 健康教育"这种模式，孕产妇的健康教育是整个护理工作的核心甚至全部，因此显得更加尤为重要。

产科专科护士的工作涉及一个女性及其家庭"计划妊娠 - 妊娠 - 分娩 - 产后"的一段重要且特殊的时期，其工作范围包括医院、家庭、社区及社会，是专科护士中从事孕产期保健的先行者。在孕产期健康教育中，产科专科护士的作用主要包括以下三个方面：

1. 助力健康教育——为孕产期女性开展系统的健康教育 健康行为产生的第一步是丰富、全面的知识储备，而产科专科护士的工作重点就是开展系统、丰富、全面的孕产期健康教育活动，同时做到兼顾整体又具有个体化、针对性。给予孕产妇及家属生理、心理、社会、精神、文化、发展等方面的帮助和照顾。孕妇这个特殊的群体，她们是一个"健康的人"，妊娠虽不是疾病状态，但她们接受的健康教育是否全面、自身的知识储备是否充分对整个孕期、分娩期及产褥期都产生重要影响。孕妇的分娩效能、分娩方式、母婴结局、产后恢复等方方面面都与孕产期接受的健康教育息息相关。因此，孕产妇的健康教育应贯穿妊娠 - 分娩 - 产后的各个阶段，产科专科护士应以教育为本，在各个阶段开展形式多样、丰富易懂的健康教育活动，例如孕期营养，孕妈妈需要一人吃两人饭吗？孕妈妈如何科学地吃？开展孕期运动教育，避免妊娠糖尿病的发生，避免体重增加过度等。开展分娩相关的准备课，例如模拟产房，分娩体位训练等，为分娩做好充足的准备。产后阶段，母乳喂养、孕产妇心理调适、产后盆底康复等都应是我们健康教育的重点内容。通过健康教育普及知识，改变信念，从而促进健康行为的发生与巩固。

2. 助力预防为先——为女性提供疾病预防及优生优育的相关信息 著名的流行病学家富兰克林曾说，"一盎司的预防，胜过一磅的治疗"。因此，产科专科护士的工作场所除了医院临床外，下沉到社区，实现"医院—社区"的有效联动，信息的双向共享，资源的同质化有效传播。从根本上体现健康教育的重要作用，即疾病预防，真正做到预防为先。例如，产科专科护士将医院中孕期女性的常见健康问题、妊娠期的常见并发症反馈到社区员，与社区妇幼保健人员一同根据社区人群的特点和需要，有计划、有重点为广大育龄女性提供有关女性疾病预防、孕产期疾病防治的知识，从而促进健康，优生优育。专科护士可通过定期开展公益讲座、发放健康材料、拍摄健康小视频等，宣传女性如何关注自身的生殖健康、孕前检查关都要做些什么、计划怀孕该做什么、如何正确服用叶酸、孕期与产后如何做好盆底康复等，争取让每一位女性都能做到预防疾病、计划妊娠，优生优育，从根本上提高出生人口的质量。

3. 助力防治结合——帮助识别影响母婴健康问题，早期治疗 影响人群健康的因素多种多样，主要包括环境因素、人的行为和生活方式等。产科护士应帮助孕妇群体认识危害孕产妇、胎儿、婴幼儿的环境因素及不良的行为和生活方式，开展有针对性的教育。鼓励人们保持健康的生活方式和行为，提高人群的健康素质。例如，对于孕妇及其家属，应告知吸烟对孕妇及胎儿、婴幼儿的不良影响，除劝诫孕妇不吸烟，家属主动戒烟，避免孕妇吸二手烟。同时，对于一些高龄孕产妇，存在妊娠合并症的孕产妇，应帮助她们识别健康问题，除改变生活方式外，鼓励尽早就医，加强产前检查与诊断，以获得良好的妊娠结局。对于一些高龄、有计划生育二孩的女性，更应该加强产前检查、产前诊断、基础疾病的治疗、妊娠期并发症的预防等。

目前产科专科护士在孕产期健康教育方面发挥重要作用的同时，也存在一些不足，如产科专科护士比较少、健康教育模式相对单一、教育内容缺乏互动性、开展健康教育的时间不够灵活等。随着生育政策的调整，二孩比例的增高、孕期及产后心理问题、后疫情时代健康教育形式的改革等，这些均对产科专科护士的孕产期健康教育提出新要求，也提供了新的发展空间。在未来，专科护士需在临床护理、健康教育方面扮演更重要的角色。

（二）孕产期健康教育专科护理实践

1. 助产士门诊 在国外助产士独立于护士队伍而存在，其教育、培训与晋升体系也是独立的体系，助产士门诊则拓宽了临床实践范畴，助产士可以独立进行从正常孕妇的产检、分娩到产褥期管理的全过程孕产期保健服务。我国的助产士教育、培训和临床实践目前还是作为护士队伍的分支存在，其临床执业范围目前主要还是集中在产时的医疗服务过程。但是，近年来，在各级卫生行政部门以及临床管理者的推动之下，全国范围内也进行了多种助产士教育的专业化延伸，如2006年起中国妇幼保健协会在国家卫生部的支持下在全国9家基地试点开展为期3个月的助产士规范化培训项目，北京大学护理学院等多家高等院校也纷纷开展了助产方向的临床型研究生的培养。在业界逐渐重视助产士队伍培养的大背景下，助产士的临床执业范围近几年也逐步开始更广泛、更深入的拓展，在这其中就包括近年来很多医院开始探索助产士门诊在孕期管理过程的延伸。

国内最早开始助产士门诊的报道是在2007年，此后，国内开展了多项关于助产士门诊对妊娠结局的效果研究。从文献报道中可以看出，由于国内助产士无处方权，不能像国外助产士一样独立对孕妇进行妊娠期的诊疗工作，助产士门诊目前的临床实践仍然以健康宣教为主,但助产士门诊宣教范畴却呈现逐渐扩大趋势,从最初的孕产妇产程应对的技巧宣教,到目前很多医院逐渐利用助产士门诊进行妊娠糖尿病营养和体重控制的宣教,母乳喂养宣教以及心理咨询等服务。而从临床效果上,也看到助产士门诊能够提高阴道分娩成功率,降低孕妇孕期焦虑水平,提高母乳喂养等。而助产士门诊的宣教方式也不尽相同,有小组式宣教、一对一宣教及大班宣教等多种方式,更有一些医院结合新媒体同时进行孕期宣教。

随着学历水平的逐渐提高,助产士在孕产期健康教育中的实践范围及效果将得到进一步提升,如从目前针对正常孕产妇的孕产期常识性知识的教育逐步扩展到针对孕期常见合并症和并发症的针对性宣教,甚至可以与产科医生建立固定的组合同时出门诊,在医生对高危孕产妇进行诊疗后,助产士可以针对高危孕产妇的疾病管理进行针对性宣教,从而将孕产妇的疾病综合管理效能最大化,改善妊娠结局。这样不仅能够更合理的利用医护人员资源,可以提高孕产妇自我管理能力,同时还可以提高助产士的职业认同感,稳定助产士队伍,提高助产士综合临床思维能力。

2. 母乳喂养咨询门诊 母乳喂养咨询门诊作为产科护理人员的孕产期服务延伸项目,近年来也在全国广泛开展。母乳喂养门诊的服务提供者可以是产科护士,或者助产士。母乳喂养门诊不仅可以为孕妇在妊娠期提供母乳喂养技能的宣教,提高孕妇母乳喂养的意识及技能,从而为分娩后的母乳喂养奠定良好基础。还可以为产后出现母乳喂养困难的产妇和新生儿提供个性化的指导,如早产儿、舌系带异常、腭裂等特殊新生儿的母亲,乳头扁平或凹陷、有乳腺手术史等的产妇。

由于产妇/新生儿间存在个体差异,因而母乳喂养需求程度也不同。2010年由俄克拉何马州大学医学中心发起,在美国的几家医院实施,将母乳喂养需求度分为3个水平:

Ⅰ级需求度:孕产妇和新生儿需要基础教育和常规管理,由具备基本母乳喂养知识和技能的护理人员照顾。

Ⅱ级需求度:患者有着更加复杂的母婴特征,包括剖宫产、母乳喂养启动延迟、新生儿产伤或乳汁移出不佳所致的医学补给。此类母婴应该由国际认证母乳顾问(International board certified lactation consultants,IBCLC)或经过训练的母乳顾问来照顾。

Ⅲ级需求度:母亲和新生儿具有更严重的病理情况,如病理性肿胀、乳腺脓肿、新生儿口腔发育异常等。该类母婴应该由IBCLC或经过训练的母乳顾问进行深入、持续跟踪。

如上所述，合格的母乳喂养顾问需要较高的专业理论和技能，从而能够胜任对各种病理情况的母婴提供专业性指导。针对这种情况，美国成立了泌乳顾问国际认证考试委员会（International board of lactation consultant examiners，IBCLE），开展全球性的监督与测试，完成该委员会要求的理论和实践课程，同时通过考核的人员可以获得 IBCLC 证书。即使产科医护人员，也需要完成至少 90 个学时的规定核心理论课程，才有可能进行 IBCLC 的考试，由此可见合格的母乳喂养顾问需要掌握高度的知识和技能。尽管 IBCLC 的培训在我国尚无医学院校或医疗机构主办，但近年来国内一些中介教育机构在 IBCLE 的授权下，可以进行 IBCLC 的培训和考试，国内很多产科医护人员也是通过类似的培训获得了 IBCLC 的证书。

国内尚缺乏母乳喂养咨询门诊从业人员清晰的资质和能力要求，也尚无针对该门诊服务范畴的统一的规定。随着该服务模式的进一步发展，未来我国可能会进一步明确规定母乳喂养门诊的资质要求和服务范畴。国内希望开展此服务的产科医护人员是否必须获得 IBCLC 证书，目前尚未可知。但有一点毋庸置疑，临床中大量的母婴需要有更加专业的医护人员为她们提供专业和深入的服务，而提供该服务的医护人员需要具有良好的知识和技能方可胜任。

3. 孕妇学校　孕妇学校作为提高孕产妇自我管理能力的重要途径，同时也是产科常规医疗工作的内容之一，一直以来都受到卫生行政管理部门及医院的重视。狭义的孕妇学校强调的是对孕妇进行的产前教育，而随着健康教育的深入开展，孕妇学校的工作内容也包括了产后的教育，接受教育的人群也从孕产妇扩展到其家庭成员。而已有的很多研究表明，加强孕产期教育，可以改善母儿的临床结局，如降低巨大儿发生率、降低剖宫产率，提高母乳喂养率等。由此可见，孕妇学校教育作为一种群体教育手段，具有投入少产出多的特点，非常适合在孕产期开展，不仅能够节省医护人员分散教育的时间，同时还能改善临床结局，使母婴获得良好收益。

孕妇学校教育的内容可以很多，如孕期营养、孕期体重控制、孕期运动、母乳喂养、常见症状识别及应对、产程应对、产褥期自我管理等，不同的医院和地区还会根据医院孕产妇特点甚至地区多发疾病等拓展健康教育的内容。孕妇学校的师资则可以根据孕妇学校授课内容的专业特点，由多个专业的医护人员共同组成师资团队，利用医护人员的专业优势从而更好地为孕产妇提供健康教育，如产科医生团队讲解妊娠风险及常见症状的应对，助产士讲解产程应对，产科护士讲解母乳喂养，儿科医生讲解新生儿常见症状的识别及应对，还可以邀请口腔专业的医生讲解孕期口腔疾病的自我管理等。

而对于孕校教育的方式，针对普及性知识可以采取大班授课的形式进行，而针对特殊疾病的教育则可以采取小班授课的方式进行。同时，新媒体的迅猛发展，为线上开展各种孕产妇教育提供了良好的渠道，不仅腾讯、阿里等共同平台可供医护人员作为孕校教育的渠道，同时，很多医院还开发了不同形式的线上教育平台。线上教育不仅可以使用图文形式进行宣教，对于操作性强的技能还可以采取视频的形式进行宣教以提高孕产妇的接受程度。同时，为了促进孕产妇和医护人员的互动，还可以采用线上直播的方式对孕产妇进行线上的宣教以及线上的咨询和答疑等。2020年的新型冠状病毒感染的肺炎疫情，更是使孕产期线下健康教育受到了严重的挑战，很多医院更是充分发挥了线上宣教的优势，加强孕产妇健康教育。

护理人员作为孕妇学校师资中重要不可或缺的成员，可以进行多种课程的宣教，如孕期营养、孕期体重、孕期运动、孕期心理调适、母乳喂养、产程应对、产后自我保健等。医院在孕校师资的组织管理中，可以根据护理人员的专业特点搭配授课师资，同时不仅需要加强孕校师资授课能力的培养和考核，同时需要加强授课师资临床综合能力的培养和把关，从而使授课更加科学和生动。

总之，作为产科护士和助产士，在未来孕产妇的健康教育中发挥越来越重要的作用，同时也会逐渐拓展孕产期临床服务的范畴，更进一步体现护理人员的职业价值，同时更好地为母婴服务。

（马良坤　薄海欣　卢　挈　赵　艾）

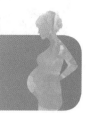

第二章
健康教育常用理论与方法

第一节　健　康　行　为

一、健康行为和健康相关行为概述

（一）健康行为的概念及影响因素

健康行为（health behavior）广义上是指人体在身体、心理、社会各方面都处于良好健康状态下的行为模式。这一定义是带有明显理想色彩的健康相关行为，现实生活中十全十美的健康行为几乎不存在，主要被当作行为目标或"导航灯塔"存在，使人们能以渐进方式努力实现有利于健康的行为。

从狭义上理解，Stanislav V. Kasl 和 Sidney Cobb 两位学者认为健康行为是个体为了预防疾病或早期发现疾病而采取的行为，并将健康行为定义为预防行为、疾病行为和病人行为三类。同样，孕产妇健康行为也可以被定义为这三类：

1. 预防行为（preventive health behavior）　自信健康的孕产妇在无疾病症状情况下所采取的任何旨在维护健康、预防疾病的行为。如平衡膳食、合理运动等。

2. 疾病行为（illness behavior）　不确定是否健康或自我感觉生病的孕产妇所采取的任何旨在确定健康状况或寻求恰当治疗的行为，如求助行为等。

3. 病人行为（sick-role behavior）　被确诊有病或自信生病的孕产妇所采取的任何旨在恢复健康的行为，包括主动获得治疗、照料、静养康复、主动休息等。

（二）健康相关行为的概念及分类

人类个体和/或群体与周围环境互动后产生的行为反应，会直接或间接地与个体本身的健康、疾病有关联，或与他人的健康、疾病有关联，这些对健康有影响的行为即为健康相关行为（health related behavior）。根据行为主体的性质不同，健康相关行为可以表现为个体健康相关行为和团体健康相关行为。

1. 个体健康相关行为 是指人类个体发生的与健康和疾病有关联的行为，以某个个体为行为主体的健康相关行为。主要包括与日常生活关联的健康行为和与健康维护、疾病预防相关的行为。在日常生活中，按行为对行为主体是否产生主观愉悦体验，可分为享受型和非享受型行为，非享受型行为按行为主体是否主动采纳，又可分为主动行为和被动行为。

（1）享受型行为：是指行为主体在采纳该类行为时，其行为的发生虽然会对健康产生影响，但在短时间内能够为行为主体带来主观上的愉悦感，如孕产妇高脂、高盐和高糖美食、吸烟嗜酒、随地吐痰等。

（2）主动非享受型行为：指行为主体在采纳该类行为时，因为"无知"而发生，行为的发生与行为主体的主观感受和客观条件无关。如孕产妇饭前便后不洗手；卖鸡蛋换"炼乳"喂孩子；不恰当的胎教方法等。

（3）被动非享受型行为：指行为主体在采纳该类行为时，往往不是行为主体的无知或追求"愉悦"感，而是被迫采取的不健康行为。比如孕产妇在密闭的环境内吸入二手烟；被迫摄入被污染的空气、食物和水；居住环境严重缺水无法做到饭前便后洗手；产后因哺乳而作息不规律等。

2. 团体健康相关行为 是指以社会团体为行为主体（与"法人"概念一致）的健康相关行为，如政府制定各种妇幼保健政策、群众团体所开展的妇幼保健社区宣传等都可视为团体健康相关行为。如妇幼保健（妇女保健包括婚检、孕妇的产前检查，叶酸的发放、高危孕产妇的监控、生殖健康的宣传、分娩的一系列检查和产后访视；儿童保健包括婴幼儿的产后访视、体检、疫苗接种、体弱儿的监控、新生儿筛查等）等行为都属于人类团体健康相关行为的范畴。

健康相关行为根据行为对行为者自身和他人健康状况的影响，可分为促进健康的行为和危害健康的行为两大类，该分类主要基于个体健康相关行为的特点进行总结归纳。

（1）促进健康的行为（health-promoted behavior）：指个体或群体表现出的客观上有利于自身和他人健康的行为，包括日常生活中有益于健康的行为、不利于健康行为的减少或避免等。促进孕产妇健康的行为可分为5大类：

1）日常健康行为：指日常生活中有益于孕产妇健康的基本行为，如合理营养、充足的睡眠，适量运动、饭前便后洗手等。

2）避免环境危害行为：指孕产妇避免暴露于自然环境和社会环境中有害健康的危险因素，如离开污染的环境、不接触疫水、积极调适应对孕产期压力等。

3）戒除不良嗜好：指孕产妇戒除日常生活中对健康有害的个人偏好，如吸烟、酗酒、滥用药物等。

4）预警行为：指对可能发生的危害健康事件的预防性行为，以预防事件

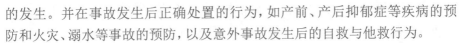

的发生。并在事故发生后正确处置的行为，如产前、产后抑郁症等疾病的预防和火灾、溺水等事故的预防，以及意外事故发生后的自救与他救行为。

5）合理利用卫生服务：指孕产妇有效、合理地利用现有卫生保健服务，以实现三级预防，维护自身健康的行为，包括定期孕检、新生儿预防接种、遵从医嘱、积极配合医疗护理、保持乐观向上的情绪等。

（2）危害健康的行为（health-risky behavior）：指不利于自身和他人健康的一组行为。危害孕产妇健康的行为可分为4大类：

1）不良生活方式：是一组习以为常的对健康有害的行为习惯，如吸烟、酗酒、不良饮食习惯（饮食过度、高脂高糖低纤维素饮食、偏食、挑食、嗜好烟熏火烤食品、进食过快、过热、过硬等）、缺乏体育锻炼等。孕产妇处在特殊时期，孕产妇的不良生活方式会对孕产妇及胎儿的健康产生较大的影响。

2）致病性行为模式：导致特异性疾病发生的行为模式，国内外研究较多的是 A 型行为模式和 C 型行为模式。A 型行为模式（type A behavioral pattern，TABP）是一种与冠心病的发生密切相关的行为模式。A 型行为又叫"冠心病易发性行为"，其核心行为表现为不耐烦和敌意。C 型行为模式（type C behavioral pattern，TCBP）是一种与肿瘤发生有关的行为模式。研究表明 C 型行为可促进癌前病变恶化、易发肿瘤，故 C 型行为又称"肿瘤易发性行为"，其核心行为表现是情绪压抑性格自我克制，表面处处依顺、谦和善忍，回避矛盾，内心却是强压怒火，生闷气。

3）不良疾病行为：指在个体从感知到自身患病到疾病康复过程中所表现出来的不利健康的行为。孕产妇不良疾病行为的常见表现：疑病、瞒病、恐病、讳疾忌医、不及时就诊、不遵从医嘱、求神拜佛、自暴自弃等。

4）违规行为：指违反法律法规道德规范并危害健康的行为，孕产妇违规行为既直接危害孕产妇个人及胎儿或婴幼儿的健康，又严重影响社会健康。如非法堕胎、药物滥用、性乱等。

二、个体行为改变理论与应用

（一）理论和模型的基本概念

1. 理论与模型的定义和一般特性

（1）理论（theory）：是指人们对自然、社会现象，按照已知的知识或者认知，经由一般化与演绎推理等方法，进行合乎逻辑的推论性总结，并由此提供了解现象的框架，作为进一步研究和实践应用的基础。如：健康信念模型。

（2）模式或模型（models）：在讲述行为的理论和方法时，除了理论外，也常常提及模型或模式。所谓模型，是指在特定场景或背景下基于多种理论而形成的问题处理或应对方式，其中蕴涵了一种以上的基本理论，常常还有一些以往的经验发现。因为影响孕产妇健康行为的因素相当复杂，很多时候难以用单一的理论进行解释，因而使用模型来解释、预测和理解行为。如：理性行动理论。

（3）框架（framework）：是应用理论和模型来指导分析实际问题时，把相关的要素组织起来的一个架构，它是考量一个特定问题的方法，但不能描述和探讨其相关要素的相互联系，如社会生态学框架（social ecological framework）。

2. 构成理论和模型的概念、构件和变量

（1）概念（concepts）：是指各类现象和行为的抽象表达，被称为"构筑理论大厦的砖石"，是理论的基本组成。

（2）构件（constructs）：当一个概念被出于某目的而有意地用在特定理论中时，这一具有明确用意的概念就成了理论的概念构件。

（3）变量（variables）：要把握抽象的概念，必须设计一些具体的、可测量的概念表达方式。

（二）理性行动理论与计划行为理论

1. 相关概念及框架　理性行动理论（theory of reasoned action，TRA）和计划行为理论（theory of planned behavior，TPB）假设的前提是人的行为是在其主体意识支配下发生的，各种行为发生前要进行信息加工、分析和思考，一系列的理由决定了人们实施行为的动机，人们所认为的"合理性"是行为发生和维持的主要原因。理性行动理论和计划行为理论的运作框架如图2-1-1和图2-1-2所示。至于框架中构成要素（变量），菲斯比恩等给出了明确的定义和测量方法。

（1）行为态度

1）行为信念（behavioral beliefs）：是指行为主体对行为的结果或特性所持的信念，即个体在主观上，认为采取某项行为可能造成某种结果的可能性。

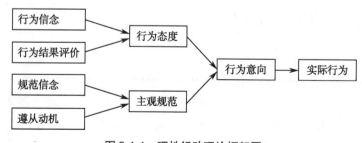

图 2-1-1　理性行动理论框架图

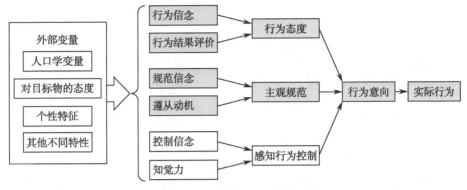

图 2-1-2　计划行为理论框架图

上面阴影部分为理性行动理论,整个图显示的为计划行为理论。

以产检行为中羊膜穿刺为例,可询问受访人,"您认为羊膜穿刺可以发现胎儿的异常吗?"等问题,用"非常可能"至"非常不可能",采用 likert 等级评分法,即"1～5"或"1～7"打分。

2)行为结果评价(evaluation of behavioral outcomes):是指行为主体对行为所产生结果或特性的评价;是个体赋予行为结果一个主观上的价值判断。以产检行为中的超声检查为例,可询问受访人,"超声检查后,如果发现胎儿有手臂畸形的征兆,您认为严重吗?"等问题,可用"不好"至"很好",或"一点都不严重"至"非常严重",或采用上述的打分法来评价。

3)行为态度(attitude toward behavior):是指行为主体对某种行为的一般而稳定的倾向或立场;即对于某个特定的行为,从自己的观点衡量时,给予正面(赞成或支持)或负面(反对或不支持)的评价。一个人的"行为态度"可以通过直接方法用问卷或量表的问题询问获得。如"你同意羊水穿刺检查对身体有害吗?""你同意做超声检查是一件耗时的事吗?"等问题,用"1～7"打分,最后将量表中所有题目合计分数,即可代表行为态度的强弱,但合计汇总前必须注意所有题目的方向性是一致的。

(2)主观规范(subjective norm):是指他人的期望使行为主体作出特定行为的倾向程度,它反映的是重要的他人或团体对个体行为决策的影响。

1)规范信念(normative beliefs):是指对行为主体有重要影响的人或团体对行为主体的行为期望,即个体感受到重要影响的人、团体赞同或不赞同个体行为所持的信念。

2)遵从动机(motivation to comply):是指行为主体服从重要的他人或团体对其所报期望的动机,即个体是否愿意遵从规范信念的意愿。

(3)感知行为控制(perceived behavioral control):其概念相似于自我效能

(self-efficacy)，是指个体对自己能否执行某种特定行为或应付某种困难情境的能力的判断和评价。

1）控制信念（control beliefs）：是指对行为主体对控制行为可能性的感知，即个体感知到可能促进和阻碍实施行为的因素。

2）感知力（perceived power）：又称知觉力或自觉能力，是指行为主体对行为控制难易程度的感知，即每个促进或阻碍行为发生因素的影响程度。

（4）行为意向与行为

1）行为意向（behavior intention）：是指行为主体发生行为趋势的意愿，为发出行动之前的思想倾向和行为动机，是一个人准备执行某项行为的可能性。

2）行为（behavior）：指个体在特定时间与环境内对特定目标作出的外显的可观测的反应。其包括对象（target）、行动（action）、情境（context）和时间（time）四个元素，这四个元素简称为行为的 TACT 元素。

2. 理性行动理论的基本内容　理性行动理论假设的前提是，人的行为是其主体意识支配下发生的，各种行为发生前要进行信息加工分析和思考，一系列的理由决定了人们实施行为的动机，人们认为的"合理性"是行为发生和维持的主要原因。理性行动理论包括信念、态度、意向和行为。其中，信念可分为行为信念和规范信念。理性行动理论认为行为意向是直接决定行为的重要因素，而个体行为意向受到个体实施行为的态度和与行为有关的主观规范的影响。

3. 计划行为理论的基本内容　计划行为理论是在理性行动理论运作框架中，考虑到个体不可能完全用意志控制行为的情形，而引入感知行为控制要素。感知行为控制不仅可以与行为意向一起共同影响行为，也可以调整行为意向对行为的效果。当意志控制高，则感知行为控制降低，行为意向成为充分的行为预测指标。而当意志控制不高，则感知控制可精确评价时，感知控制和行为意向一起影响行为。

4. 理性行动理论、计划行为理论与其他理论整合模式

（1）整合行为模式的基本内容：整合行为模式（integrated behavioral model, IBM）是理性行动理论、计划行为理论和其他影响因素的整合和进一步扩展（图 2-1-3）。该理论框架中所有构成要素及其间的相互联系可以指导健康行为的干预设计。在这个理论框架中，影响行为的最重要的决定因素依然是行为意向，影响行为意向的构建要素与计划行为理论相似，关注的重点是能产生动机的具体的信念和态度。根据该理论，一个特定行为的发生，除了有强烈的行为意向之外，若能有足够的知识和技能，同时环境中没有严重影响行为发生的阻碍因素，个体过去有过类似的经验，行为结果的"效益"是重要和显著的，则行为出现的可能性会大幅提高。

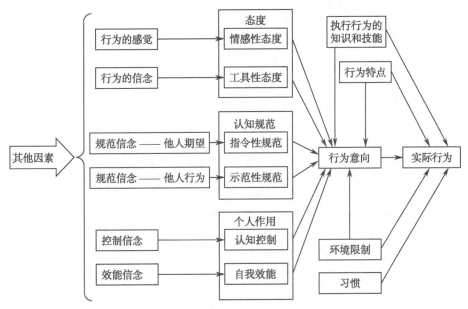

图 2-1-3　整合行为模式框架图

（2）信息 - 动机 - 行为技能模式的基本内容：信息 - 动机 - 行为技能模式（information-motivation-behavioral model，IMB）包括信息、动机、行为技能和行为（图 2-1-4）。其中信息（information）是与健康行为高度相关的知识。这对于行为改变信息是必要的，且可以直接影响行为，但对于一些行为仅有信息是不够的。动机（motivation）是包含理性行动理论和计划行为理论理论中态度、主观规范与行为意向，也是与行为相关的所有认知。它和信息的作用相似，可直接控制行为，但对于一些行为只有动机不能发生行为改变。根据该理论，对一项特定健康行为增加相关信息，促进个人产生动机而有了正确的态度，不仅引起行为技能改善，还可促进实际行为的执行。

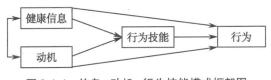

图 2-1-4　信息 - 动机 - 行为技能模式框架图

5. 计划行为理论应用实例——计划行为理论在孕妇科学补钙行为干预中的应用　该案例以计划行为理论为框架构建护理干预措施对孕妇进行科学补钙，研究选取 2009 年 8～9 月在上海市某三甲医院产科建卡并进行初次产前检查的孕妇作为研究对象，对照组（83 人）接受常规孕妇学校教育，干预组

（85人）在孕妇学校的基础上接受基于计划行为理论的个体化干预，包括作用于主体规范、行为态度和感知行为控制三个方面。结果显示干预组和对照组孕妇膳食钙摄入量均有显著提高，且干预组显著高于对照组（P<0.01），说明计划行为理论能有效指导孕妇营养干预方案。

（三）健康信念模型

健康信念模型（health belief model，HBM）作为第一个最有名的、使用最为广泛的个体行为改变理论，20世纪50年代由社会心理学家Irwin M.Rosenstock等为探讨美国公共卫生服务中实施免费结核病筛查项目普遍失败的原因而进行一系列的研究而发展起来的，是以人们健康和疾病有关的信念为研究核心，试图解释和预测健康行为的心理模型。其强调感知（主观判断）在健康行为形成和维护中的决定作用，认为信念是人们接受劝导、改变不良行为、采纳健康行为的基础和动机。

1. 相关概念及框架发展

（1）健康信念：HBM的核心概念是感知（perception），指对相关疾病的威胁和行为后果的感知，即健康信念。前者依赖于疾病易感性和疾病严重性的感知，后者包括对行为改变的有效性及实施行动遇到的障碍的感知。健康信念决定着孕产妇的各种健康行为，是其改变行为的关键。具体涉及以下概念：

1）感知到威胁（perceived threat）：即对疾病威胁的感知，包括感知到易感性和感知到严重性。感知到易感性（perceived susceptibility）指行为者在对疾病的发病率、流行情况有一定的了解之后，对自己罹患某种疾病或陷入某种疾病状态可能性的判断，其尺度取决于个人对健康和疾病的主观知觉。感知到严重性（perceived severity）指行为者对自己罹患某种疾病、暴露于某种健康危险因素成对已患疾病不进行控制与治疗可导致后果的感知。

2）行为评价（behavioral evaluation）：指行为者对采纳某种健康行为益处和障碍的感知，也就是对采纳或放弃某种行为能带来的益处和障碍的主观判断，即对采纳健康行为利弊的比较与权衡。感知到益处（perceived benefit）也称有效性，是指行为者对采纳某种健康行为或放弃某种危害行为后，能否有效降低罹患某种疾病的危险性或减轻某种疾病后果的判断，包括能否有效预防该疾病或减轻病痛及减少疾病产生的社会影响等。感知到障碍（perceived barrier）指行为者在采纳医生或公共卫生人员建议的行为过程中对困难和阻力的感知，包括克服这些困难与阻力的有形成本与心理成本。

上述四个主要变量，即感知到易感性、感知到严重性、感知到益处、感知到障碍，组成了健康信念模式的原始模式。健康信念由对疾病易感性的感知、严重性的感知、行动益处的感知与障碍的感知组合而成，其核心内容如图2-1-5所示。

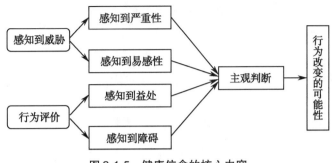

图 2-1-5　健康信念的核心内容

（2）行动线索：上述四个主要变量的提出只能说明人们"准备采取行动"的状态，不能说明实际行动，因此，在此基础上，1996年罗森斯托克指出将感知到威胁与行为评价变量进行组合达到对一件事情具有相当强度以至于引发个人的行动，即有"扳机"作用的行动线索决定因素被加入模式中来，标志在建立适当的健康信念下触发健康行为。

行动线索（cues to action）也称为行动诱因或提示因素，是指激发或唤起行为者采取行动的"导火线"或"扳机"，是健康行为发生的决定因素。

（3）自我效能（self-efficacy）：是一个用来描述个人相信自己在某种行为问题上执行能力的术语。1988年罗森斯托克等人将这个添加到HBM框架中来。在这里是指行为者对自己成功实施或放弃某种行为能力的自信，即对自己行为能力有正确的评价和判断，相信自己一定能通过努力成功地采取一个能达到预期结果的行动。

2. 健康信念模式的框架发展

（1）健康信念模式的基本框架：在原始HBM框架基础上，经过学者们不断实践检验与修订，使其结构不断丰富与完善，已被广泛应用于多方面的健康领域，形成了国内外公认的基本概念和框架。

HBM中的"健康信念"从本质上看是种行为感知信念，是在主观感知的基础上实现行为改变可能性的过程。健康信念是人们采取与执行某种目标行为的心理基础，如人们形成了具有与某种疾病和健康相关的健康信念，就会采纳健康行为，改变不健康行为。

根据HBM的理论假设，一个人是否采纳或放弃某种健康行为取决于这个人是否具有以下条件：

1）认识到自己面临某个负性健康结果风险较高，这一负面结果对自己的健康和利益（经济、家庭、社会地位、形象等）威胁严重，而且这种威胁是实实在在的。

2）产生一个正面的积极期望,即希望能够避免负性健康结果发生的信念。

3）相信如果采纳专业机构或人士推荐的种行为,将能避免发生负性健康后果。

4）具有较高自我效能,相信自己能够克服困难,坚持采纳所推荐的健康行为就能获得成功。

上述的4个条件构成了健康信念模式的基本框架(图2-1-6)。

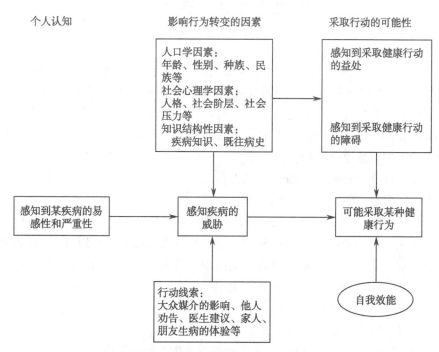

图 2-1-6　健康信念模式的基本框架

（2）健康信念模式各变量关系的发展:虽然 HBM 的主要概念一直没有太大的变化,但在使用的过程中大量吸收了行为科学和社会心理学的研究成果,其本身内涵也日益丰富、理论更加完善,理论框架,尤其是各个概念之间的关系与联系也发生了一些变化(图2-1-6)。健康信念模式原始框架强调的是"行为改变的可能性"受到两大因素的影响:一是"对疾病威胁的感知";二是"对行为改变的益处和障碍的感知",即行为评价。其中"对疾病威胁的感知"主要是由"易感性及严重性感知"所组成,但却受行动线索及人口学因素的影响;"采纳行为益处与障碍的感知"则受调节因素的影响。根据研究者的使用经验,该模式存在以下需要改进的问题:一是模型强调"对疾病威胁的感知"是由"易感性及严重性感知"所组成,但容易误以为"对疾病威胁的感知",故需要另外设计量表来加以测量其概念。三是由于调节因素仅包括人口学因素和社会心理因素，会误以为"行动线索"属于"调节因素"。四是"行动线索"对于"采纳行为益处与障碍的感知"以及采取行动可能性都具有影响，但却没有见到相互间的关系。

后来 Champion 和 Skinner 提出了新的框架，调整了各个概念之间的关系，并加入了自我效能的概念（图 2-1-7）。新的框架先将人口学、社会心理与知识结构变量等调节因素移到最左侧，再将感知易感性、感知严重性、感知益处和障碍、自我效能感等所谓"个人信念"整合在同一个方框内，并且置于图的中央。由于个人行为是个人信念所导致的结果，也是该模式的原因变量，故置于最右侧。除此，个人行为也直接受到行为线索（个人行为的下侧）的影响。

调节因素　　　　　　　　个人信念　　　　　　　　行动

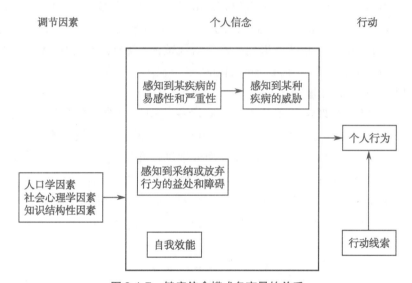

图 2-1-7　健康信念模式各变量的关系

个人的信念和认知又受调节因素（修正因素）的影响，这里的调节因素是指人口学、社会心理以及知识结构变量。其中人口统计变量包括年龄、性别、种族民族和教育等；社会心理变量包括人格特质、社会地位、社会压力、同伴影响等；知识结构变量包括关于某种疾病的知识，以前接触过的疾病等因素，如具有健康保健知识的人更容易采纳健康行为。对于不同类型的健康行为而言，不同年龄性别、个性特征的个体采纳行为的可能性相异。因此，这个因素可根据研究者的具体研究需要而增减。

3．健康信念模型的应用实例——基于健康信念模型的院内健康教育对早产儿母乳喂养行为的影响　研究选取 2016 年 10 月至 2018 年 10 月在医院产科住院分娩的早产儿产妇及新生儿,采取回顾性研究的方法,将 2017 年 10 月之前、之后分娩的早产儿及产妇分别作为对照组和观察组,观察组采取基于健康信念模式的母乳喂养工作坊的健康教育干预,比较 2 组产妇的母乳喂养自我效能、住院期间和出院后的母乳喂养情况,及早产儿住院期间的生长发育情况。其中基于健康信念模型的健康教育强调个体易感性、威胁、益处、障碍,来自外界的行动线索和影响,以及自我效能。结果显示观察组早产儿与母亲早接触、早吸吮的时间较对照组提前 1h,住院期间观察组的母乳喂养天数平均 10d,高于对照组的 8d;出院时观察组产妇的自我效能总得分显著高于对照组;观察组早产儿的出院体重、身长、头围、体重和身长的增长速度均大于对照组;出院后 3 个月,观察组持续纯母乳喂养比例为 33.1%,混合喂养比例为 46.1%,高于对照组的 28.1% 和 40.8%。且观察组在经过住院期间的强化健康教育后,出院时观察组产妇的自我效能显著高于对照组,说明通过健康教育,使产妇在住院期间母乳喂养的自我效能、技能得到增强,是提高早产儿产妇母乳喂养实现和持续的重要因素。

(四)阶段改变理论

1. 阶段改变理论的相关概念 阶段变化理论的核心概念包括:改变阶段(stages of change)、改变过程(processes of change)、决策平衡(decisional balance)、自我效能(self-efficacy),下面分别进行介绍:

(1)改变阶段:按照时间顺序,行为变化可分为五个阶段:无意向期、意向期、准备期、行动期、维持期。①无意向期(precontemplation)是指孕产妇在近期内并没有打算改变行为的时期;②意向期(contemplation)是指未来 6 个月内有改变行为的意向阶段;③准备期(preparation)是指未来 30d 内打算或已经采取某些行为变化;④行动期(action)是指已采取行动且在行为上呈现变化但持续时间尚未超过 6 个月;⑤维持期(maintenance)是指改变原来行为采取新行为状态超过 6 个月。

(2)改变过程:指人们从行为的某个阶段转变到另一个阶段的种种表现,这些表现可以是内隐的,也可以是外显的。有以下十个变化过程:①提高认识(consciousness rising)指发现有利于行为变化的新事实、新想法;②情感唤起(dramatic relief)指知觉到如果采取合适的行为,可减少不良行为带来的负面社会影响;③自我再评价(self-reevaluation)指在认知和情感两方面对自己的健康风险和不良行为进行自我评价,意识到行为改变的重要性;④环境再评价(environmental reevaluation)指意识到自己的危害健康行为带给社会环境的负面影响;⑤自我解放(self-liberation)指在建立行动信念的基础上作出要改变行为的坚定承诺;⑥求助关系(helping relationships)指寻求社会支持网络以协助个人改变危害健康的行为；⑦反思习惯（counterconditioning）指认知现有行为是不健康的而改以健康行为取代；⑧强化管理（reinforcement management）指增加对健康行为的奖励，对危害健康行为的处罚；⑨刺激控制（stimulus control）指消除诱发危害健康行为的提示，增强有利健康行为的提醒；⑩社会解放（social liberation）指意识到社会规范已朝支持健康行为的方向发展。

（3）决策平衡：反映一个人对于行为改变的好处及坏处分别给予的权重（weight）。早期研究将此概念分成四类：①对自己和他人可得到的工具性利益的衡量（如赚钱）；②对自己和他人可得到的情感性利益的评价（如被称赞）；③对自己和他人需付出的工具性成本进行评估（如需购置装备）；④对自己和他人需付出的情感进行估计（如被批评或刁难）。

（4）自我效能：反映一个人（孕产妇）对自己执行新行为的信心，或者不会恢复旧行为的自信。

2. 阶段改变理论的内涵

（1）变化的螺旋模式：行为变化并不是一步到位的，我们经常看到尝试多次才成功的例子，而复原（relapse or recycling）却是许多行为变化过程中常会发生的状况。普罗查斯卡等人于 1992 年提出行为改变的螺旋模式（spiral pattern of change），将阶段变化理论原来认为的线性模式修改为螺旋模式。由行为改变的螺旋模式（图 2-1-8）可见，大多数人是由无意向期转变为意向期；再由意向期进入准备期；准备期之后再转为行动期和维持期。相对而言，有一部分人会出现复原的现象，即复原的行为便成为另一个循环的起点。

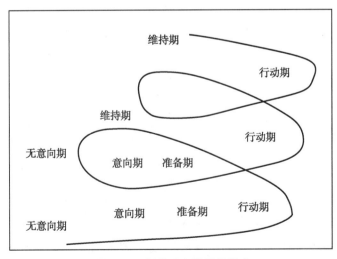

图 2-1-8　行为改变的螺旋模式

（2）改变阶段与改变过程的关系：在早期研究中发现，变化过程与变化阶段之间有着系统性的关系，并据此提出阶段变化理论。例如，处于无意向期者不论是"相关信息的获得""对自己进行反思"或"与问题行为有关的负面体验"等，都比处于其他阶段者来得少。因此，这些人抗拒任何的干预或治疗，也是最不容易被改变的一群人。处于意向期者，对于唤起危机意识的策略反应敏感，也最容易受到任何形式的提醒而反省自己的行为。就变化过程而言，采用提高认识、情感唤起和环境再评价策略，可以帮助无意向期者进入意向期；采用自我再评价的策略，可帮助意向期者进入准备期；采用自我解放的策略，可以有效地帮助准备期者直接采取行动；采用反思习惯、求助关系、强化管理和刺激控制策略，则可帮助新建立的行为维持下去。

三、群体行为改变理论与应用

（一）社区与组织机构改变理论

1. 社区组织的相关概念

（1）社区组织（community organizing）：社区有地域的范围，是人的组合，也是制度的集合。社区的健康促进不只限于一个人、一个家庭，更要促成运动，"化民为俗"。那么，社区开展健康教育与健康促进活动就需要科学的组织过程，做到"有物有则"。这里，社区组织是动词的概念，指协助社区中的群体或成员，共同解决所面临问题的过程。

（2）组织机构（organization）：是一个复杂、多层的社会系统，由人员、其他资源和特定的文化等诸要素构成，是社区组织的重点对象之一。

2. 社区组织理论的关键概念　不同的健康教育与健康促进项目，可根据需要选择不同的社区组织理论模型来指导实践，但在一些关键概念上，这些模型具有一定的共识性。这些概念包括增权、社区参与、社区能力、问题选择和社区联盟等。

（1）赋权（empowerment）：指人们增强对决定他们生命事件掌控力的过程，即有能力对决定自身健康的问题作出明智的选择，即"自主自律健康行为"中的"自主"，是社区组织实践的核心概念。

（2）社区参与（community participation）：指社区成员自动、自发地参与正式或非正式的社区活动，并且在参与的过程中发生改变，继而改善生活质量、服务可及性和资源可获得性等，是社区组织实践的中心原则。

（3）社区能力（community capacity）：指影响社区识别、动员和解决社会及大众健康问题能力的特征，是社区发展过程中的一部分，也是社区组织实践的中心目标和结果。

(4)问题选择(issue selection):指社区成员参与确定社区问题、干预重点和活动策略的过程,即社区健康行动的决策过程,是社区组织的首要步骤之一,是区别出困扰该社区的主要问题和该社区有强烈意识要去解决的问题。

(5)社区联盟(community coalition):指社区中各种实体组织为了实现共同的目标而联合在一起工作,通常是正式、多目标,且往往是长期合作的联盟。

3. 推动社区组织的实施步骤 在各种各样的健康教育与健康促进活动中推动社区组织,目前并没有固定的范式,可根据些可供参考的步骤来进行,关键在于如何做到"因地制宜"或"弹性处理"。下面以 McKenzie 等人提出的步骤为例,介绍社区组织的实施。

(1)发现问题:社区组织通常开始于有人察觉到社区存在的问题。

(2)进入社区:这个步骤对于社区外部健康教育与健康促进者来说特别重要,因为"进入社区"是社区组织能否成功的关键。

(3)组织居民:这个步骤主要是争取社区成员的支持,从而与社区的核心组织一起解决社区的问题。

(4)评估社区:是社区组织与社区建设不可或缺的步骤,但侧重点有所差异。

(5)决定优先顺序并设定目标:经过评估之后,可以发现社区存在的各种问题。通常在社区资源有限的情况下,无法同时解决所有问题,因此,需要进行问题选择,确定优先解决的议题。

(6)寻求解决方案并确定策略组合:为了实现既定目标,针对特定的社区问题,通常不会只有一种解决方法。

(7)执行计划、评价成效、维持效果和循环不断:计划目标及策略组合都确立以后,后续的是执行(implementation)、评价(evaluation)和维持(maintaining or sustaining)以及将所有结果反馈到开始阶段作为下一次执行社区评估的基础,从而形成一个循环不断的过程。

4. 组织机构改变理论 有关组织改变的理论不少,其中有三个对于健康教育与健康促进的干预颇为重要,包括集中在组织内部改变中应用的组织阶段改变理论和组织发展理论,以及跨组织间变革中应用的组织间关系理论。

(1)组织阶段改变理论(stage theory of organizational change,SOCT):解释了社区或组织机构如何创立新的目标、项目、技术和观点的过程。该理论认为,组织在变革过程中会经历系列的阶段和步骤,为了推动创新的发展和成熟,在组织变革的每个阶段都需要一套相应策略。

(2)组织发展理论(organizational development theory,ODT):研究如何应用行为科学的知识来改善组织工作的绩效。它主要通过对组织结构变革、运作流程和工作人员行为的全面干预，来实现提高组织性能和工作质量的目的。这一理论关注影响组织的功能而不是具体的变化类型。策略涉及识别组织存在的问题和寻找改变的方法，通常包括问题诊断、计划行动、干预和评价的过程。组织发展理论和阶段理论可以互补，将这两个理论模型结合起来的策略在问题解决中具有很大的潜力。

（3）组织间关系理论（inter-organizational relationship theory, IORT）：是重点研究不同组织之间如何共同协作的一种组织理论。这个理论的假设前提是在解决一个复杂问题时，通过不同社会组织的合作能提供比单组织更综合且相互协调的方法。

（二）创新扩散理论

1. 创新扩散理论相关概念

（1）创新扩散的概念：创新扩散（diffusion of innovation, DI）是指一项创新（新观念、新事物或新实践）经由一定的传播渠道，通过一段时间，在一个社会系统中扩散，并逐渐为社会系统成员所了解和采纳的过程。

（2）创新扩散理论四要素：创新扩散理论包含四个基本要素，分别是创新、传播渠道、时间和社会系统。这四个基本要素不仅是扩散研究中的主要因素，也是扩散过程或创新项目中的主要因素。

1）创新（innovation）：可以是新观念、新政策、新实践或新物品（产品），这种"新"并不要求创新在客观上有多大的新奇性和创造性，重要的是采纳这项创新的个人或单位感觉到具有新颖性。

2）传播渠道（communication channels）：传播是将创新从发源地向使用者积极传送的活动，包括确定对目标人群和该创新而言最好的传播渠道和系统。

3）时间（time）：时间在创新扩散中是个很重要的要素，它影响着个体创新的决策过程，被用来衡量社会系统成员的创新性，也影响着创新扩散的速度和模式。

4）社会系统（social system）：一个社会系统是一组面临共同问题，有着同一目标的，相互联系的单位，它界定了创新扩散的范围。

2. 创新扩散的过程

（1）创新形成（innovation development）：指创新从产生、发展到成形的全部活动和过程。

（2）创新决策过程（innovation decision process）：指个体（或其他决策单位）从知道一项创新，到对这一创新形成一种态度，再到决定采纳还是拒绝该创新，然后到实施使用该项创新，并且确认自己决定的过程。即目标人群（孕产妇）采纳创新需要经过五个连续的阶段：认知、劝说、决策、实施、确认。

1）认知阶段（knowledge）：创新决策过程开始于认知阶段。在此阶段，人们开始意识到创新的存在，或进一步了解到创新的目的及功能，也有自己的看法。

2）劝说阶段（persuasion）：采纳创新不仅仅要了解相关知识，态度的转变也很重要。目标人群（孕产妇）是否会采纳创新，很重要的一点就是在劝说阶段让她们对创新形成坚定而积极的态度。

3）决策阶段（decision）：经过劝说之后，人们接着需"作决定"是采纳还是拒绝该创新。若有舆论领袖的支持，个体通常有较高的意愿去采纳。

4）实施阶段（implementation）：初步采纳或尝试创新的阶段。

5）确认阶段（conformation）：确认是采纳的最终阶段，是指人们下决定是否能够长期使用该创新，即创新得以持续地实际应用或实施。

以上五个步骤，通常是按顺序排列。当然也有例外，如决策过程可能发生在劝说阶段前。创新决策过程中应注意这些问题：目标人群（孕产妇）的需求；她们当前的态度和价值观；她们对创新可能作出的反应；能促使其采纳创新的因素，阻碍其采纳创新的障碍以及克服这些障碍的方法等。

3．面对创新人们呈现的不同反应类型

（1）接受创新事物的不同类型：Rogers 根据人群在面对创新时接受创新事物的早晚将人们分为五种不同类型：先驱者（innovators）、早期接受者（early adopters）、相对较早的大多数接受者（early majority）、相对较晚的大多数接受者（late majority）、迟缓者（laggards）。以时间为横坐标，以采纳者的人数为纵坐标，创新采纳者的分布呈正态曲线，如果在正态曲线上以垂线标出标准差，将正态曲线分成几个区域，同时在相应的区域标明该区域的个体占总样本的比例大小，如图 2-1-9 所示，正态分布被分为 5 个区域，代表创新采纳者的 5 个种类及其各自所占的比例。

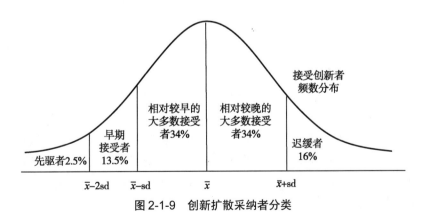

图 2-1-9　创新扩散采纳者分类

1）先驱者：是采纳创新的先锋，人群中最先接受创新者，约占 2.5%，是极少数。先驱者通常有较高的学识或技术；有足够的财力应付创新可能带来的损失；有能力应对创新的不确定结果。

2）早期接受者：是先驱者之后接受创新的 13.5% 的人。他们往往是受人尊敬的社会人士，是公众舆论领袖，与当地社会系统联系紧密。他们比较容易接受新观念，尝试新鲜事物，潜在接受者往往在早期接受者那里得到有关创新的信息和建议。

3）相对较早的大多数接受者：为早期接受者之后接受创新的 34% 的人，在社会系统中约有 1/3 的人归属在内。他们在采纳创新意见前会经过深思熟虑，他们比先驱者和早期接受者需要更长的时间来作出采纳决策。

4）相对较晚的大多数接受者：相对较晚的大多数接受者比系统内普通成员还稍晚采纳创新，这群人也占整个系统成员的 34%。他们对创新总是抱着小心翼翼和怀疑的态度，比较传统与保守，多为社会经济地位低者，很容易因为同伴压力而受到影响。

5）迟缓者：是社会系统内最后采纳创新的群体，占 16%。是保守传统、较孤立且资源缺乏的一群人。他们观念保守，坚持自己习惯的事物，不到万不得已不愿改变旧事物去接受创新，对于创新和推动创新扩散的人常保持怀疑的态度。

（2）创新扩散理论的 S 形曲线：依据扩散过程中的时间因素以及面对创新具有不同反应的五类人群，我们可以画出相应的创新扩散曲线。将时间作为横坐标，相应时点新加入的采纳者人数作为纵坐标，创新采纳的过程通常呈现出一条相对规则的钟形曲线。横坐标不变，将相应时点的总采纳人数作为纵坐标，我们可以看到，创新的采纳过程呈 S 形曲线。同样的创新采纳过程，我们既可以用钟形曲线（等频率曲线）表示，也可以通过 S 形曲线（累积频率曲线）表现出来。如图 2-1-10 所示，美国艾奥瓦州采用杂交玉米种子的过程就是创新扩散过程的典型案例。

通常，当一种创新刚刚开始在人群中扩散时，人们对它的接受程度比较低，因此，开始扩散过程比较缓慢。而当接受者所占比例一旦达到某个临界数值，扩散过程就会加快，出现起飞（take off），系统内的大部分人都是在这一阶段接受该创新。然后，扩散过程再次慢下来，对创新的接受逐渐达到饱和点（saturated point），整个扩散过程于是呈现 S 形曲线。

（3）影响创新扩散过程的创新特征：创新的特征对扩散速度和扩散模式有很大影响，社会系统成员感受到的创新特征决定了采用比率。罗杰斯的创新扩散理论认为，创新的扩散速度主要取决于 5 项重要特征：相对优势、相容性、复杂性、可试用性和可观察性。

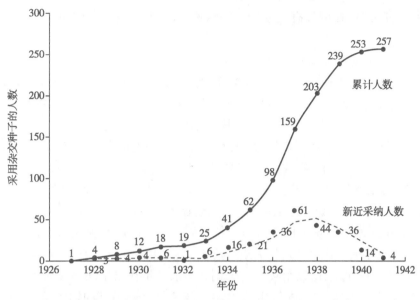

图 2-1-10　在艾奥瓦州采用杂交种子的创新采纳人数和累计人数

1）相对优势：创新是否比要取代的事物更具有优势。相对优势表明了个人采纳某项创新所需支付的成本以及从中可以获得的收益，其具体方面包括：经济利润，较低的初始成本、不舒适感的减少、社会地位，时间和精力的节省以及回报的及时性等。一项创新的相对优势越大，它被采纳的速度越快。

2）相容性：创新是否适宜于目标人群。相容性是一项创新与现存的社会文化信仰及价值观、以往的各种实践经验以及潜在采纳者的需求相符合的程度。相容性好的创新对潜在采纳者来说比较容易把握，也更符合潜在采纳者所处的现实情况，因此，更容易和更快被采纳。

3）复杂性：创新是否易于使用。复杂性是一项创新被理解或被使用的难易程度。有些创新可以很容易就被一个社会系统的大部分成员理解，而另一些创新则复杂得多，不容易被采纳。

4）可试用性：在决定是否接受前能试用创新。可试用性是在某些特定条件下一项创新能够被试验的可能性。能够分阶段采纳的创新比起那些"一锤子买卖"的创新采纳速度要快得多。

5）可观察性：采纳创新的结果是否可以被观察到。可观察性是指在多大程度上个体可以看到一项创新的结果。

一般来讲，当目标人群认为一项创新具备以下特性时，该创新的推广速度会比较快：①在接受前可以试用；②可以预见采纳创新的结果；③与其他现有同类事物相比，该创新相对先进；④使用不太复杂；⑤与现有系统兼容。以往的研究表明,在解释有关创新的采纳速度问题时,这五点是创新最重要的特征。

(4)其他影响创新扩散过程的因素

1)目标人群的特点:创新采纳者的社会属性影响了决策过程,个人、组织、政府机构等的采纳决策具有不同特点。采纳者对创新越熟悉.越容易接受创新。创新采纳者的社会经济条件影响到他们对创新价值的评价和采纳意愿,他们所处的政治、经济和文化状况影响了采纳创新的成本和收益,他们在社会网络中的位置影响了接收到创新信息的早晚和受其他人决策影响的程度。

2)传播策略、渠道和方法:当潜在采纳者的数量很大,而创新又不复杂,目标是唤起人们意识到这项创新时,大众媒体可以发挥很好的作用。人际传播渠道在劝说采纳者根据自身需求作出采纳决策时起到很重要的作用。因此,推广创新的最佳途径是将大众传播和人际传播结合起来加以应用。

4.创新扩散理论应用实例——创新扩散理论在出生缺陷预防宣教活动中的应用效果观察 2006年9月至2007年9月,浙江省根据卫生部、国家妇儿工委办公室和中国残联联合下发的《关于开展"健康宝宝、幸福家庭——预防出生缺陷系列宣传活动"的通知》要求,卫生部门联合妇儿工委办、残联等部门开展了预防出生缺陷系列宣传活动。期间,在向目标人群推广预防出生缺陷知识及技术的过程中出现了一些障碍。基于此背景,该研究应用创新扩散理论确立推广模式来进行群众性预防出生缺陷的宣传活动,其创新扩散过程包括:①确定目标和对象;②制订理论模型;③制订创新推广方案(制订讯息);④提炼倡导讯息(讯息发展);⑤找准创新推广的时间切点;⑥确定创新推广途径。结果显示,2006年9月至2007年2月,浙江省目标人群参加"全国活动"竞赛答题数、有效率均为0;应用创新扩散理论后,2007年3~8月,目标人群预防出生缺陷知识创新采纳率为97%,完成竞赛答题试卷数为38 607余人,有效率平均为89.10%,说明创新扩散理论在出生缺陷预防宣教活动中的应用取得了良好的成效。

(吴一波)

第二节 健 康 传 播

健康传播是传播学的一个分支。美国学者 Everett M.Rogers 在 1994 年提出一种界定,认为健康传播是一种将医学研究成果转化为大众易读的健康知识,并通过态度和行为的改变,以降低疾病的患病率和死亡率,有效提高一个社区或国家生活质量和健康水准为目的的行为。1996 年,他又提出了一个非常清晰简明的定义：凡是人类传播的类型涉及健康的内容，就是健康传播。健康传播研究议题涉及广泛，孕产期健康传播就是健康传播的其中一个重要议题。

　　孕产期健康传播指通过各种渠道，运用各种传播媒介和方法，为维护和促进孕产妇的健康而收集、制作、传递分享孕产健康信息的过程。在这个过程中，大众传播媒介将医疗成果转化成大众健康知识加以传播，引导孕产妇及其家属做出正确健康的妇幼保健行为。

　　孕产期健康传播既有传播学的基本特点，又有其自身的独立性特征。其特征如下：①孕产期健康传播目的明确：孕产期健康传播的特定目的是通过健康传播将孕产期相关医学研究成果转化为面向孕产妇及其家属的孕产健康知识，并通过态度和行为的改变，以降低孕产妇孕产期间疾病的患病率和死亡率、有效提高一个社区或国家生育质量和孕产妇及婴幼儿健康水准。②孕产期健康传播对传播者有突出的素质要求：由于孕产期健康传播拥有特定的传播技巧和计划，所以要求孕产期健康传播者是专门的技术人才，具有特定的素质。具有孕产期健康传播职能的机构和相关专业人员是孕产期健康传播的主体。③孕产期健康传播途径多样化：以目的性为前提，孕产健康知识要在孕产期健康传播活动中到达最终目标人群必须经过多级传播，并根据信息的特点或受者特点选择多种途径传播。④孕产期健康传播注重反馈性互动：孕产期健康传播注重健康传播过程中的前馈与反馈。在开展孕产期健康传播活动之前，注重受者需求评估、孕产健康教育计划和孕产健康教育材料的研究；孕产期健康传播活动过程中，注重传播双方的双向交流健康传播活动之后还应收集反馈信息，以及时修正传播计划，改进传播工作。⑤孕产期健康传播具有社会公益性：公众所接受的孕产期健康传播在提升国民孕产健康水平方面起着不可或缺的重要作用。孕产期健康传播通过传播正确的孕产健康知识，从知、信、行三个层次改善孕产妇个人健康。

一、孕产期健康传播模式

　　传播是一个有结构的连续过程，这一过程由各个相互作用、相互联系的构成要素组成，人类社会的信息传播具有明显的过程性和系统性，这个系统的运行不仅受到其内部各个要素的制约，而且受到外部环境因素的影响，与环境保持着互动的关系。为了研究传播现象，学者采用简化而具体的图解模式对复杂的传播现象进行描述，以解释和揭示传播的本质，从而形成了不同的传播过程模式，现介绍一个最经典的传播过程模式——拉斯韦尔五因素传播模式。

1948 年，美国著名的政治学家、社会学家 Harold Dwight Lasswell 在一篇题为《社会传播的机构与功能》的论文中，提出了一个被誉为传播学研究经典的传播过程文字模式，即"一个描述传播行为的简便方法，就是回答下列五个问题：①谁（who）？②说什么（says what）？③通过什么渠道（through what channel）？④对谁（to whom）？⑤取得什么效果（with what effect）？"。拉斯韦尔五因素传播模式在传播学史上第一次把复杂的传播现象用五个部分高度概括，虽然不能解释传播的全部内涵，但已然抓住了问题的主要方面。该模式的提出为传播学的研究奠定了理论基础，并在此基础上形成了传播学研究的五大领域（图 2-2-1）。

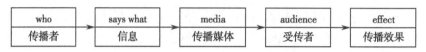

图 2-2-1 拉斯韦尔五因素传播模式

根据拉斯韦尔五因素传播模式，孕产期健康传播基本的传播活动主要由以下五个要素构成：

1. 传播者（communicator） 又可称传者，是传播行为的发起者，即在传播过程中是信息传播的首次发布者。在信息传播过程中，传播者可以是个人，也可以是群体、组织或传播机构。在孕产期健康传播中，常由孕产妇的医生、护士、药师，甚至医院等来担任传播者的身份。

2. 信息（information） 信息是用一定符号表达出来的对人或事物的态度、观点、判断及情感。这里的信息是指传播者所传递的内容，泛指人类社会传播的一切内容。在孕产期健康传播中，信息常为对孕产妇的相关知识教育。如术前术后的健康教育、疾病知识宣教以及母乳喂养知识宣教等。

3. 传播媒体（media） 又可称传播渠道，即信息传播的方式和渠道，是信息的载体。通俗来讲，传播媒体就是传送信息的快递员，它是连接传播者和受传者的纽带。在人类社会传播活动中，可以采纳的传播媒体是多种多样的。采取不同的传播媒体对传播的效果有直接的影响。

4. 受传者（audience） 信息的接受者和反应者，传播者的作用对象。受传者可以是个人、群体或组织。大量的受传者又可称为受众。孕产期健康传播中，受传者通常为孕产妇及其家属。

5. 传播效果（effect） 指传播活动对受传者所产生的一切影响和作用。具体讲，指孕产妇及家属在接收信息后，在知识、情感、态度、行为等方面发生的变化，通常体现健康传播活动在多大程度上实现了传播者的意图或目的。

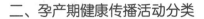

二、孕产期健康传播活动分类

孕产期健康传播活动纷繁复杂，形式多样，可从多种角度进行分类。按照传播符号，可分为语言传播和非语言传播。按照传播媒介，可分为口头传播、文字传播和电子媒体传播。在孕产期健康传播中，按照传播模式和传受双方的关系，可将传播活动分为5种类型。

（一）自我传播

自我传播（intra-personnel communication）又称人内传播，是指个人接受外界信息并在人体内部进行信息处理的活动。它是传者与受者合二为一的传播形式，即在自我认知过程中发生在"主我"与"客我"之间的信息交流和相互对话，其实质是个人的自我意识和思维的活动过程。作为客体的外部环境信息刺激作为主体的个人的大脑而产生的心理和生理上的一种反应。这种反应的表征是"不出声"，但个人的言语运动器官仍在活动，并执行着与出声说话时相同的信号功能。自我传播最基本的形式是自省。例如：孕产妇的自言自语、独立思考、自我身体状况评估等。自我传播是最基本的传播活动，也是一切社会传播活动的前提和生物性基础。

1. 自我传播的特点

（1）自我传播是个体（孕产妇个人）信息系统内的传播活动，与人体内部的生理机制密切相关。正常的神经系统是自我传播的基础，大脑存储的信息多少也与自我传播的活跃程度有着直接的联系。

（2）自我传播并不是绝对地与外部环境隔绝，它具有一定的社会性。自我传播的范围严格地限定在孕产妇个体内部，信息在自我意识内流动，不能为他人所共享，因此我们说，自我传播并不属于社会传播的范畴。但是，由于人的意识、思维的形成是具有社会性的，所以自我传播这种非社会传播也具有社会性。自我传播的信息内容，也就是人类思考的内容都是源自外部的信息，或是直接受到外界信息的刺激，或是早已存储在大脑中的信息。自我传播是建立在人类的知识结构基础上，也就是人脑存储信息的基础上，而这都来自个体与环境的互动中。自我传播的过程是模拟社会传播进行的，是"主我"与"客我"的互动，是社会传播的内化。

（3）自我传播是其他传播方式的基础。自我传播以思考为核心，是人体内的信息处理过程，其他任何传播所传递的信息在经由个体感觉器官进入大脑后的一切流动，包括选择、解码、判断、决定、编码等思考的过程都属于自我传播的范畴。自我传播是构成一切外向型（人际、组织、大众）传播的前提和基础。

2. 自我传播在孕产健康教育中的应用　随着传播媒介的发展，自我传播出现了一些不同于自省形态的变化，其中比较典型的当属私人日记，用以对每天所做或所遇到的事情的记录以及感受。在互联网时代，孕产妇可以通过微信、微博、QQ空间等APP记录自己怀孕时期状态变化。此类形态的自我传播过程中，传播媒介扮演了"接力棒"的角色，传播形式由原先的"主我——客我"变成了"主我——媒介——客我"。

（1）个体层面：这种"自说自话"式传播方式的出现带有浓厚的个人中心色彩。孕产妇在日常生活中进行较高频率的独白博客书写之后，其自我意识会得到反复的强化，从而对自己以及对孩子的身体健康有着更强烈的关注。

（2）群体层面：尽管"自说自话"式的博客书写是为了进行自我传播，但同样的各种APP都会将一个巨大的人际网络隐藏其中，这种"开放的内省模式"提供了他人接收到相关信息的可能，那么在孕产妇群体中，大家就有了互相借鉴互相交流的联结。

（二）人际传播

人际传播（inter-personnel communication）又称亲身传播，是指个人与个人之间的信息交流。这是社会生活中最常见、最直观的传播现象。孕产妇与家属或者医生等人之间的面对面谈话、网上聊天、打电话等都属于人际传播。人际传播是人际关系得以建立的基础，也是人与人之间社会关系的直接体现。人际传播反映了社会生活的多样性。人际传播在20世纪70年代正式成为传播研究中一个分支学科，随着新媒体传播技术的发展，人际传播进入了一个全新的时代。

1. 人际传播的特点　人际传播是个人与个人之间的信息交流活动。人际传播的主要形式是面对面的信息交流，也可以是借助某种传播媒体的间接交流，如书信、电话、微信、电子邮件等。孕产期人际传播的主要功能是：①获得与孕产妇个人有关的信息；②建立与孕产妇及家属的协作关系；③让孕产妇及其家属进行自我认知和认知他人。因此，人际传播是进行孕产健康信息传播、劝导孕产妇及其家属改变不良行为的手段，与其他传播形式相比，人际传播具有以下特点：

（1）全身心：人际传播是全身心的传播，人与人之间需要用多种感官来传递和接收信息。如孕产妇对自身情况的感觉可及时通过各种方式反映给医生。因此，有人称之为真正意义的"多媒体传播"。

（2）全息性：人际传播是全息传播，孕产妇与医生之间的信息交流比较完整、全面、接近事实，他们可以通过形体语言、情感表达来传递和接收用文字和语言等传达不出的信息。

（3）个性化：人际传播以个体化信息为主，孕产妇对于自身情感信息的交流在人际传播中占了很大部分。

（4）互动性：人际传播中信息交流充分，并通过互动能及时反馈。在这过程中，孕产妇与医生双方互为传播者和受传者，可及时了解对方对信息的理解和接受程度，从而根据对方的反馈及时调整交流内容和方式。

（5）多元化：新媒体环境下人际传播的形式呈现多元化，信息内容更加丰富生动，新媒体提供了一个相对自由平等的交流空间。

2．孕产健康教育中常用的人际传播形式

（1）咨询：孕产期健康教育人员或其他专业人员为前来询问的孕产妇答疑解难，了解其面临的健康问题。帮助其形成正确的观念，做出正确的行为决策。

（2）交谈或个别访谈：通过面对面的直接交流，传递健康信息，帮助孕产妇及其家属学习健康知识，改变相关态度。

（3）劝服：针对孕产妇及其家属存在的具体健康问题，说服其转变不利于健康的信念、态度或行为。

（4）指导：通过传授知识和技术，帮助孕产妇及其家属学习和掌握妇幼保健的技能。

3．人际传播基本技巧　传播技巧（communication skills）是指能熟练地运用传播原理、知识和技术所表现出来的具体的传播技能或方法。在健康传播中运用人际传播技巧，就是通过语言和非语言交流来影响或改变孕产妇及其家属的知识、信念、态度和行为的双向交流过程，主要包括谈话技巧、倾听技巧、提问技巧、反馈技巧和非语言传播技巧。

（1）谈话技巧：就是选择能够让对方领悟的语言或非语言符号，向孕产妇及其家属提供适合个人需要的信息，谈话技巧应注意如下几点：

1）内容明确，重点突出：一次谈话紧紧围绕一个主题，保证沟通主题的完整性，避免涉及内容过多或过广。

2）语速适中，语调平稳：避免过快，声音分贝恰当。

3）适当重复重要的概念：一般在一次交谈过程中，重要的内容应重复两三次，以加强理解和记忆。

4）把握谈话内容的深度：应根据谈话对象的身份、文化层次及基本的了解程度选用适当的专业术语，必要时使用当地语言和居民的习惯用语。

5）注意观察，及时取得反馈：交谈过程中对方常常不自觉地以表情、动作等非语言形式来表达她的感受，要注意观察其情感变化及其内在含义，这将有助于与其深入交流。

6）适当停顿：给对方提问和思考的机会。

（2）倾听技巧：倾诉和倾听共同构成了交流的基础。倾听是通过有意识地听清每一个字句，观察和了解每一个字句的表达方式，借以洞察说话人的真正含义和感情。只有了解孕产妇存在的问题、对问题的想法及其产生的根源，才能有效地进行健康教育工作。要做到这些，倾听是必不可少的，倾听是维持人际关系的有效法宝。倾听的技巧有以下几点：

1）主动参与，给予积极的反馈：在听的过程中，采取稳重的姿势，力求与说话者保持同一高度，双目注视对方，切忌做一些小动作，以免对方认为你不耐烦。

2）集中精力，克服干扰：倾听过程可能会被一些外界因素打断，如环境噪声、谈话中有人来访等，除了这些客观原因，还有分心、产生联想、急于表态等主观因素。对外界的干扰，要听而不闻，即使是偶尔被打断，也要尽快把注意力集中回来。

3）充分听取对方的讲话：不轻易做出判断或妄加评论，也不要急于做出回答。听的过程中，不断进行分析，抓住要点。不轻易打断对方的讲话，但对离题过远或不善言表者，可给予适当的引导。

（3）提问技巧：提问是在交流中获取信息，加深了解的重要手段。一个问题如何问，常常比问什么更重要。有技巧的发问，可以鼓励对方倾谈，从而获得所期望的信息。提问的方式可分为 5 种类型，每种提问方式都会产生不同的谈话效果。

1）封闭式提问：这种提问方式比较具体，要求对方简短而确切地回答"是"或"不是""好"或"不好""有"或"没有"以及名称、地点、数量等一类问题，往往是为了证实一种情况。如"你现在多大了？""你昨天做孕检了吗？"，适用于收集简明的事实性资料。

2）开放式提问：这类问题比较笼统，能鼓励谈话者说出自己的感觉、认识、态度和想法，有助于谈话者真实地反映情况，并有助于谈话者的心理宣泄，表达他们被抑制的情感。其常用句式为"怎么""什么""哪些"等。例如，"你今天感觉怎么样？""你孕期前 3 个月都吃些什么？"

3）探索式提问：又称探究式提问。为了解谈话者存在问题或某种行为产生的原因，常需要进行更深层次的提问，也就是再问一个"为什么？"如"你为什么不先做个孕检呢？"，适用于对某一问题进行深入的了解。

4）偏向式提问：又称诱导式提问，提问者把自己的观点加在问话中，有暗示对方做出自己想要得到答案的倾向。如"你今天感觉孕吐情况好些了吧？"更容易使人回答："嗯，好多了。"在了解病情、健康咨询等以收集信息为首要目的的活动中,应避免使用此类提问方法。但可以用于有意提示对方注意某事的场合,如"你今天该去孕检了吧?"

5)复合式提问:指在一句问话中包括了两个或两个以上的问题。如"你经常给孕产妇吃水果和蔬菜吗?"水果和蔬菜是两类食品,是否经常吃则又是一个问题。此类问题使回答者感到困惑,不知如何回答,且容易顾此失彼。因此,在任何交流场合,都应避免使用。

(4)反馈技巧:是指对对方表达出来的情感或言行作出恰当的反应,可使谈话进一步深入,也可使对方得到指导和激励。反馈及时是人际传播的一个重要特点。常用的反馈方法可分为以下几种:

1)肯定性反馈:对谈话对方的正确言行表示赞同和支持。希望得到他人对自己的理解和支持,是人们在袒露情感、表明态度和采取新行为时的一种普遍心态。在交谈时,适时地插入这样一些话:"没问题""好的""是这样",这种肯定性反馈会使孕产妇感到轻松,不会过于紧张而易于接受。在孕产健康技能训练、行为干预时,运用肯定性反馈尤为重要,除了语言外,也可用微笑、点头等非语言形式予以肯定。

2)否定性反馈:对谈话对方不正确的言行或存在的问题提出否定性意见,给予改进的意见。为了取得预期效果,使用否定性反馈应注意两个原则,一是首先肯定对方值得肯定的一面,力求心理上的接近;二是用建议的方式指出问题所在。如"你这样做有一定道理,但是……",而不要直截了当地"一棍子打死"。否定性反馈的意义在于,使孕产妇能够保持心理上的平衡,易于接受批评意见和建议,敢于正视自己存在的问题。

3)模糊性反馈:向谈话对方作出表示没有明确态度和立场的反应。例如:"是吗?""哦!"适用于暂时回避对方某些敏感问题或难以回答的问题。

(5)非语言传播技巧:是指以表情、动作、姿态等非语言形式传递信息的过程。在传播活动中,非语言传播在人际交往方面的作用尤其突出。美国学者 L. Birdwhistell 认为,人际交往中大约65%的信息是通过非言语形式传播的。正是由于非语言传播的存在,才使得人际传播活动变得更加多彩而有趣。因此,表情、语音、语调、眼神等都有着真实而丰富的信息内涵。非语言传播形式融会贯通在与孕产妇的对话、倾听、提问、反馈等技巧之中,在运用时应注意一些技巧。

1)运用动态体语:动态体语即通过无言的动作来传情达意。如用手势来强调某件事情的重要性;以皱眉、点头的表情来表示对孕产妇所倾诉事件的理解和同情;以注视对方的眼神表明在认真地听,表明对对方的重视和尊重。

2)注意静态体语:静态的姿势也能传递丰富的信息,包括个人的仪表形象如仪表、服饰、体态、站姿等，与行为举止一样，它能够显示人的身份、气质、态度及文化修养，有着丰富的信息功能。

3）恰当运用类语言：类语言并不是语言，但和语言有类似的地方，都是人发出的声音。哭声、笑声、呻吟声、叹息声、呼唤声等都是类语言。在交谈中适当地改变音量、声调和节奏，可有效地引起注意，调节气氛。

4）创造适宜时空语：时空语是指在人际交往过程中，利用时间、环境和交往气氛所产生的语义来传递信息。

时空语包括时间语和空间语：①时间语指孕产妇及其家属与医生、指导老师等双方都应准时赴约、不迟到，是表示对对方的尊重；无故爽约或迟到等这些"时间语"则会对孕产教育的传播产生负面影响；②空间语包括交往环境和交往中双方所处的距离。首先，安排适宜的交谈环境，安静整洁的环境给人以安全感和轻松感；其次，与交流对象保持适当的距离。谈话双方的相对高度也是创造交流气氛的一个要素，一般来讲，人们处于同一高度时，较易建立融洽的交流关系。例如：和待产在床的孕产妇交流最好坐下来。

（6）人际交流过程中的注意事项：社会是一个大群体，每个人都是这个群体中的一员。人际交往和沟通是个体社会和人格发展成熟的重要标志。良好的人际关系是在交往中形成和发展起来的。在孕产健康教育传播过程中，为保证孕产妇与医生双方交流都能取得有效成果，人际交流过程中应防止出现这些不良的交流方式：①交谈中突然改变话题；②不适当的保证和不负责任的承诺；③过分表述自己的意见，主导交谈过程，在交谈中唱"独角戏"；④连珠炮式提问，使人难以承受；⑤对交谈对象的问题答非所问；⑥对对方表现出不耐烦、轻视的态度或使用生硬、命令、教训式的语言；⑦过早下结论或作出判断。

4. 人际传播在孕产期健康教育中的应用

（1）寻求有用信息从而进行环境适应决策：孕产妇在遇到个人难以解决的问题时，求助医护人员，可以根据孕产妇自身情况做出相应对策，从而及时得到帮助。

（2）建立社会协作关系：孕产妇及家属与医护人员之间的密切交流可以建立一个更和谐互助的社会关系。

（3）自我认知和相互认知：在人际传播过程中，医患之间的交流是一个信息互补的过程。通过医生的分析与科普，孕产妇对自身状态有一个较为清晰地认知；孕产妇对自身情况的描述，也可以使医生更有效地做出决断。

（4）满足人的精神和心理需求：孕产妇在孕产期会常处于一种紧张且疑惑的心理状态，有效的人际传播可以减少孕产妇的压力与疑虑。

（三）群体传播

群体传播（group communication）又称小组传播。日本社会学家岩原勉认为"群体是具有特定的共同目标和共同归属感、存在着互动关系的复数个人的集合体"，如所有的孕产妇及其家属就构建成了一个小的群体。他认为群体具有两个本质特征，一是参与群体活动成员具有共同的目的，如孕产群体成员的共同目的是让孕产妇顺利生产并健康出院；二是群体成员具有主体共同性。如上所说，群体传播是一小群人面对面或以互联网为基础的参与交流互动的过程，他们有着共同的目标和观念，并通过信息交流以相互作用的形式达到他们的目标。群体传播介于人际传播和大众传播之间，群体内的成员具有较强的自主性，每一位成员都具有相对平等的地位，可以分享公共的传播资源。群体传播有两种形式，一种是固定式群体传播；另一种是临时性群体传播。群体传播时代的到来是现代传播技术高速发展和社会信息高频交流的必然趋势，群体传播将个人与社会联系起来，有效地将信息进行扩散又有很好的互动。

1. 群体传播的特点

（1）群体传播与群体意识相互作用：对于一个孕产群体组织，群体意识的强弱会对群体的凝聚力直接产生影响，甚至会间接影响到群体目标的实现程度。群体传播对群体意识的形成有重要的促进作用，而群体意识在群体传播过程中会对群体成员的观念、态度和行为产生制约的作用。群体的归属感越强，群体意识也就越强。

（2）群体规范产生重要作用：群体规范（group norm）是指群体成员共同遵守的行为方式的总和，如孕产群体对孕产妇健康行为指导的采纳程度。在一个群体中，群体成员有着共同的信念、思维方式、价值观、行为和某种社会身份。群体规范是群体意识的核心内容，群体在群体意识的支配下活动，同时遵守相应的群体规范。群体规范一旦形成就会对群体成员产生作用，约束群体成员的行为，维护群体的生存和发展。

（3）群体压力导致从众行为：群体压力（group pressure）是借助群体规范的作用对群体成员形成一种心理上的强迫力量，以达到约束其行为的作用。如孕产教育学习班中，大部分孕产妇及其家属对孕产妇的健康行为的严格遵守可以对其他孕产妇起到表率作用。群体活动的基本准则是个人服从集体，少数服从多数。群体压力使群体成员更多地保持趋同心理，为维持群体的稳定性，群体成员一般都会采取服从的态度，从而产生从众的行为。

（4）群体中的"意见领袖"具有引导作用：意见领袖（opinion leadership）是指群体中具有影响力的人，具有丰富的社会经验、社会威望高、善于人际交往的人，如孕产妇的主治医生，孕产教育学习班的指导老师。意见领袖具有更大的影响力,更容易促成群体意识的形成,意见领袖对群体成员的认知和行为具有很强的引导作用。

2. 群体传播在孕产健康教育中的应用 群体可以是社会生活中自然存在的形式,在孕产科中,一个家庭就可以是一个群体;也可以是为了某一特定目标把人们组织起来成为一个活动群体,如"新手爸妈"学习班。在孕产健康教育中,群体传播对群体意识的形成非常重要。在面临突发公共卫生事件的时候,社会民众很容易形成一种群体意识,在群体内和群体间进行传播,群体传播可适用于不同目的的孕产健康教育活动。

(1)收集信息:通过组织目标人群中的代表,召集专题小组讨论,深入收集所需的信息,可为后期更多的孕产妇家庭提供有效帮助。这是社会市场学的一种定性研究方法,自 20 世纪 90 年代以来引进健康教育领域,目前广泛运用于社区健康需求评估和健康传播材料制作的形成研究中。

(2)传播孕产健康信息:以小组形式开展孕产健康教育活动,传播孕产健康保健知识和技能。在活动过程中,强调合作与互助,通过交流经验,互帮互学,调动每个人的积极性。例如:新婚夫妻教育、新人妈妈学习小组等群体教育形式,已在国内外孕产健康教育领域得到广泛使用。

(3)促进态度和行为改变:利用孕产群体的力量来帮助孕产妇个人改变健康相关行为,是行为干预的一种有效策略。实践证明,对于依靠孕产妇个人努力难以实现的态度和行为的改变,如改变孕产妇不良饮食习惯、戒烟戒酒、坚持锻炼等,在群体中,在家人、同伴和朋友的帮助、督促和支持下,就较容易实现。作为积极的强化因素,语言鼓励、行为示范、群体规范和压力以及群体凝聚力,为促进个人改变不良行为习惯,采纳和保持新的健康行为提供了良好的社会心理环境。

(四)组织传播

组织传播(organizational communication)又称团体传播,是指组织之间或组织成员之间的信息交流行为。20 世纪 70 年代末,Kast 和 Rosenzweig 在《组织与管理》一书中,将组织定义为:组织是一个开放的社会技术系统,它由两个分系统组成,一是"目标与价值"系统,二是"管理"系统,它从外部环境中接受能源、信息和材料,转变之后再向外部环境输出。与一般群体不同,组织是在一定的组织目标下建立起来的结构严密、管理严格的社会结合体。机关、学校、医院等,都属于组织的范畴。美国传播学者 Goldhaber 认为"组织传播是由各种相互依赖关系结成的网络,为应付环境的不确定性而创造和交流信息的过程",组织是人类活动的一种重要手段和形式,是人类社会协作的群体形态之一。组织传播是以组织为主体的信息传播活动,现代社会中,组织传播已发展成为一个独立的研究领域，即公共关系，如孕产科医护人员对孕产妇及其家属进行的孕产健康教育指导。组织传播包括组织内传播和组织外传播。

1. 组织传播的特点

（1）组织传播是沿着组织结构而进行的，包括下行传播，如医院或社区针对孕产妇开展孕产教育专题讲座；上行传播，如孕产妇向主治医生积极汇报近期情况；平行传播，如孕产妇组群中的相互交流。

（2）具有明确的目的性，其内容都是与孕产组织有关的。

（3）组织传播的反馈是强制性的，因为孕产组织传播行为目的明确，要求必须产生效果，因而受者即孕产妇及其家属必须对传播者作出反应。

2. 组织传播在孕产健康教育中的应用　在开展孕产健康教育的工作中，可以涉及两个层次的组织传播，即组织内传播和组织外传播，一是孕产健康教育机构内部的组织内传播，二是孕产健康教育机构与政府、医疗卫生机构、公众、大众媒体之间的组织外传播。要想取得良好的孕产健康教育的效果，首先必须做好组织内传播。

国家从中央到地方的各级专业机构，均可作为孕产妇健康教育的传播主体，包括：中国疾病预防控制中心妇幼保健中心、中国健康教育中心、中国健康教育促进协会等，地方机构有各级妇幼保健中心及各妇幼保健所等。以上政府和医疗卫生机构是孕产健康教育机构信息来源最权威的渠道，各级孕产健康教育机构之间需做好交流工作，做好组织传播工作，选择有效的大众传播媒体，将最新的孕产健康信息传递给公众，公众则依据这些健康信息根据自身情况作出行动决策。

狭义地讲，组织外传播是组织的公关活动。“公关”是公共关系（public relations）的简称，是社会组织与周围环境中其他组织、机构、团体和公众的关系与联系。在现代社会，组织有计划、有目的的公关活动，是组织为了与其所处的社会环境建立和保持和谐关系，协调发展的重要活动。公关活动在孕产健康教育工作中发挥了积极的作用，例如：开展中国妇幼健康大会，如重大卫生宣传日的大型义诊和咨询活动等，以引起大众媒体的关注和参与；主办新闻发布会等为新闻媒体提供报道材料，是现代公关活动的重要手段。公益广告是组织外传播的另一种公关活动形式。公益广告是指不以营利为目的，通过大众传播媒体所进行的，涉及公众利益及问题的广告宣传活动。公益广告旨在宣传孕产健康理念，唤起公众意识，倡导健康行为、公益广告的效果取决于广告主题的确立和广告的艺术表现形式。

（五）大众传播

大众传播（mass communication）是指职业性传播机构通过大众传播媒体

向范围广泛、为数众多的社会大众传播社会信息的过程。20世纪以来，随着广播、电视等电子媒体的出现和发展，大众传播已成为普遍的社会现象。在信息社会中，社会的核心资源是信息，通过大众传播向人们迅速、大量地提供信息，倡导健康的生活观念，促使人们形成健康的行为和生活方式。因此，大众传播推动了社会环境和文化环境的变化，人们的生活越来越与大众传播密不可分。如在孕产妇关爱日，地铁、公交、路牌等公众场合下可见各种醒目的关爱孕产妇标语。在现代社会，大众传播对人的行为和社会实践有着极为重要的影响，在人们日常生活、工作中表现出重要的作用。

1. 大众传播的特点

（1）传播者是职业性的传播机构和人员，控制着传播的过程和内容：传播者是从事信息生产和传播的专业化的媒体机构，包括报社、杂志社、电视台、电台、音乐，影像制作公司、互联网企业，如孕产健康教育中的摇篮网、《母子健康》杂志等媒体。大众传播是有组织的传播活动，是在组织的目标和方针指导下的传播活动。

（2）大众传播的信息具有文化性和商品属性：大众传播的信息是社会文化产品，人们对信息的消费是精神上的消费，因此信息具有文化属性。而受众所看的孕产知识相关报纸、杂志都是需要支付一定的费用的，因此信息又具有普通的商品属性。

（3）受众是社会上的一般大众，为数众多：只要能接收到大众传播信息的人都是大众传播的对象，说明大众传播是以满足社会上一般大众信息需要为目的。如在孕产教育中，信息的生产与传播不分阶层和群体，因为任何一个人都可以是潜在的孕产妇或其家属，因此大众传播的受众为数众多。

（4）运用先进的传播技术和产业化的手段进行的信息生产和传播活动：大众传播媒体的发展离不开印刷术和电子传播技术的发展，广播、电视成了当今社会主要的传播媒体，而激光印刷、通信卫星、网络技术等科技的发展，使大众传播在规模、效率、范围上都有了突飞猛进的发展。据调查显示，孕产妇在健康教育形式方面也首选了以网络为载体的在线教育。

（5）大众传播是制度性传播：大众传播具有强大的社会影响力，很多国家将大众传播纳入社会制度和政策体系。每个国家的大众传播都有各自的传播制度和政策体系，这些制度和政策都在维护特定社会制度上发挥作用。

2. 大众传播在孕产健康教育中的应用 大众传播是信息时代的重要力量，担任着重要角色。大众传播媒体是人们日常接触最多的传播形式，可以有效地传播孕产健康知识。公众健康是社会发展的目标，大众传播媒体需要帮助公众知晓各种孕产疾病，传染病的情况，因此可以建立大众媒体与孕产

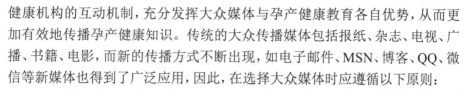

健康机构的互动机制，充分发挥大众媒体与孕产健康教育各自优势，从而更加有效地传播孕产健康知识。传统的大众传播媒体包括报纸、杂志、电视、广播、书籍、电影，而新的传播方式不断出现，如电子邮件、MSN、博客、QQ、微信等新媒体也得到了广泛应用，因此，在选择大众媒体时应遵循以下原则：

（1）针对性原则：根据接收孕产健康教育的人群状况，选择大众传播媒体。针对性是指传播媒体对目标人群和信息表达的适用情况。如对低文化层次孕产妇及其家属，不宜使用文字材料；对需唤起公众意识，引起普遍关注的信息如关于孕产妇产前产后的健康教育指导，宜选择大众传播媒体；而开展新手父母孕产健康教育，采用人际传播手段效果会更好。

（2）速度快原则：力求将孕产健康信息以最快的速度、最通畅的渠道传递给目标人群。一般来讲，电视、广播、QQ、微信是传递新闻信息最快的媒体，但在我国较偏僻封闭的农村，常见的信息传播形式还是村广播通知，召集村民开会和乡、村、组逐级传达。

（3）可及性原则：根据传播媒体在当地的覆盖情况、孕产妇及其家属对传播媒体的拥有情况和使用习惯来选择传播媒体。

（4）经济性原则：从经济实用的角度考虑传播媒体的选择，如有无足够的经费和技术能力来制作、发放孕产教育知识的相关材料或使用某种传播媒体。这一原则在孕产健康教育工作中将起着决定性作用。

（5）综合性原则：采用多种传播媒体渠道的组合策略。在孕产期健康传播活动中，充分利用传播媒体资源，注意传播媒体渠道的选择与综合运用，使用两种或两种以上的传播媒体，使之优势互补，保证传播目标的实现，从而获得减少投入，扩大产出的效果。

三、孕产期健康传播材料制作与应用

健康传播材料（health communication materials）是在健康教育传播活动中健康信息的载体。孕产期健康传播材料一般可分为三类：第一类是文字印刷材料，包括印有孕产健康题材的宣传单、折页、小册子、宣传画、海报、画册、杂志，书籍等；第二类是音像视听材料，包括孕产教育相关电视、广播、电影、电子幻灯片、视频、音频、电子显示屏、手机短信、网络、移动电视等；第三类是各种实物材料。在制订孕产期健康传播项目时，首先应考虑从现有的传播材料中选择可利用的材料，以便节约时间和资源；在现有的信息或材料不充足时，需要制作新的传播材料。

1．孕产期健康传播材料制作程序　有效的孕产期健康传播活动必须致力于协助目标人群（孕产妇）改变不良行为习惯，采纳健康的生活方式。这就

要求孕产健康教育工作者需强化以孕产妇为中心的思想，在孕产期健康传播活动中加强对孕产知识受众者的研究、制订适宜的传播策略、研制适用的传播材料。依据上述指导思想，孕产期健康传播材料的制作应遵循如下程序：

（1）分析需求和确定信息：以查阅文献、受众调查等方法对孕产的相关政策、孕产组织机构能力、媒体资源、受众特征及其需求进行调查分析，为制作孕产期健康传播材料收集第一手资料，初步确定孕产期健康传播材料的信息内容。

（2）制订计划：在需求分析基础之上，根据自身的制作能力、技术水平、经济状况，分析并确定孕产健康的内容和种类，制订孕产健康材料制作计划，计划应包括确定目标人群、材料的种类、材料的内容，使用范围、发放渠道、使用方法、预试验、评价方法与经费预算等。

（3）形成初稿：初稿的设计过程就是信息的研究与形成过程。要根据确定的孕产信息内容和制作计划，设计出材料初稿，根据受众孕产妇的文化程度和接受能力决定孕产健康信息的复杂程度和信息量的大小。

（4）预实验（pre-testing）：是指传播材料最终定稿和投入生产之前，选取少部分目标人群进行试验性使用，系统收集目标人群对该信息的反映，并根据反馈意见对传播材料进行反复修改的过程。预试验可采取问卷调查、人群代表座谈会、电话采访、个别征求意见等调查方式，广泛征求目标人群对孕产期健康传播材料的修改意见，以确保孕产传播材料制作的质量。

（5）设计制作：预试验后，根据时效性、科学性、艺术性、经济性的原则，确定孕产期健康传播材料终稿。在这个过程中，还需再次进行预试验，特别是对投入大的孕产期健康传播材料的制作，如孕产教育的电影、电视片的摄制，应不断征求修改意见后，才能确定终稿并进行制作。

（6）生产发放与使用：确定孕产期健康传播材料终稿后，应交付有关负责人员审阅批准，按照计划安排生产。确定和落实孕产传播材料的发放渠道，以保证将足够的孕产传播材料发放到目标人群，同时对孕产传播材料的发放人员（社区积极分子、妇联委员会、孕产健康教育人员）进行必要的培训，使他们懂得如何有效地使用这些孕产传播材料。

（7）监测与评价：在孕产传播材料使用过程中，监测传播材料的发放使用情况。在实际条件下对材料的制作质量、发放、使用状况、传播效果作出评价，以便总结经验、发现不足，用以指导新的传播材料的制作计划。如此循环往复，形成孕产期健康传播材料制作的不断循环发展的过程。

2．孕产期健康传播材料的应用　学习和掌握孕产期健康传播材料的使用技巧，有效地使用孕产期健康传播材料，能够提高传播效果。例如基层医疗卫生工作者，每天都在面对服务对象，不仅要治病，还要管防疫、保健、护理

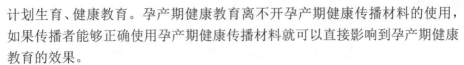

计划生育、健康教育。孕产期健康教育离不开孕产期健康传播材料的使用，如果传播者能够正确使用孕产期健康传播材料就可以直接影响到孕产期健康教育的效果。

（1）面向个体的材料：供目标个体使用的材料，如小卡片、小册子、小折页等。这类材料主要是交给目标对象由目标对象自己学习使用。对目标个体使用的材料，孕产期健康教育工作者应该对使用方法给予指导。

（2）面向群体的材料：供目标群体学习的材料，如录像带、幻灯片、电影片、挂图、展板等。基层医疗卫生工作者经常接收到上级健康教育，妇幼部门下发的展板、挂图、录音带、幻灯片乃至标本、模型等。基层医疗卫生工作者要组织特定的受传对象，问他们宣传讲解。此类材料一般由孕产期健康教育工作者向目标群体演示讲解。

（3）面向社会的材料：向社会传播的材料，如书籍、报纸、杂志电视片、宣传画等，这些材料基本上是属于大众传播媒体，是面向整个人群的，其目标受众不明确，多用于泛泛宣传。上级卫生部门下发或自己设计制作的宣传画、墙报、报纸一类，还有可在公共场所或单位张贴使用的孕产期健康教育材料和宣传品，都属于大众宣传品的材料。这类材料只能由大众选择性地接受，孕产期健康教育工作者不能向受众作直接的讲解、说明。

四、孕产期健康传播效果的影响因素与对策

健康传播效果是指受众接受健康信息后，在认知、态度、行为等方面发生的反应。这是一个由浅入深、循序渐进的过程。从应用的角度出发，加强对影响孕产期健康传播效果因素的研究，并提出相应对策，是孕产期健康传播的重要内容。

（一）传播者因素

人人都可以是传播者，但并非人人都能成为健康传播者。孕产期健康传播者既要具有孕产健康教育理念又要有相应的专业知识与良好的沟通技巧。孕产期健康传播者是孕产期健康传播的主体，具有收集、制作与传递孕产健康信息、处理反馈信息、评价传播效果等多项职能，传播者决定传播过程的存在和发展，同时还决定着信息内容的数量、质量和流向，因此，孕产期健康传播者的素质直接影响到传播效果。

1. 做好健康信息的把关人　把关人（gatekeeper）一词最早是美国传播学者 Kurt Lewin 于 1947 年在《群体生活的渠道》一书中提出来的，是有关传播者理论的一个重要概念。把关人是指在采集、制作信息过程中，对各个环节乃至决策发生影响的人，由他们决定着信息的取舍和流向。"把关"是一种组

织行为,在孕产期健康传播过程中,妇幼保健部门、孕产健康传播工作者等都是孕产健康信息的把关人。提高把关质量的对策:①不断更新知识、更新观念,运用循证思维做好科学性把关;②对基层专业人员加强培训和业务指导,帮助他们不断提高孕产健康教育理论和技能水平;③要有精品意识,制作和使用内容科学、通俗易懂,符合受众需要的孕产期健康传播材料;④加强媒体管理,建立监督机制,对信息流通渠道和传递过程进行质量控制,防止内容陈旧或有损害孕产健康的伪科学误导公众。

2. 树立良好的传播者形象 研究与实践均表明,传播者的信誉和威望越高,传播效果就越好。传播者的信誉主要是由传播者的专业知识水平、态度以及信息的准确性、可信性决定的。只有建立起权威性的孕产健康信息平台,不断提高孕产健康教育机构和人员的业务水平,加强自身修养,树立言行一致、健康向上的良好形象,使孕产健康教育与健康促进活动贴近群众,贴近生活,信息可靠,方法可行,才能不断提高孕产期健康传播者在群众中的威望。

3. 加强传受双方的意义空间 传受双方共通的意义空间又称共同经验范围,是指对传播中所使用的语言、文字等符号含义的理解相一致,有大体一致或接近的生活经验和文化背景。共同的意义空间是人类得以相互交流和沟通的重要前提,可随着沟通交流的增加而扩大,也可随着隔阂产生而缩小。找到共同语言,常是传播关系的良好开端。孕产期健康传播者努力寻找和扩大与受传者之间的共同语言,并以此为切入点,传播新知识、新观念,双方的共通意义空间越大,传播效果就会越好。从认知上讲,要注意受传者的价值观念、知识结构、文化程度和接受能力;从语言、文字等传播符号的使用上,要注意准确、通用,能够被对方理解和接受;从情感上讲,要获得受传者的好感,争取成为他们的"知心朋友""自己人"。

(二)信息因素

孕产期健康传播本质上体现为孕产期健康信息的流通,传播内容连接了整个传播过程,传播者依据受众的需要和传播目的适当地取舍信息内容,科学地设计孕产健康信息,当孕产健康信息被受众接收后,实现了信息的共享,满足了传受双方的需求,因此,孕产健康信息内容是取得良好传播效果的重要环节。

1. 提高信息内容的针对性、科学性和指导性 意义完整的孕产健康信息应能有效地指导孕产妇的健康行为。因此,信息内容不仅要包括"是什么""为什么",还要告诉人们"如何做"。要提高信息内容针对性和指导性,需做到:信息内容要统一,行为目标要明确,实现目标的方法要具体、简便,易行且可行。此外,还应注意结合受众的需求,选择热点话题,例如:根据社区中孕产妇的年龄是否大于 35 岁,选择高龄产妇孕产注意事项的话题;结合近期流行病,选择孕产妇防治热点话题;结合重大的卫生宣传日,选择热点话题,如6月16日的"孕妇关爱日"。

2．同一信息反复强化 选择适宜的大众传播媒体,进行一次大面积的信息覆盖,可以取得良好的孕产期健康传播效果,例如:国家计划生育委员会提出每年的6月16日为准妈妈的专属节日——"孕妇关爱日",旨在关爱孕妇,重视准妈妈。同时,倡导每个人都为准妈妈提供力所能及的便利和关爱。一些地区在"孕妇关爱日"时会同时在线上、线下以各种传播渠道发出倡导的声音,让全社会来关爱准妈妈人群,提倡大家给予他们最大的方便,路上或者公交车上如看到佩戴(手腕、背包)橙色好孕结就会给予让路或者让座,任何公众场合或者排队时给予特殊照顾。地铁、公交、路牌等公众场合比较醒目的地方有形象和倡议提示。还有电视、广播、平面、网络、微博、APP、论坛等各种形式的推广,达到系统、标准的认知。研究表明,简短、反复出现的健康信息可使受传者加强记忆。一则好的电视公益广告能让人记住不忘,就在于其生动形象,短小精悍,朗朗上口,反复播放。

3．注意信息反馈 信息反馈是传播过程中的一个重要环节,信息反馈通常不会由受传者自觉向传播者发送,而是需要传播者有意识地从受传者那里去获取。信息反馈是一种双向对话,传播者受传者之间常常互换角色。因此,需要孕产期健康传播机构建立健全信息反馈机制,不断了解受众反应、分析孕产期健康传播工作状况,找出存在的问题,从而提高孕产期健康传播效果。

(三)传播媒体因素

在孕产期健康传播活动中,充分利用传播媒体资源,注意传播媒体渠道的选择与综合运用,使用两种或两种以上的传播媒体,使之优势互补,保证传播目标的实现,可起到减少投入,扩大产出的效益,在孕产健康教育与健康促进活动中,常采用的手段如下:

1．以大众传播为主,辅以对重点目标人群的人际传播和群体传播。

2．以人际传播或群体传播为主,辅以孕产健康教育材料,如幻灯片,画册、视频、挂图等作为口头教育的辅助手段。

3．人际、群体、组织、大众传播等多种传播形式并用,开展综合性的健康教育与健康促进活动。

(四)受传者因素

孕产健康教育的受传者是社会人群,他们存在各种个人差异和群体特征,有着多样性孕产健康信息的需求。孕产健康信息只有被受传者理解和接受,传播者和受传者之间才能建立共同的认知,完成整个健康传播过程。根据受传者的特点和需求制订孕产期健康传播策略,是提高孕产期健康传播效果的重要途径。孕产健康教育的受传者属性通常包含以下几个方面：①性别、年龄、文化程度、职业等人口社会学因素；②人际传播网络；③群体归属关系和群体规范；④人格、性格特点；⑤个人过去的经验和经历等。所有这些属性都决定着人们对传播媒体或信息的兴趣、感情、态度和使用，对孕产期健康传播效果带来影响。以下是受传者的心理特点：

1. 受传者的选择性心理 人每时每刻都在通过感官接受来自周围的大量信息刺激，同时也在对这些刺激作出选择，选择性心理主要表现为选择性接触、选择性理解和选择性记忆。孕产妇更倾向于接触、注意、理解、记忆和自己的观念、经验、个性、需求等因素相一致的信息。认知心理学认为，选择性心理是普遍存在的一种心理现象，其正面意义在于，促进了对"重要信息"的认知，但如果信息处理不当，选择性心理就会成为一种影响信息交流的干扰因素。

2. 受传者对信息需求的共同心理特征 除了3种选择心理因素外，孕产妇在接触信息时还普遍存在着"5求"心理，即求真（真实可信）；求新（新鲜、新奇、吸引人）；求短（短小精悍，简单明了）；求近（与受传者在知识、生活经验、环境空间及需求欲望方面接近）；求情厌教（要求与传播者情感交流，讨厌过多居高临下的说教）。

3. 受传者接受新信息的心理行为发展过程 孕产妇在接受一种新信息或采纳一种新行为时要经历一个心理行为发展过程，这一过程可大致分为知晓、决策、采纳、巩固几个阶段。它对制订孕产期健康传播策略的指导意义是：如果根据受众的心理行为发展阶段制订干预项目，决定信息内容，选择传播渠道，那么就会取得更佳效果。

4. 受传者对信息的寻求与使用 人们不仅选择性地接受信息，还会主动地寻求和使用信息。人们寻求信息的一般动机主要是为了消遣、填充时间、社会交往、咨询解疑等。具体到孕产期健康传播领域，孕产妇的健康状况和对健康问题的关注会直接影响其对孕产健康信息的需求、选择和迫切程度，主要表现为：有家族遗传病史、不良生育史或者高龄孕产妇会更有危机意识，更注重孕前孕期的优生排查，她们及家人会产生强烈的孕产健康信息需求，常常表现为寻医问药，这正是为其提供孕产健康信息，引导从医行为的最佳时机；潜在健康需求：每个孕产妇都有接受孕产健康信息的客观需求，但往往缺乏主观意识，这就要求我们运用强有力的孕产期健康传播手段，激发公众的健康需求，实现孕产期疾病预防和孕产期健康促进。

（五）环境因素

在孕产期健康传播活动中，环境因素也是影响孕产期健康传播效果的重要因素，包括物质环境因素和社会环境因素。

1. 物质环境　包括自然条件如时间、天气、地点、距离等对孕产期健康传播活动的影响，如打雷对无线电波的干扰；也包括场所的选择、环境布置、座位排列等可以人为控制的环境条件。这些因素的处理与安排，对营造交流氛围，扩大孕产期健康传播活动的影响，有着积极的作用。

2. 社会环境　包括宏观社会环境和微观社会环境，前者如孕产妇及其家属的社会经济状况、文化习俗、社会规范；政府决策、政策法规、社区支持力度；后者指对受传者有重要影响的周围人对其态度和行为的影响等，这些都是孕产期健康传播工作者要事先研究，深入了解，并在孕产期健康传播项目设计和实施时加以考虑的。

（吴一波　杨柳飘飘）

第三节　孕产妇健康教育与健康促进项目的计划设计、实施与评价

孕产妇健康教育与健康促进是一项复杂的社会系统工程。任何一项健康教育与健康促进活动都必须有科学的计划设计、实施和评价，三者之间是相互联系、相互制约、不可分割的有机整体。

一、孕产妇健康教育与健康促进项目计划设计

（一）孕产妇健康教育与健康促进计划设计的原则

计划设计是指是一个组织机构根据卫生服务需求评估，通过科学的预测和决策，选择需要优先干预的健康问题，提出在未来一定时期内解决该健康问题的目标及实现该目标所采取的策略方法、途径等所有活动的过程。计划设计是健康教育项目成功与否的关键环节，为计划实施及质量控制奠定了基础，也为科学评价效果提供了依据。健康教育与健康促进项目计划设计应遵循以下基本原则。

1. 目标原则　健康教育计划设计必须以目标为导向。目标应明确，并且重点突出。健康教育的目标一般有明确的总体目标和具体目标。总体目标是指宏观的、计划理想的最终结果，具体目标则是切实可行的、量化的、可测量的具体目标。

2. 整体性原则　孕产妇健康教育是公共卫生工作的一个重要组成部分，制订孕产妇健康教育计划应围绕卫生工作总目标展开，以健康为中心，明确孕产妇健康发展的需求，解决孕产妇健康问题。健康教育计划要体现出整体性和全局性，目标要体现社会长远发展对健康的需求。

3．参与性原则 孕产妇健康教育活动需要广泛动员相关组织和目标人群的积极参与，只有把计划目标和孕产妇所关心的健康问题紧密结合起来，才能吸引广大孕产妇参与。计划制订之前，要进行深入细致的卫生服务需求分析，以使制订的健康教育计划契合目标需要。任何一项健康教育项目都必须强调参与性原则，鼓励目标人群参与计划的制订以及计划的各项活动。

4．可行性原则 制订孕产妇健康教育计划要从实际出发，根据当地的实际情况，因地制宜地进行计划设计。尽可能地预见到实施计划过程中可能发生的情况，并结合孕产妇的健康问题、认知水平、风俗民情、生活习惯等主客观情况，提出符合实际、易为孕产妇接受、切实可行的孕产妇健康教育计划。

5．灵活性原则 计划设计要留有余地，孕产妇健康教育计划应能包容实施过程中可能发生的变化，并制订基于过程评价和反馈问题的应对策略、计划修订指征，根据实际情况，进行适当的计划修订，以保证计划的顺利实施。

（二）孕产妇健康教育与健康促进计划设计的基本步骤

在需求评估的基础上，孕产妇健康教育与健康促进项目设计的基本步骤包括目标设计、框架设计、确定参与者以及经费预算等内容。

1．确定计划目标 目标既要体现项目的远期方向，又要显示近期应当完成的工作指标，因而可以将目标分为总体目标和具体目标。

（1）总体目标（goal）：是指计划理想的最终结果，在计划完成后预期可获得的总体效果，具有宏观性和远期性。

（2）具体目标（objective）：是为实现总体目标设计的具体的、量化的指标，即为了实现总体目标而需要取得的各阶段、各方面、各层次的结果。设计目标设计一般按照"4W2H"要求进行设计（表2-3-1）。也按照SMART原则设计具体目标。SMART是下列5个英文单词的首字母缩写所组成：special（S）、measurable（M）、achievable（A）、reliable（R）、time bound（T）。SMART原则明确了健康教育计划的目标应是具体的、可测量的、可完成的、可信的、有时限性等要求。

表2-3-1 具体目标的设计要求

设计要求		含义
4W	who	干预对象是谁？
	what	实现什么变化？
	when	在多长时间内实现该变化？
	where	在什么范围内实现该变化？
2H	how much	变化程度有多大？
	how to measure it	怎样测量该变化？

健康教育计划中目标可以分为教育目标、行为目标、健康目标等。教育目标是为实现行为改变所必需的知识、信念、态度、价值观及个人技巧等；行为目标是该计划执行一定时间后有关行为的改变率，教育目标和行为目标一般称为近中期目标；而健康目标指在执行后产生的健康效益，健康目标既可以是某些生理生化指标的改变，也可以是疾病发病率或死亡率的变化。后者可以在执行期内发生，也可在执行期结束后相当长一段时间才能出现，称为远期效应。具体目标形成目标体系，反映出健康教育项目作为一个系统其各部分之间的结构关系。

如降低农村孕产妇死亡率的健康教育项目，其教育目标，行为目标，政策、环境目标，健康目标分别为：

教育目标：提高产妇和家庭成员对住院分娩意义的认识。

行为目标：改善农村孕产妇遵医行为，提高住院分娩率。

政策、环境目标：改善支持性环境，落实免费政策或制订"平产限价"的政策提高乡镇卫生院的服务质量。

健康目标：改善农村孕产妇健康状况，降低孕产妇死亡率。

2. 确定目标人群 目标人群是指健康教育干预的对象或特定全体。根据卫生服务需求评估，确定优先解决的健康问题，并明确特定健康问题在社区人群中的分布及特点。那些受疾病或健康问题影响最大、问题最严重、处于最危险状态的群体，确定为健康教育干预的目标人群。目标人群一般可分为三类：

一级目标人群：计划直接干预的、将实施健康行为的人群，是项目的直接受益者。如婴幼儿保健教育计划中，目标人群一般为婴幼儿的母亲、祖母、外祖母，或其他亲属或婴幼儿实际监护人。

二级目标人群：对一级目标人群的健康知识态度和行为可产生重要影响的人群，如卫生保健工作人员、亲属、朋友、同事或单位行政领导。

三级目标人群：对项目有支持作用或重大影响的人群，如行政决策者、项目资助者或其他对计划实施有重要影响的人。

在此基础上，还可根据各类目标人群内部的一些重要特征分出亚组，以利于制订策略和实施干预更有针对性。

3. 确定干预内容 确定倾向因素、促成因素、强化因素三类行为影响因素中的重点干预指标，不同目标人群或亚组、不同的干预阶段有不同的特点或侧重。应根据计划目标和不同的目标人群进一步确定具体的干预内容。

4. 确定健康教育干预场所 健康教育干预场所是指针对项目目标人群开展健康教育干预活动的主要场所，也是将健康教育干预活动付诸实践的有效途径。健康教育项目的干预活动是否能得到有效实施，一定程度上取决于场所是否适宜。可选择的场所包括社区医疗卫生机构、学校、工作场所、商业场所等。近年来，以场所为基础的健康教育（setting-based health education）干预理念在国际健康教育与健康促进领域得到广泛应用，形成三维定位的健康教育干预活动地点、目标人群和干预内容的模式，从而更加清晰地明确了针对特定人群的特定健康问题进行健康教育，干预活动应该在哪些场所进行。

5. 建立干预框架　在孕产妇健康教育计划制订过程中一般将健康教育干预框架按教育策略、社会策略、环境策略及资源策略等方法分类。

（1）教育策略：常用的教育策略有信息交流类、技能培训类和组织方法类等。如针对目标人群的教育策略：

1）大众传播：广播、电视报纸、网络。

2）传播材料：小折页、宣传栏标语、DVD。

3）讲座、培训。

4）医护人员指导。

5）社区活动，咨询、义诊。

6）同伴教育等。

在确定教育策略时，要同时注意结合技能发展和个性化服务，进行可行性与成本分析。

（2）社会策略：即政策、法规制度、规定及其执行方法等。健康政策的支持和配合对于健康教育项目的顺利开展至关重要。要发掘并充分利用现有相关政策、法规，还有促成新的健康相关政策制订。

（3）环境策略：即改善有关社会文化环境和物理环境的各种策略手段。包括增加社区卫生服务站、增加社区母婴室数量，改造社区自然环境，如绿化植树、控制水或空气污染等。

（4）资源策略：即动员、筹集、分配、利用社区中各种有形和无形资源的途径、方法。加强动员，实施多部门的合作。

6. 确定干预活动　科学合理地安排健康教育项目的干预活动日程、准备教育材料、进行人员的组织培训是保证计划顺利实施的重要条件。计划进度是工作进程的总体安排。计划进度制订应遵循合理原则。计划进度由"时间段"+"工作内容"构成。计划进度应当有一定弹性，以免执行中无法按时完成。健康教育项目包括健康教育计划设计、准备阶段、干预阶段、总结评价分为以下4个阶段：

（1）计划设计：包括健康教育诊断（健康教育项目需求评估）、制订项目计划、监测和评价计划。

（2）准备阶段：包括制作健康教育材料、预实验、人员培训、资源筹集分配、物质材料准备等。

（3）干预阶段：争取领导支持、应用各种媒介、实施干预措施、启动监测和评价计划。

（4）总结评价：整理分析材料和数据，撰写项目总结报告。

7.干预活动组织网络与人员队伍建设　健康教育工作是一项社会性的教育活动，因其涉及面广，需要形成多层次、多部门参与的网络组织。除各级健康教育专业机构外，网络中还应包括有关政府部门、大众传播部门、教育部门、社区基层单位、医疗卫生部门等。各部门目标统一和行动协调配合对健康教育工作的顺利开展至关重要。

在组建机构时，应充分考虑到项目所涉及的各方面、各层次人员参与，应以专业人员为主体，吸收网络中其他部门人员参与。对项目实施或成功有实质性贡献的人员，可尽量纳入团队中来。参与执行计划的各类人员应根据工作需要给予分别培训。对各类人员此项明确其职责与权利。

8.确定监测与质量控制计划　为确保健康教育与健康促进的实施质量，在制订方案，应同时制订实施过程中的监测与质量控制计划，包括监测与评价的内容，如具体目标完成情况、干预内容是否符合计划安排、进度执行是否符合计划；监测方法，如现场考察、资料查阅、访谈等；监测频率，如每半年或每年测评一次，或按单项活动进行监测与评价。

9.制订项目预算　孕产妇健康教育与健康促进活动过程中，必然会涉及经费使用。确定干预活动预算的原则是科学合理、细致认真厉行节约，留有余地。根据健康教育每项活动的目标人群、计划时间项目内容方法与规模，分别测算出每项活动的开支类别和所需经费，汇总后即可得出整个项目的开支。经费主要用于制作健康宣传资料，如标语宣传栏，展板活页资料等，支付专家咨询授课等劳务报酬，租用活动场所租赁交通车辆，购买办公用品，以及举办活动相关的其他费用等。

二、孕产妇健康教育与健康促进项目实施

孕产妇健康教育与健康促进项目实施过程包括制订计划进度表、建立实施领导与执行机构、培养技术骨干、干预活动、监测与质量控制等环节。

（一）制订项目的实施进度表

健康教育干预活动的实施是按照计划要求实施各项干预活动，以有序和有效的工作去实现计划目标获得效果的过程。实施进度表是根据健康教育方案的计划进度，对各项具体工作的时间、地点、内容、负责人及其他事项做出

的具体安排。实施进度表是各项干预活动和措施在时间和空间的整合，各项干预活动的实施应以进度表为指引，逐步实现阶段目标和总体目标。如果项目计划时间较短，如半年或1年，可将实施工作编制在一个进度表内；如果项目计划时间长，如2年、3年或更长，可按年度或半年度编制整个项目计划的实施进度表。

（二）建立干预项目的组织管理机构

健康教育的组织管理机构应能充分发挥健康教育的组织、动员即管理作用，并能满足健康教育现场动员的组织管理工作需要，组织结果要适用于社区干预项目内容，促进项目组成员相互信任，加强工作成员的相互了解从而保证健康教育的顺利开展。实施健康教育计划时，建立强有力的领导机构和高效率的执行机构对健康教育项目的顺利实施非常重要。

1. 领导机构 一个办事效率高、具有影响力和决策能力的领导机构是健康教育的基础，领导机构的建立过程，也是开发与动员领导的过程。领导机构应包括与计划实施直接相关部门的领导和主持实施工作的业务负责人，社区政府分管领导、社区卫生服务中心领导、社区重点企事业单位分管领导、社区重点人群代表也可以根据项目的需要，纳入领导机构中来。领导机构要为健康教育项目提供政策支持、部门协调，研究解决健康干预工作中的困难和问题，其对项目实施的作用是多方面的（表2-3-2）。

表2-3-2 领导机构对项目实施的作用

作用	内涵
政策支持	指定发布相关制度、办法、条例、意见等政策性文件
部门协调	协调相关部门的关系，发挥各部门在项目中的作用
社区开发	参与社区动员与开发，提高项目可信度，促进居民积极参与

2. 建立执行机构 执行机构的职责是具体负责落实和执行健康教育计划，分解项目计划中的每项活动，开展干预活动。执行机构一般设置在某一相关业务部门内，与项目负责人所在单位相一致，如健康教育所、疾病预防控制中心、妇幼保健所等疾病预防部门。其成员大多以一个部门为主体，相关部门的专业人员参加，执行机构人员的数量和专业结构，应根据项目内容确定，应与设计方案保持一致。原则上，既要满足需要，又要避免过于庞杂。

（三）项目实施人员的培训

项目正式实施前，应开展对项目实施人员的技术培训，使参与人员明确项目目的、意义、内容、方法及要求等，统一认识，统一技术，统一步调。通过

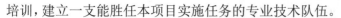

培训,建立一支能胜任本项目实施任务的专业技术队伍。

1.制订培训计划 开展培训应有充分的准备,包括确定培训内容与方法,预订培训场所,编印培训资料,落实培训师资,编制培训课表,安排后勤服务等。

2.培训内容

(1)健康教育与健康促进项目管理人员的培训

1)项目计划:包括如何开展健康需求评估,并能根据评估结果、资源情况和项目要求,制订健康教育项目计划、实施方案等。

2)质量控制:包括质量控制的目的、内容和方法,以及项目目标和各项干预活动的技术指标开展项目监测与质量控制。

3)人员管理:使学员在项目管理中合理分配人力资源,并能运用领导艺术与激励机制鼓励项目参与者努力工作。

4)财务与设备管理:使学员了解基本的财务管理和设备管理知识和方法,包括经费的预算和审计、项目可用资源的合理分配等。

5)项目评价与总结:包括项目评价指标与评价方法,使学员能组织实施项目评价,资料汇总,能完成项目的阶段性报告和总结报告。

(2)健康教育与健康促进项目技术人员的培训内容

1)专业知识:应根据干预项目的目标和干预内容,确定专业知识的培训内容。

2)传播材料制作:包括健康信息需求评估方法、传播材料设计、制作流程和预试验等。

3)人际交流技术:包括倾听、表达、提问、反馈等技巧。

4)人员培训方法:包括培训班组织、基本教学技巧、参与式培训方法等。

5)健康干预方法:包括健康教育与健康促进干预活动可用到的各类干预方法的内容和应用技巧。

3.组织培训 培训时间不宜太长,可根据项目实施的技术难度确定,一般培训1～2次或3～6学时。培训方法应灵活多样,一般以讲授为主,答疑及小组讨论为辅;还可根据需要,通过技术观摩、操作或演练等开展培训。培训结束时应当对培训进行评价,包括教师授课质量、学员出勤、学员考试成绩等。开展培训评价,能督促教师认真备课与授课,还可促使学员认真学习。

4.培训方法的选择 健康教育与健康促进项目的培训是为了完成项目目标、针对有工作经验的成年人进行的教学工作,通常以参与式培训教学方法为主。常用的参与式教学方法有:①头脑风暴(brain storming);②角色扮演(role play);③小组讨论(group discussion);④案例分析(case study)。

（四）实施孕产妇健康教育干预活动

实施孕产妇健康教育干预活动，应以社区孕产妇的卫生需求为导向，广泛动员社区孕产妇参与，调动社区各方面的积极性。

每一次健康教育与健康促进干预活动，都应该有精心的策划、组织、安排和实施。干预对象应突出重点，如患某病孕产妇、高危孕产妇等。干预的形式应灵活多样，可根据目标人群的性别、年龄、职业、受教育程度和干预内容等，选择适宜形式。干预活动的场所包社区、医院学校、工作场所等。在不同的项目中，干预场所有所不同。

（五）监测与质量控制

监测是对项目实施过程的各个环节进行的监督、测量活动，是评估项目实施质量必不可少的环节。通过监测，发现项目实施中存在的问题，及时调整实施方法或方案，调整人员安排，以确保项目实施的质量。

监测的内容比较广泛，主要有进度、质量、人员能力、效果、经费等。监测的指标应根据所监测内容的特点去确定，要能反映监测的内容，并且容易准确地获取。质量控制是对实践过程的质量保证，它将有助于提高标准确定成本效益活动，其表现为通过外部机构，确保活动符合利益相关者的需求。当实施质量控制时，以下要点应予以考虑：

1. 公平 确保参与者有公平的机会获得服务或受益于服务。
2. 效益 服务能达到预期目的。
3. 效率 服务能以最低成本实现最大效益。
4. 可及性 用户在任何时间、任何距离都很容易获得服务。
5. 适当性 服务是目标人群所需要的。
6. 可接受性 这项服务能满足目标人群的合理期望。
7. 反应性 这种服务能满足目标人群表达的需求。

三、创新型教育教学方法应用

孕期健康教育作为专业性、社会性很强的公共卫生一级预防措施，是母婴保健工作的重要内容。孕期健康教育可采用大班授课、小组活动、个别咨询、健康处方、大型活动等多种形式。随着时代的发展，可以利用教学模型、互联网工具等，探索一些体验实践的方式进行健康教育，充分发挥孕妇在健康管理中的主动性。下面将对各种创新型健康教育形式逐一介绍：

（一）体验式教学

1. 体验式教学的概念 是一种融合多重方法学的教育理念，教育者有目的地安排学生直接体验相关教学内容，专注于体会自身反应，以掌握知识、发展技能、明确价值观并培养自身贡献能力。体验式教学课程主要包括体验、实践、环境和经历四大要素,可分为情境体验、案例体验、实践体验和拓展活动体验四种模式,具体实施方法有情境体验法、换位体验法、模拟现场法、户外拓展训练法、案例分析法、角色扮演法、翻转课堂等。体验式教学在适宜的环境刺激中,引导学习者主动参与,通过感官、情感、生理及认知体验,领悟知识,发展能力,产生情感,在成人教育中具有良好的应用性。

2. 体验式教学的应用 体验式教学在住院医师培训、护患沟通教学、职业规划教育等教学活动中均有所应用,对认知纠正、技能习得、问题应对能力提升具有显著效果。孕产期健康教育中,以态度改善及技能提升为主要目的的教学内容推荐通过体验式教学的形式展开,如分娩知识技能教育、母乳喂养教育均可通过体验式教学开展。在分娩教育中,健康教育者可通过产房参观、产床及导乐工具试用等形式给予孕妇情境体验和实践体验,有利于分娩恐惧的缓解、分娩知识技能的掌握及分娩结局的改善。在母乳喂养教育中,孕产妇及家属可利用模拟教具进行哺乳角色的扮演,实操并回示哺乳方法技能,可使喂养态度得到改善,哺乳技能得到提升,利于母乳喂养的顺利进行。

3. 健康教育课程案例展示

(1)课程名称:"模拟产房"分娩知识技能教学。

(2)教学目标

1)知识目标:了解临产征兆、自然分娩过程、产时须知,掌握非药物分娩镇痛方法、分娩用力方法。

2)能力目标:增强自然分娩自我效能。

3)情感目标:减轻分娩恐惧,提升自然分娩自信。

(3)教学内容

1)先兆临产:宫缩腹痛及见红和胎膜早破的表现、原因、应对方法和就医指征。

2)第一产程须知:产程划分、所需时间、母胎生理变化、可能的医疗干预、分娩疼痛应对方法、二便自我管理、营养指导。

3)分娩镇痛方法:药物镇痛及非药物镇痛方法(呼吸法、自由体位、分娩球、按摩及抚触、视觉联想、分娩疼痛认知纠正等)。

4)第二产程须知:产程划分、所需时间、母胎生理变化、可能的医疗干预、分娩用力方法、新生儿产后护理、"三早"实施方法。

5)第三产程须知:产程划分、所需时间、母亲生理变化、可能的医疗干预、胎盘处理方法。

(4)教学实施:健康教育者在模拟产房环境中,利用多媒体设备呈现从入院、待产到分娩的不同情境，让孕妇熟悉分娩环境，了解分娩过程，学习分娩技能。按照分娩发生的时间顺序，教学者对教学内容依次进行讲解，过程中设置技能实践和分娩角色体验。在第一产程待产情境中，重点对非药物分娩镇痛方法进行体验式教学。教学者对呼吸法进行示教，指导孕妇练习各种呼吸方式，后进行产程不同阶段呼吸法的情境实践。分娩球的使用，教学者主要演示骨盆摇摆运动、颠球运动，后鼓励孕妇上球练习、体验。自由体位的教学，教学者可带领孕妇一起练习站立位、前倾位、坐位、蹲位、手膝位等体位，并可进行分娩舞蹈的教学。按摩及抚触可在自由体位的教学中穿插讲解，以孕妇或家属为模特，进行按摩及抚触手法的演示，若夫妻一同学习，可鼓励丈夫为妻子进行按摩。在第二产程分娩情境中，重点对分娩用力方式进行体验式教学。教学者就产床分娩用力姿势、方式进行示范，后鼓励孕妇在产床上实践分娩用力方法若医院允许自由体位分娩，可进行各分娩体位的示范和体验。同时，教学者可利用分娩教具演示胎儿娩出过程，利用护理用物模拟进行新生儿护理操作。在第三产程情境中，教学者也可利用分娩教具模拟胎盘排出的过程。课程整体通过模型演示、情境演练、角色体验、实践应用、交流互动，让孕妇在实践中学习，在体验中感悟。

（5）教学评价：体验式分娩教育具有缓解产前焦虑、抑郁、分娩恐惧，提高分娩自我效能，缩短产程时间，减少医疗护理干预，提高自然分娩率的效果。教学者可在教学前与教学后通过分娩知识技能试题评价孕妇对知识点的掌握程度，通过焦虑自评量表（self rating anxiety scale，sas）、抑郁自评量表（self rating depression scale，sds）等工具评价孕妇的焦虑、抑郁程度，通过 Wijma 分娩预期问卷（Wijma delivery expectancy qestionnaire，W-DEQ-A）评价孕妇的分娩恐惧程度，通过分娩自我效能量表（childbirth self-efficacy inventory，CBSEI）评价孕妇的分娩自我效能，并可于产后收集分娩资料，评价教学对分娩结局的影响，从而对体验式分娩教学的效果进行综合评估。

（二）翻转课堂

1. 翻转课堂的概念　翻转课堂译自"Flipped Classroom"或"Inverted Classroom"，是一种新型教学模式，2007 年起源于美国，翻转课堂是先由学生在家中预习老师或其他人准备的课程内容，到学校时，学生和老师一起完成作业，并且进行问题讨论。由于学生及老师的角色对调，而在家学习、在学校完成作业的方式也和传统教学不同，因此称为"翻转课堂"。翻转课堂模式是把传统的学习过程翻转过来，让学习者在课堂前预习，在课堂上处于主导地位，变被动为主动，从而调动学习者积极性，达到良好的教学效果。

2. 翻转课堂的应用　孕产期健康教育中，成年人的教育理论与学龄期教育不同,成年人需要了解为什么需要学习,我对自己的决定负责,我拥有自身有价值的经验,我需要学习,学习可以帮助我解决问题,自身有动机地去学习。所以,需要运用翻转课堂、朋辈教育、小组讨论、案例教学、听众互动、体验实践的方式来进行成年人的健康教育。北京协和医院妇产科与哈佛医学院教师培训项目联合进行了翻转课堂的改革,将翻转课堂应用于妊娠糖尿病健康教育中,在课堂进行之前,给予妊娠糖尿病孕妇相关的健康教育材料和任务,如多媒体教学、食谱制订、记录血糖等。而在课堂上则充分发挥各孕妇的主观能动性,通过分组讨论,分享食谱记录等朋辈教育的形式,将课堂的主要角色转化为参与者,而健康教育人员作为辅助,提供必要的帮助和指导,有利于妊娠糖尿病孕妇血糖的控制以及降低妊娠不良结局的发生。

3. 健康教育课程案例展示

(1)课程名称:妊娠糖尿病翻转课堂。

(2)教学目标

1)知识目标:正确认识妊娠糖尿病、了解妊娠糖尿病的控制目标、妊娠糖尿病的治疗方法,掌握监测血糖的方法。

2)能力目标:增强妊娠糖尿病孕妇自我管理效能。

3)情感目标:减轻对疾病的焦虑情绪,提升控糖的信心。

(3)教学内容

1)正确认识妊娠糖尿病,当作一次挑战机会,比没有患病的孕妈妈有机会检测,不恐慌,不焦虑,也不轻视。

2)妊娠糖尿病的控制目标是什么?回答通常是血糖正常指标(低限与高限),教师强调避免低血糖反应非常重要,强调妈妈宝宝健康更重要,所以还要兼顾体重,营养均衡,宝宝大小合适,胎心监护,适时催产引产。

3)妊娠糖尿病的治疗方法就是吃和动,最重要的是主食选择及量的控制,三顿正餐三顿加餐,餐后合理运动。

4)如果有胰岛素治疗的,建议单独介绍胰岛素的注射方法及安全性。

5)准备运动,请孕妇认真执行,家属参观或者同时运动,认可安全有效的运动。

6)测定餐后血糖,比对血糖仪误差,正确检测方法。

(4)教学实施

1)妊娠糖尿病孕妇在翻转课堂之前的准备:参加示范课堂之前给孕妇留作业,内容包括:

①学习收看 1 个妊娠糖尿病有效运动指导的视频、1 个妊娠糖尿病治疗基本知识的音频、1 个妊娠糖尿病饮食指导的科普知识。

②回顾 3d 的饮食、运动，做好日记，带到课堂，现场互评和点评。

③邀请家里做饭的人一起参加课堂，利于回家后调整饮食模式。

④购买血糖仪，监测 1d 空腹及三餐后 2h 的血糖，带血糖仪到课堂，便于同医院标准检测方法和数值进行比较。

2）妊娠糖尿病翻转课堂教师的授课流程

①签到，测定餐前血糖，教师和孕妇分别自我介绍，孕周、诊断、职业。

②组成 4～5 人一个小组。

③复习所学知识，提问互动。

④小组讨论，互评三日饮食运动血糖日记。

⑤自由讨论，今天的示范餐搭配，回家及上班后如何执行，加餐如何选择。

⑥请孕妇及家属互相打气加油，迎接这个妊娠糖尿病的挑战，微信群互动。

课程整体通过翻转课堂、朋辈教育、小组讨论、案例教学、听众互动、体验实践的方式来进行，让孕妇在实践中学习，在体验中感悟。

（5）教学评价：妊娠糖尿病翻转课堂的实施，是本领域创新性尝试，优点在于节约了知识传授的时间，有利于患者提高学习积极性及自我管理效能。课堂中视频和情境素材的融入，使患者有身临其境的感受，激发了学习欲望和兴趣，便于技能领悟。视频资源便于分享，实现了教育资源共享，有效放大教育效应。移动医疗有利于医患互动，便于病情的监控和反馈，为患者治疗方案的调整提供方便。翻转课堂之中患者需求增加，对指导教师提出了挑战，实现了教学相长。教学者可通过教师自评，和参与学员对课程的满意度、对妊娠糖尿病相关技能的掌握、知识提升等方面进行测试考评，并了解干预后血糖控制、妊娠结局等情况，从而对妊娠糖尿病翻转课堂教学的效果进行综合评估。

（三）双师课堂

1. 双师课堂的概念　双师课堂的"双师"，指的是一位一线城市"名师"加一位当地城市"辅导教师"，上课模式为"名师"通过一面高清液晶巨屏线上实时讲课，"辅导教师"在当地城市的线下课堂进行课堂管理，并对学生的学习状况进行跟进督导、巩固练习、批改作业等课堂服务。双师课堂强调线上线下的教学模式和场景的相融，以及"双师"之间的配合。新颖的双师课堂教学方式对于双师来说极具挑战，应建立短期培训机制，明确双师职能，让教师深入了解双师课堂。双师课堂通过双师的互动教学，最大化地还原了名师线下教学场景，也最大化地提高了学习效果，是一种促进教育均衡的新型教育模式。

2. 双师课堂的应用　孕期健康教育对于提高孕妇的自我管理效能、改善妊娠结局有着至关重要的作用。但是，由于各地优质医疗资源不均衡，某些地区医务人员专业技术水平有限，信息更新较慢，得到优质医学教育机会较少，新型健康教育模式在基层单位难以开展实施。将双师课堂应用于孕期健康教育中，专家老师在主讲课堂通过大屏幕远程直播授课，基层单位辅导老师在现场课堂内负责课堂管理、现场授课，互动答疑等，两名老师远程配合共同完成教学，可以有效地帮助基层单位新型健康教育模式的开展。妊娠糖尿病双师课堂是创新型健康教育形式的又一探索，有利于将妊娠糖尿病翻转课堂这种新型健康教育模式引入到基层医疗机构中，迅速提高当地孕产保健水平。

3. 健康教育课程案例展示

（1）课程名称：妊娠糖尿病双师课堂。

（2）教学目标

1）知识目标：正确认识妊娠糖尿病，了解妊娠糖尿病的控制目标，妊娠糖尿病的治疗方法，掌握监测血糖的方法。

2）能力目标：帮助基层医疗机构医务人员掌握妊娠糖尿病新型健康教育模式，提高管理技能，增强妊娠糖尿病孕妇自我管理效能。

3）情感目标：减轻孕妇对疾病的焦虑情绪，提升控糖的信心。

（3）教学内容：同妊娠糖尿病翻转课堂。

（4）教学实施

1）开展妊娠糖尿病双师课堂之前的准备：课前的准备工作主要是邀请本领域知名的专家作为"双师课堂"的主讲老师。

①主讲老师对辅导老师提前进行妊娠糖尿病双师课堂的培训，传授课堂要点及流程。

②主讲老师在课前通过互联网平台了解当地妊娠糖尿病的管理模式、孕妇的实际情况、医务人员的知识水平等，然后基于调研实际情况，制订适合当地的教学计划，进行备课。

③课前一周主讲老师给予妊娠糖尿病孕妇预习任务，辅导教师指导孕妇做好参加示范课堂前的准备，组织孕妇按时听课。

2）妊娠糖尿病双师课堂教师的授课流程：主讲老师在线上课堂通过视频授课，辅导老师在现场课堂授课。

①现场课堂签到，测定餐前血糖。

②主讲老师、辅导教师和孕妇线上线下分别自我介绍。

③现场课堂组成4~5人一个小组。

④主讲老师线上复习所学知识，提问互动。

⑤辅导老师在现场课堂组织小组讨论及课后指导。

课程开展的具体步骤可参考图2-3-1。

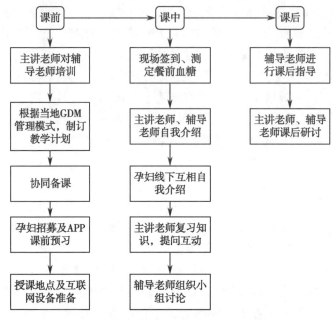

图 2-3-1　妊娠糖尿病双师课堂实施流程图

（5）教学评价：双师课堂模式是介于线下面授和线上直播之间的一种模式。妊娠糖尿病双师课堂的实施，是本领域又一创新性尝试，优点是一个主讲老师可以同时给各地多个线下课堂授课，每个线下课堂配备一名辅导老师为孕妇提供服务，由此既解决了线下面授老师产能的问题，又解决了线上直播模式服务缺失导致学习效果不理想的问题。同时，将先进的健康教育管理模式通过互助课堂平台引入全国各市、县等医疗机构，专家可以随时为各地医务人员和孕妇授课，缩短了时间和空间，大大降低了各项成本。通过专家老师和辅导老师的互动和共同授课，将优质医疗资源通过互联网技术下沉到基层，让基层医疗机构医务人员掌握最新的健康教育模式、提高管理能力和技巧，可以有效地、快速提高当地医疗服务水平，促进优质医疗的均衡发展。教学者可通过教师自评，和参与学员对课程的满意度、对妊娠糖尿病相关技能的掌握、知识提升等方面进行测试考评，并了解干预后血糖控制、妊娠结局等情况，从而对妊娠糖尿病双师课堂教学的效果进行综合评估。

（四）互联网＋健康教育

1. 互联网＋健康教育的概念　2018 年 4 月，国务院办公厅发布《关于促进"互联网＋医疗健康"发展的意见》，明确提出加强"互联网＋"医学教育和科普服务。鼓励建立网络科普平台，利用互联网提供健康科普知识精准教育，普及健康生活方式，提高居民自我健康管理能力和健康素养。互联网＋健康教育常见的形式是把线下健康教育的资源进行整合，以文字、图片、音频、视频等形式通过网站、微博、微信公众号等新媒体广泛传播，实现了健康教育资源的共享。但是，互联网＋健康教育主要依赖的仍然是居民获取知识的自主性，如何服务于居民的自主性而非仅仅制订具有计划性的学习程序，这是互联网＋健康教育需要思考的重要问题。近年来，随着移动互联网相关技术的快速发展，互联网＋健康教育不再是简单地将线下教育课程模式复制粘贴至线上，呈现出多形态的创新，进入了由居民自主学习、互动游戏等新的教育模式当中。为解决在线教育枯燥乏味的计划性学习方式，互联网＋健康教育正在探索集"个性化、娱乐化、社交化"为一体的创新模式。通过互联网平台将同类人群集聚成一个社群进行互动交流，以居民为中心的自我管理方式自主选择所学课程，满足了新时期追求个性与自我、找寻有共同语言与共同爱好的人相互学习的需求，大大增强了获取知识的积极性。

2. 互联网＋健康教育的应用　孕产期健康教育中，可通过文章、动画、音频、视频等多元形式，将孕妇学校与线上教育结合起来，基于微信、APP 等载体为孕产妇提供系统化的健康教育，传递备孕、妊娠、分娩及产后的多学科保健内容。同时，可利用互联网技术，按孕育阶段及特殊保健需求推送课程信息，做到精准教学，并设置签到、作业、测试等传统教学元素，完善学习评价功能。随着互联网越来越多地渗透到日常生活中，互联网＋健康教育可调动起更多的积极资源，创造院内、院外、线上、线下全程医疗健康管理服务模式。对于孕产妇的特殊健康管理需求，互联网＋健康教育可联动线下医疗、支持资源，对接产科医生进行评估和咨询，对接营养师进行营养管理，对接泌乳顾问进行母乳喂养指导，对接助产士、导乐师等进行分娩、育儿指导，缩短需求与支持之间的时空距离，促进孕产保健工作的开展及孕产健康水平的提升。妊娠糖尿病线上翻转课堂是互联网＋新型健康教育模式的探索，让孕妇通过移动医疗 APP 先自主学习，课堂上从网络直播的单一上课方式改为线上互动的上课模式，通过朋辈教育、小组讨论、案例教学、听众互动的形式来学习，教师作为辅助角色帮助孕妇攻克知识难点，课后线上多学科健康管理团队（医师、营养师、健康管理师）与孕妇密切互动，根据孕妇自身情况制订健康管理方案，为其提供营养指导，帮助选择合适的饮食，并进行饮食点评，学会自我血糖监测和选择正确有效的锻炼方式，真正实现个性化健康管理。

3. 健康教育课程展示

（1）课程名称：妊娠糖尿病线上翻转课堂。

（2）教学目标：同妊娠糖尿病翻转课堂。

（3）教学内容：同妊娠糖尿病翻转课堂。

（4）教学实施

1）妊娠糖尿病孕妇线上翻转课堂之前的准备

①通过移动医疗 APP，孕妇可以申请成为门诊医生服务对象，进行病史、身体测量指标及诊疗报告等信息上传，建立档案，产科医生及营养科医生则可提供临床诊断和医嘱方案，并由线上健康管理师进行生活方式及饮食情况调查、评价和再评价，经过综合分析给出健康管理方案。

②通过互联网平台进行线上课堂预约，通过移动医疗 APP，孕妇在家学习收看 1 个妊娠糖尿病有效运动指导的视频、1 个妊娠糖尿病治疗基本知识的音频、1 个妊娠糖尿病饮食指导的科普知识。

③通过移动医疗 APP 家庭监测打卡（血糖、饮食、运动等），饮食记录情况可得到健康管理师的饮食点评。

④邀请家里做饭的人一起参加线上课堂，利于家庭饮食模式的调整。

2）妊娠糖尿病翻转课堂教师的授课流程

①线上签到，教师和孕妇分别自我介绍，孕周、诊断、职业。

②组成 4～5 人一个小组。

③复习所学知识，提问互动。

④利用移动医疗互评三日饮食运动血糖日记。

⑤自由讨论，今天的示范餐搭配，回家及上班后如何执行，加餐如何选择。

⑥请孕妇及家属互相打气加油，迎接这个妊娠糖尿病的挑战，建立社群互动。

3）妊娠糖尿病移动医疗课后管理：孕妇院外进行孕期健康宣教知识学习、家庭监测指标记录（血糖、血压、体重、症状等）、行为记录（饮食、饮水、运动等），医生和健康管理师可随时查看患者家庭监测信息、并得到指标异常预警提醒。通过指标行为情况及时给出阶段饮食报告、指标异常分析与指导。患者也可在自身不适或产生困惑时，向医生和健康管理师进行咨询，通过医患线上交流，对患者提供有效的身心支持。

（5）教学评价：妊娠糖尿病线上翻转课堂的实施，是本领域又一创新性尝试。其优点在于：

1）健康管理信息高效完整获取和流动：孕妇通过 APP 自助收集院外健康信息，包含基础信息、饮食情况、生活方式信息、院外血压、血糖、体重等信息，通过服务端进行数据汇总储存，补充院内患者档案，从而形成完整患者健康数据，使医生在了解患者其他基础信息的前提下进行线上诊疗和指导，更加安全有效。

2）针对性传播孕产保健知识：按照人群所处状态以及妊娠合并疾病，推送备孕、孕期、产后、育儿知识，范围包括防疫、产检提醒、营养、运动、心理、生活方式等多个方面，将孕妇学校与线上教育结合起来，主张孕妇系统化进行学习,而不是针对现有状态了解片面知识。让有经验的临床医生参与健康及疾病管理 APP 的研发与设计,可以保证 APP 提供的健康信息质量,提升 APP 的可信度和实用性。

3)线上有效沟通:医生可随时与孕妇沟通,孕妇可预约时间与医生及时沟通,沟通前医生可查看孕妇阶段家庭监测情况,有利于医生有针对性以及有依据地进行下一步处置。健康管理师对孕妇的方案执行进行点评及指导,辅助孕妇养成良好的饮食及生活习惯。

4)全面提供健康管理方案:可根据孕妇年龄、身高、体重、孕前 BMI、民族、个人饮食习惯、孕期症状、诊断饮食宜忌提供适合患者的健康方案,包含:饮食能量、营养素、饮食选择推荐、饮食禁忌、生活方式建议、运动建议、知识宣教建议,帮助孕妇实现基础的健康生活与自我管理,这是线下门诊形式无法企及的。

5)全程健康管理服务:管理过程中健康管理师按照医生医嘱,为孕妇讲解健康管理方案,并进行跟踪管理。对孕妇进行医嘱落地的妊娠糖尿病饮食指导,教会孕妇如何选择食物,运动指导,心理陪伴;对孕妇执行情况进行分析,找出饮食不当问题,并给出改善建议。在完成管理服务后提供阶段管理报告,起到连接院内院外管理的关键作用。

6)实现朋辈教育:"饮食打卡""运动打卡""晒餐盘"活动打卡均分享到医生专属服务圈子内,孕妇互相交流点评,互相监督,由饮食执行好、血糖控制好的孕妇带动新晋孕妇,通过朋辈教育让更多孕妇受益。

四、孕产妇健康教育与健康促进项目评价

评价是指对评价对象的各个方面,根据评价标准进行量化和非量化测量与分析,最后得出结论的过程。孕产妇健康教育与健康促进项目的评价是对项目的目标内容、方法措施过程和效果等进行评估的过程,可帮助确定项目的先进性与合理性,帮助督导项目的实施,确保项目质量并达到预期目标。

(一)孕产妇健康教育与健康促进项目的评价标准与注意要点

1.孕产妇健康教育与健康促进项目的评价标准

(1)有效性(effectiveness):目的和目标实现的程度。

(2)适当性(appropriateness):干预措施与需求的相关性。

(3)可接受性(acceptability):内容或方法是否敏感。

(4)效率(efficiency):是否花费的时间、资金和资源能带来效益。

(5)公平性(equity):需求和供给达到均衡。

评价意味着在给定情况下,在详细的评估标准基础上进行判断。这种判断应当得出一个合理的结论并为将来的行动提供有益的建议。孕产妇健康教

育与健康促进实践的发展依赖于评价。评估活动有助于为将来制订计划做出提示，有助于总结健康促进的经验，有助于预防重蹈覆辙，通过评价能够告知使用其他不同方法和策略的健康促进工作者不同阶段实践的有效性。孕产妇健康教育有自己的受众和渠道。只有通过开展针对不同策略和方法的评价，孕产妇健康教育工作者才能对于何时使用何种方法作出更明智的选择。评价中对实践的反思是非常必要的。

2. 实施评价时应注意要点　调查其他人做了些什么及借用它们的经验用于反馈给自己的实践，这是促进自身工作效益的一种方式。因此，重要的是要知道如何评价别人的活动，并对他人提供的证据是否有说服力作出自己的评估。实施评价时应注意以下几点：①孕产妇健康教育干预目标和目的是否清晰？是否有具体的、相关的、可测量的目标？②评价是如何进行的？是否结合了定性或定量方法？这些方法与干预目标和干预对象是否相适应？③是否有干预前后数据的收集？④如何抽样？⑤未应答的程度？是否代表特定群体？⑥数据分析的方法是否合适、系统？如果用统计分析，能够清楚地解释结果吗？⑦从呈现的材料中得出的结论是否合适？⑧这项研究是否会影响实践，以何种方式？

（二）形成评价

形成评价（formative evaluation）是在方案执行前或执行早期，对方案内容进行的评价。形成评价有助于进一步完善方案，使所选择的干预策略、方法和措施等更加科学合理。高质量的形成评价可降低项目失败的风险，提高成功的可能性。

1. 形成评价的主要内容　目标是否合理，干预对象（即孕产妇）是否明确，干预内容与措施是否恰当，测量指标是否适宜，资源种类与数量是否充足，资料收集方法是否可行，经费预算是否符合规定等。

2. 形成评价常用方法　专家咨询、问卷调查、深入访谈、专题小组讨论、文献资料回顾等。

（三）过程评价

过程评价（process evaluation）是对项目从开始到结束整个过程的评价，包括对项目方案、实施过程的各个环节、管理措施、工作人员情况等的评价。过程评价中常包含对方案的评价，所以有学者把形成评价归入过程评价。在项目执行的过程中开展评价，对项目的实施具有督导作用，有助于项目目标的实现。

1. 过程评价的主要内容

（1）计划方案执行情况：对计划方案的重要环节和主要活动应进行评价，包括各个环节的具体目标、目标人群（即孕产妇）接受干预情况、干预措施按计划完成任务情况，取得的成绩及存在的问题等。

（2）参与人员工作情况：参与人员的态度与责任心，对专业知识和项目的熟悉程度，上下协调、相互配合、内外联络等情况。

2. 过程评价的指标　根据项目内容及其特点选择评价指标，常用的有项目活动执行率、干预活动覆盖率（受干预人数／目标人群总数×100%）、目标人群满意度、资金使用率等。

3. 过程评价的方法　过程评价主要通过查阅资料、现场考察和工作人员调查收集资料与数据，并对获得的数据进行定性、定量分析。查阅资料的优点是能够在较短时间内熟悉项目执行的全貌；缺点是有的项目文件资料不齐或因某些资料缺失，查阅者不一定能完全掌握真实情况。

现场考察能够较客观地了解项目执行的实际环境及取得的成效，例如考察孕产妇健康教育教室、孕产妇健康教育宣传栏或展板、孕产妇生活自然环境、锻炼活动场所及器材等；缺点是对项目执行过程了解不深，甚至有可能是假象。

项目组工作人员调查能在较短时间了解项目执行中的成效并对项目实施质量的评价，缺点是有可能受被调查人员代表性的影响，而不能完全反映真实情况。

以上三种方法综合使用，可在较大程度上克服各自的弱点，提高过程评价结果的可信度。

（四）效应评价

效应评价又称影响评价（impact evaluation）或近中期效果评估，是评价项目实施之后目标人群（即孕产妇）健康相关行为及其影响因素的变化。

1. 效应评价内容

（1）倾向因素：保健知识、健康价值观对疾病或健康相关行为的态度对自身易感性及疾病潜在威胁的信念等。

（2）促成因素：医疗保健服务的可及性、医疗卫生法律法规及相关政策、环境改变等。

（3）强化因素：一级目标人群采纳健康行为后可获得的社会支持；二级目标人群对健康相关行为与疾病的看法等。

（4）健康相关行为：与干预相关的健康相关行为的变化情况。

2. 常用评价指标　孕产知识平均分、合格率、知晓率（知晓人数／总调查人数×100%）、孕产知识总知晓率（知晓题次／总调查题次×100%）、信念持有率、行为流行率、行为改变率等。

3. 评价方法　对孕产妇在干预前后的评价指标变化进行比较，通过统计学检验确定干预措施的效果。一般而言，应设立对照组进行同期随访，并与干预组进行对比分析，使干预措施的效果评估更为科学。如果条件许可，干预组和对照组对象采用随机分组,称为随机对照试验,评价结果更有说服力。一般孕产妇健康教育项目,都可以进行效应评估。

(五)效果评价

效果评价又称结局评价(outcome evaluation)或远期效果评价,是评价实施之后目标人群(即孕产妇)的健康状况乃至生活质量的变化。不同的健康促进项目,其导致结局变化及所需时间有很大的不同。

1. 效果评价的指标 第一类是健康状况指标,包括身高、体重、血压、血红蛋白、人格、情绪等生理心理指标,以及孕产妇的发病率、患病率、死亡率、平均期望寿命,以及婴儿死亡率等疾病与死亡指标;第二类是生活质量指标,包括孕产妇的生活质量指数、生活满意度指数,孕产妇所在社区的行动情况、健康政策和医疗卫生、环境条件改善等。

2. 效果评价的方法 按照设计方案,经过全程的随访调查并获取干预后的"结局数据",然后与干预前的数据进行比较分析,通过统计学检验确定干预的效果。与效应评估相同,也可设立对照组进行同期随访,通过两组对比分析,干预措施的效果评价较有说服力。由于有些效果指标,如孕产妇的发病率、死亡率需要较长的时间才可能看到变化,所以此类评估并不是所有项目都能进行。

(六)总结评价

总结评价(summative evaluation)是形成评价、过程评价、效应评价和结局评价的总结,能全面反映项目活动取得的成绩和存在的不足,为今后继续深入开展孕产妇健康教育与健康促进项目提供参考。

(七)影响评价结果的因素

1. 历史因素 又称时间因素,是在项目执行或评价期间发生的可能对目标人群(即孕产妇)健康相关行为及其影响因素产生影响的事件,如计划生育政策颁布、居住地自然环境改善、自然灾害等。项目执行时间越长,受历史因素的影响越大。历史因素不属于干预活动,但可以对目标人群(即孕产妇)的健康及相关行为产生积极或消极影响,以产生削弱或增强项目的效果。

2. 观察因素 评价过程中需进行观察与测量,其准确性取决于测量者、测量工具和测量对象三个方面。测量者的暗示效应、技术成熟度以及主观愿望等可影响测量或观察结果。测量工具包括问卷、仪器、试剂等,其有效性和准确性也会影响观察、测量结果。测量对象的态度、成熟性等对评价结果也会产生较大影响。在制订评价方案时,应设法减弱观察因素对评价结果的影响。

3. 回归因素 是指由于偶然原因,个别孕产妇在被测量过程中,某些指标表现出过高或过低,测量后又回复到实际水平的现象。重复测量可减弱同归因素对评价结果的影响。

4. **选择偏倚** 在孕产妇健康教育与健康促进的研究中,为了消除时间因素、测量因素和回归因素对评价效果的影响,需要设立对照组。如果研究组与对照组孕产妇基本特征不一致或差异太大,则会使研究结果发生偏倚。这种由于对照组选择不当所致的研究结果偏离真实的现象,称选择偏倚。采用随机方法分组可克服选择偏倚。

5. **失访偏倚** 在项目的执行与评价中,目标人群(即孕产妇)有可能由于某种原因而未被干预或评价,称为失访。当失访比例过高(超过 10%)或为非随机失访时,将导致评价结果偏离真实,称为失访偏倚。因此,在评价中,评价者应当对应答者与失访者进行比较,以确定其为随机失访还是非随机失访,从而估计产生失访偏倚的可能性与程度。如果存在失访偏倚的可能性,应采用意向处理分析(intention treat analysis,ITT)予以消除。

案例:孕妇口腔健康教育干预效果评价

在某区级妇幼保健院整群抽取 300 位参加产前保健课的处于孕中期的妇女,通过在孕妇常规的产前健康教育课程中加入 20min 有关口腔健康知识的内容进行干预。

干预前使用自行设计的调查问卷对调查对象进行口腔健康的知、信、行情况的基线调查,并通过在健康教育课前后测验调查对象的口腔健康知识知晓率来进行快速效果评估,初步确定孕妇口腔健康教育干预的效应。

本案例的结局评价安排在项目结束两个月后进行,主要对参与干预项目的孕妇的口腔健康行为(如刷牙方式、刷牙频率、刷牙的持续时间、刷牙时间段、使用保健牙刷、使用漱口水、进行口腔检查等行为)改变情况、妊娠期牙龈出血情况以及口腔健康知识得分情况(通过 13 道口腔健康知识的选择题来检测)进行评价,与项目开展前的基线数据进行"自身前后比较"分析,确定干预方案的最终结果。总结评价于完成结局评价后进行,主要对项目从设计到实施,到最后的评价进行全面的总结,评价项目取得的成绩与经验,指出存在的问题或不足,为开展下一周期的孕妇口腔健康教育项目奠定基础。

在对孕妇口腔健康教育项目进行效应及结果评价时,对失访者与应答者进行基线比较。如果两者差异具有显著性,说明为非随机失访,则将按意向处理方法做进一步分析。

(吴一波　魏淑婷　甘　娟　余梦婷)

第四节　健康教育研究

一、健康教育研究重要性

根据我国教育部定义,科学研究是为了增进知识,包括关于人类文化和社会的知识以及利用这些知识去发明新的技术而进行的系统的创造性工作。因此,科学研究是健康教育学科建设的重要内容,也是健康教育健康促进工作水平的体现。

在20世纪50～60年代,受传统卫生宣传工作模式的影响,我国健康教育科学研究开展较少。从20世纪80年代起,随着我国健康教育事业的发展和国际交流的逐步深入,各级健康教育机构和相关组织学习借鉴国际健康教育理论和方法,开展理论探讨和适宜技术的试点研究,运用科学的方法对健康教育效果进行评价。特别是近年来,健康教育和健康促进工作热点不断出现,技术手段不断更新,相关科学研究领域的广度和深度不断拓展,促进了健康教育学科的发展,提升了健康教育健康促进工作的质量和水平,我国在健康教育领域也取得巨大进步并展现出不断壮大的趋势。随着疾病谱的改变和各种公共卫生事件的频发,健康教育事业也面临了越来越多的新问题。科学的研究可以从健康教育的需求、作用、模式、内容、效果评价等方面进行综述与分析,研究它的发展方向,并提出存在的问题。因此,健康教育研究对于提升我国健康教育的科研创新能力,促进健康教育事业的发展,具有十分重要的意义。

回溯我国健康教育研究工作历史,早期的健康教育科学研究基本局限在对社会各类人群的卫生知识水平、卫生行为状况和卫生宣传效果研究方面。随着科研工作不断深入,逐渐转向对重点人群和重大健康问题等健康教育干预性研究。研究对象从城乡居民,扩展到妇女、儿童青少年以及乡镇企业、工矿企业职业人群,研究的重大健康问题包括艾滋病、血吸虫病、碘缺乏病、控烟、营养、健康生活方式等。近10年来,慢性非传染性疾病和重大传染病防控、健康生活方式以及心理健康教育和心理危机干预、突发公共卫生事件应对健康教育以及健康素养监测、医院健康教育等主题成为研究的重点。此外,更多健康教育研究与健康教育健康促进工作紧密结合,如慢病防控综合示范区建设、健康促进县区创建等,但是健康教育和健康促进内容通常作为整体研究的一个组成部分,鲜有独立的健康教育研究项目,且多停留在策略探讨以及需求分析层面。随着健康传播的发展和新媒体的广泛运用,对于传播内容的文本分析,网络、手机、微信、微博等各种新媒体传播策略的应用及效果分析研究也逐渐增多,成为健康教育健康促进科学研究领域的一个新热点,拓展了研究的广度。

　　总体而言,我国健康教育健康促进的相关研究多以国家级的项目为契机,由国家级专业机构、科研院所等单位发起,各省市地相关机构参与研究,或者在本地重复该项研究,总结出本地的特点和经验。此外,健康教育相关研究目前还存在多种不足,主要在于项目工作层面内容多,高水平的基础研究及前沿领域原创性研究成果少,对学科发展的支撑能力不强;科研方向不定,科研项目的选择以是否能够获得经费为主要出发点,导致热点频现,但是持续推进的少;受当前评价体系和经费管理的限制,多数科研周期较短,科研成果零碎;目前健康教育研究投入不均衡等。进一步提高我国健康教育研究的整体质量和水平,以促进健康教育健康促进学科的发展,仍是未来健康教育研究工作的重点。

二、健康教育研究内容与类型

(一)主要研究内容

　　在健康教育学中,一个系统的研究过程包括健康教育诊断阶段、健康教育计划与干预阶段、健康教育评价阶段,根据以上环节,系统地、整体地把握健康教育研究的主要内容。

　　1. 健康教育诊断阶段　诊断阶段也称健康教育需求评估,是健康教育与健康促进项目实践的第一步,为制订健康教育计划提供可靠的信息基础。其主要内容包括社会诊断、流行病诊断、行为与环境诊断、教育与生态诊断、管理与政策诊断。此阶段,面对人群的健康问题时,运用多种研究方法系统地收集有关资料、信息,并对资料进行分析、归纳、推理、判断,以确定或推测与健康问题有关的行为及其影响因素、健康教育资源可得情况,评估需解决的健康问题。

　　例如,针对某农村人群的生活行为方式与健康知识掌握情况进行调查研究,以评估该人群健康教育干预的必要性,为进一步制订健康教育干预计划提供信息。

　　2. 健康教育计划设计阶段　计划设计是健康教育项目成功与否的关键环节。通过健康教育诊断,我们对确定的待解决的健康问题提出干预目标及实现该目标的所采取的策略、方法、途径等所有活动的过程,为计划实施及质量控制奠定了基础,也为科学评价效果提供了依据。通常,进行健康教育研究时,此阶段与健康教育的需求现状或形成评价结合,以探究合理的实施策略、途径等。

例如，某高校心理健康教育工作较落后，未达到预期的工作效果，为此进行调查研究并以此为依据，提出了提高该校心理健康教育水平的相关策略，以促进学生的心理健康，提高心理健康教育工作的效率和水平。

3. 健康教育干预阶段　干预阶段是对计划的现场实施，主要包括制订计划进度表、建立实施领导与执行机构、培养技术骨干、干预活动、监测与质量控制等环节，是获得健康教育干预成效的过程。通常，此阶段与健康教育评价活动结合，评估干预阶段各环节，探索科学的健康教育计划，以提高健康教育工作的效率、效果。

例如，为研究不同健康教育干预模式的效果，对某人群随机分组，对不同组实施不同的干预方法，并比较不同组的研究结局，得出不同健康教育干预模式的效果，以确定或探究更有效的干预措施。

4. 健康教育评价阶段　评价阶段是对健康教育项目的目标、内容、方法、措施、过程和效果等进行评估的过程，且贯穿健康教育工作的始终，是确定健康教育计划的科学性和干预的价值，亦是促进健康教育质量持续改进的重要基础。

（二）主要研究类型

1. 按照健康教育研究场所分类

（1）学校健康教育研究：通过学校、家长及相关成员的共同努力，向学生提供完整积极的健康经验和知识结构。通常包括开设健康教育课程，创造安全健康的学校环境，提供足够的校园健康服务，以促进和保障学生的健康。学校健康教育研究的对象一般包括学龄前儿童，中小学生以及大学生。

（2）家庭健康教育研究：通过以家庭为单位，为家庭成员提供家庭环境卫生、生活方式、心理健康、疾病防治、安全教育等健康知识、技能、服务，以促进不同家庭成员的健康水平和提高生活质量。

（3）医院健康教育研究：是目前最常见的研究类型，主要是以病人为中心，针对到医院接受医疗服务的患者及其家属所开展的有目的、有计划的系统性健康教育活动，使病人更好地防治疾病，促进身心康复。

（4）社区健康教育研究：通常以社区为基本单位，以社区人群为教育对象，有计划、有组织地开展健康教育活动。社区健康教育研究以促进居民健康为目标，提升个人、家庭，乃至社会的保健意识，从而增进群众健康，减少残障。

2. 按照健康教育研究人群人类　可将健康教育研究分为老年人、青少年、妇女、儿童、孕产期妇女、慢性病患者、特殊职业人群等不同人群健康教育研究。

3. 按照健康教育的目的或内容分类　可将健康教育研究分为防治疾病的健康教育研究、营养健康教育研究、环境保护健康教育研究、生殖健康教育研究等。

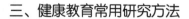

三、健康教育常用研究方法

健康教育作为公共卫生领域的一部分，很大程度上运用了社会科学的研究方法，因而，定性研究和定量研究是其主要研究方法。

（一）定性研究

定性研究（qualitative research）通常是指在一个环境中，针对一群相对小规模、有目的性的样本个体上的研究，该研究意在凭借研究者的分析、判断以及有关的技术，来有效地观察研究对象的行为和动机，以及他们可能带来的影响等。其使用开放型访谈、记录观察、个案调查、文献分析等方法对某一种现象进行深入研究，研究方法以归纳总结为主。研究过程一般分为四个阶段：研究设计、具体实施、资料与数据的整合和分析、撰写研究报告。定性研究最主要的特点是对特定问题的研究具有一定的深度，使人们在主观上获得的信息和结论更加真实和生动。

1. 定性研究的优点　①易获得较深层次信息，可以获得定量研究无法得到的信息，有利于获得真实相近的信息；②所需的经费相对较少，花费的时间相对来说也较短，所需要的技术和设备也比较简单；③研究方法也更加灵活，研究设计可以随着研究的进展而不断地改变，有利于创建理论和发现新现象。

2. 定性研究的局限性　①定性研究的资料和数据容易产生主观性的偏倚和非客观性，不恰当地使用定性研究有可能会导致误差；②有些定性研究所获得的资料和数据使用定量研究的分析方法来处理也容易给结果的解释带来偏差；③定性资料由包含大量信息的文字构成，内容繁杂，往往资料分析整理较困难。

3. 定性研究在健康教育领域的应用　定性研究通常用于深入调查某一人群对某一事件、现象、行为等的认知和看法、意义。作为其他研究方法的铺垫，定性研究为健康教育研究提供方向和思路，也可以在定量研究的基础上更深入具体的得到一些结论并且探究其内在的含义。

4. 应用实例　一项孕妇对儿童乘车认知、态度及行为的定性研究，通过目的抽样的方法选择了符合以下条件的 30 位孕妇：①妊娠期为 4～9 个月的孕妇；②访谈中自我报告家中配备私家车；③对访谈的目的和意义知晓，并答应自愿参与本项研究。该研究采用了深入访谈法对目标孕妇群体进行了数据和资料收集。访谈内容主要涉及：①驾驶员的驾驶行为习惯；②对儿童乘车安全的认知；③获取儿童安全乘车知识的途径。然后通过多次校对访谈录音资料来获取信息，了解这些孕妇对儿童乘车认知、态度及行为的相关看法和理解。该研究在运用定性研究方法的同时，获得了不同孕妇对相关问题的看法，同时也为相关定量研究的问卷设计提供了方向和思路。

（二）定量研究

定量研究（quantitative research）是与定性研究相对的概念，与定性研究既有所区别又有所联系，也称量化研究，是指通过对研究对象的特征按某种标准做量的比较测定对象特征数值，或求出某些因素间的量的变化规律。定量研究的主要方法有调查法、相关法、实验法等研究方法。客观上，定量研究具有更让人信服的特点。

1. 定量研究的优点　①以概率论和社会统计学为基础，是一种客观、具体的研究方法，可以量化的而且精度高，在一定程度上，受研究者的主观影响少，能够消除人们的偏见和主观意识；②研究结论在某些方面是可以预测的，研究结果经过验证，相对更具有普遍性。

2. 定量研究的局限性　①研究者与研究对象分离，忽视了人的主体性；②强调将研究对象分解，忽视了研究对象的整体性；③强调形式，忽视内容，常常使研究不能深入实质；④在现实中有些因素无法被量化要求，得出的研究结果具有一定的片面性；⑤由于技术或测量的工具不完善等原因，统计的数字可能不可靠，会导致研究结果的偏差。

3. 定量研究在健康教育领域的应用　对于健康教育研究，定量研究的调查研究几乎贯穿健康教育工作的整个过程，从制订健康教育工作计划时的论证，到健康教育干预实施前的基线调查，再到健康教育干预实施后的效果评价。

4. 应用实例　为探究老年高血压患者服药依从性的现状，采用《老年高血压生活状况调查问卷》对目标人群进行调查，应用描述性统计方法分析，获得基本人口学信息、高血压治疗现状及生活方式的形成情况。

5. 定性研究与定量研究的比较　见表2-4-1。

表2-4-1　定性研究与定量研究的比较

比较内容	定性研究	定量研究
研究方法	由个别现象归纳出一般性结论，并提出假设和推论	演绎推理，验证假设、推论总体
抽样方法	目的抽样	概率抽样
调查问卷	开放式	封闭式
资料/数据	摘要，引用，以及解释性的文字资料	研究指标经量化的变量
分析方法	描述事件的过程和直接引用被访谈对象内容的文字性资料，并对其进行分析、解释和推理	基于数学和统计学方法
定性定量结合使用的方法	通过定性研究调查制订定量研究的问卷，帮助解释定量研究调查的结果	两种研究方法同时使用

（三）混合研究

随着健康教育健康促进科研的方法学不断发展，综合运用多种研究方法提高了研究质量，极大地丰富了健康教育科学研究的内容。定性研究与定量研究两种方法各具特点，可以相互借鉴、相互结合。混合研究（mixed research）是指研究者将定性研究和定量研究的方法与技术的混合或结合在一起的研究。当采用混合研究时，准确的、恰当的混合是由研究者面临的研究问题以及情境性、实际性问题决定的，且还要注意混合研究的根本原则（fundamental principle of mixed research）：使用不同的研究方法、认识论和手段，使最终的混合或结合是优势互补而非劣势重合。这里互补性优势（complementary strengths）是指整体大于部分之和。

1. 混合研究的优点　①能战略性地将定性与定量研究的优势结合起来，以更好地实现研究中的单个目的或多重目的；②能为研究问题提供一个更广泛、更完整的研究结论；③采用多种研究方法的验证证据更有力；④能够产生整合型知识，更适用于日后的理论运用和实践中。

2. 混合研究的局限性　①相对于单一的研究，混合研究所使用的设计更为复杂，混合研究在定性和定量两个阶段的设计与实施都需要专业的技术知识，对于单个研究者来说开展混合研究是很困难的；②开展混合研究需要的资源更多，成本更高，耗时更长；③一些混合研究会得出一些相互矛盾的研究结果；④混合研究的一些细节问题仍需待研究方法专家解决。

3. 混合研究在健康教育领域的应用　在健康教育研究领域，由美国健康教育学家 Lawrence W. Green 提出的格林模式（PRECEDE-PROCEED model），是采用混合研究方法的典型。格林模式以对象人群的生活质量和健康问题为起点开始调查研究，力求通过系统地收集信息和多层次、多维度、多因素分析而逐步明确。这个过程既需要通过定性研究中的观察、访谈以及文献分析等方法获取对象人群的文化、政策、经济、医疗、人际关系、媒体等社会资源情况，也需要通过定量调查分析人群中健康状况及健康相关行为的流行分布以及人口学特征（年龄、性别、职业）等。将定量研究获取准确的数量信息和定性研究获取深层次的人文信息两者相结合分析，从而为下一步制订健康教育计划提供可靠的信息基础。

四、研究方法运用原则

1. 理论研究与实证研究相结合的原则　任何一项改革或研究都不能离开理论的指导，理论研究既可以帮助我们更好地明确研究的假设，构建研究的具体框架，又能帮助我们在搜集信息数据的基础上进行概括和提高，揭示教育的规律。同时，理论研究也需要实证材料的支撑，需要和实证研究结合起来，不能停留在理论上、论文上，否则就会显得苍白无力，没有说服力。科研成果是否可靠，必须让实践来回答。因此，健康教育研究工作者一定要树立一种意识，即让实践去检验理论或结论，在研究过程中注重理论方法与实证方法的结合。

2.定性研究与定量研究相结合的原则　定性研究和定量研究这两种方法各具特点，但并不是相互排斥、相互对立的，两种研究方法是统一的、相互补充的，可以互相提供帮助和支持。在健康教育领域研究中，同时运用两种方法能够互相借鉴和整合，能够更加充分地发挥它们的优势，这对丰富研究成果、提高研究质量有很大帮助，可以为健康教育提供新的发展方向。在今后的健康教育工作中，健康教育工作者需要结合定性研究和定量研究，采用多元的研究方法进行健康教育研究。

3.群体研究与个案研究相结合的原则　理论应用于实际时，有一个从群体到个体、从抽象到具体以及联系实际研究和转化推广的过程。一项研究要考虑选择什么样的、多大数量的对象进行研究，才能达到研究应具有的可靠性要求；同时还要考虑研究的现实性、可行性及可比性。不同特点和不同性质的研究课题，对研究对象的要求不同，选择的方式方法也不相同，但不论哪方面的研究，在选择研究对象时，都应兼顾群体与个体的关系，这关系到研究的效率和研究的信度和效度的问题。健康教育工作者根据具体的研究目的，选择合适的研究，既要关注到群体的总统特征，又要了解个体的特殊问题和行为，以提高研究效率。

4.描述性研究与干预性研究相结合的原则　描述性研究即对客观事物予以考察，努力反映其客观状态，回答是什么、为什么、怎么样的问题。描述性研究不试图对客观事物施加可能引起改变的影响，但它最终要为以后是否改变和如何改变客观事物提供必要的思路。干预性研究则要着力于对客观事物施加影响，通过实验法、个案研究法等方法施加影响后，达到改变现状、解决问题的目的，并通过对影响结果的考察，找出或证明客观事物之间的因果联系，从而掌握事物发展的客观规律。干预性研究要回答怎么办的问题，所施加的影响不是随意而为，而是必须通过多种方法，在描述性研究的基础之上进行，两者密不可分。在健康教育研究领域，描述性研究往往是干预性研究的信息基础，其最终目的就是目标人群进行健康教育的实际干预，也是健康教育工作者的目标。

5.历史研究、现实研究与发展研究相结合的原则　研究者所选择的课题应当是前人未曾解决或尚未完全解决的问题，即使别人已经研究过，但也应从自身实际出发,重新调整研究角度。低水平重复劳动不仅失去了研究探索的价值,也造成了人、财、物的浪费。研究应有所创新,具有新意和时代感;研究还应与本身所具备的条件和已有的基础相一致。因此,健康教育工作者开展研究确定课题前一定要进行"查新"工作,即进行必要的检索。同时,一定要从实际出发,抓住一个主导性课题深入研究,所取得的成果就可能比较丰富,易形成自身科研特色。

五、健康教育论文发表技巧

科研论文是科研成果输出和表达的主要载体,健康教育论文的发表,是健康教育研究的成果的主要体现,反映我国健康教育与健康促进领域的进展,亦可以促进国内外健康教育与健康促进学术交流的任务。一篇科研论文的成功发表,存在多方面的因素。与其他科学领域相同,科学的研究是论文发表的基础。除此之外,论文的撰写以及掌握投稿技巧也尤为重要。基于健康教育论文发表情况以及对国内健康教育健康促进科学研究进展情况以及当前科研论文发表技巧的研究情况,我们针对以上环节提出一些建议,以提高论文发表的可能性。

任何类型的科学研究都必须经过一个规范的科研过程,具有基本的环节和步骤。一般地,科学研究过程概括为选择研究课题、建立假设,设计研究方案,收集数据,整理分析数据和解释结果、撰写研究报告五个步骤。在此,我们对如何开展科学研究不做详细描述,仅提出几点建议。选题是科研的第一步,其最重要且必不可少的步骤是查阅大量的文献与资料,并进行总结,尤其对于高水平论文,如高被引论文,以了解当前国内外研究的现状,把握研究热点,发掘出具有研究价值的方向。由于国内的健康教育领域具备重大专题资助的文章具有更高发表的可能性,因此,对于健康教育工作者,选择研究课题时,基于现实的工作基础与条件同时,研究者应尽可能获得基金的资助。研究设计与实施阶段,综合运用多种研究方法,还需要注意健康教育干预的效率与质量控制,可利用多种途径进行健康教育干预,如进行孕产期健康教育指导时,可利用网上孕妇学校平台,来提高健康教育干预效率与效果;还应注意提升健康教育干预措施实施人员的专业素养水平,这一水平可直接关系到健康教育项目的成效。数据整理与分析说明阶段,需根据研究目的和资料类型采用合适的统计学方法并正确运用图表来表达说明研究结果,例如,反映目标人群的知识知晓情况以及健康相关态度、行为的持有情况,可用简单的评分、频数、构成等,亦可用于比较差异常用 t 检验和卡方分析,探索知识、信念、行为之间的相关性,可采用多因素分析等。

　　论文是研究成果的主要表达形式与载体。一篇高质量的论文,具备内容的科学性、创造性、实用性和写作的条理性四大特点,其主要部分包括:题名、作者署名、摘要(中英文)、关键词、引言、正文(对象与方法、结果、讨论)、结论和参考文献,每一部分都有各自的撰写要求。把握论文撰写时机,一旦研究取得了有价值的阶段性成果,即可进行论文撰写。论文撰写时,首要注重论文的重复率问题;其次需要按照拟投稿期刊的论文格式要求撰写,且题意切题,文中用词需恰当准确、简洁明了,尤其是英文文章撰写时,英文用词准确的基础上需加以润色,增加可读性,并在投稿前对文章进行反复修改。

　　投稿是论文发表的最后一步,投稿前,首先根据研究内容与主题选择合适的期刊,近年来,健康教育领域文章的来源期刊(发表过 1 篇以上相关文章的国内期刊)超过 950 个,主要包含护理类、流行病学类、临床类及医药综合类等期刊,发文数最多的为《中国健康教育》,而篇均被引频次前 3 位的期刊分别是《实用护理杂志》《中华护理杂志》《中华流行病学杂志》;对国外健康教育研究期刊,可通过检索健康教育领域的期刊,并仔细查看期刊信息,找出适合自己研究的期刊。其次需了解投稿须知、主办单位、办刊宗旨、联系方式、出版形式、出版周期、报道内容、来稿规定等信息,以提高论文发表效率。投稿过程中,完善投稿信息,确定推荐审稿人和回避专家等。投稿后,注意追踪稿件状态,与审稿人保持联系,并严格按照规范化格式和期刊反馈意见修改文章。

(明伟杰　黄凤秋　孙玮蔚　张嘉鹏)

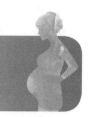

第三章

备孕期健康教育

第一节 优生检查

孕前优生检查是指识别影响女性生育力和妊娠结局的社会、行为、环境和生物医学风险，目的是通过教育、咨询及适当的干预来降低这些风险。优生检查的主要目标是：识别对女性生育力和母儿妊娠结局造成影响的潜在风险；对女性就这些潜在风险和降低风险的干预措施进行宣教；采取干预措施保护女性生育力，改善母儿妊娠结局。

【健康教育重要性】

我国有 40% 以上的妊娠为计划外妊娠，一些对于产妇和新生儿结局产生重要影响的干预措施需要在妊娠前花费比较长的时间才能完成，比如：补充叶酸、戒烟或戒酒、避免使用影响胎儿生长发育的药物、对有慢性疾病的孕产妇妊娠前评估有无妊娠禁忌证、减重等。因此，对有生育要求的育龄女性，应该将孕前保健作为健康保健的重要部分，除了有计划妊娠的女性进行孕前检查时以外，在婚前检查、避孕咨询、产后或流产后随诊时，也可以提供孕前保健。

【健康教育内容】

（一）高危因素评估

高危因素评估的重要步骤是全面采集病史，也可以使用调查问卷和问诊记录表。根据采集的病史信息进行患者教育和医疗干预。

1. 年龄　随着孕产妇年龄的增长，女性生育力下降。有研究表明，女性30岁以后在 1 个月经周期中成功妊娠的概率明显下降，37 岁以后下降更快。

年龄较大女性，由于卵母细胞质量下降，早孕期间自然流产率更高。与年轻女性相比，35 岁以上女性异位妊娠发生率更高，风险增加 4～8 倍。随着产妇年龄增长，胎儿非整倍体异常风险增加，最常见的为常染色体三体异常。随着产妇年龄的增长，生育先天异常儿童的风险可能增加。这种风险曾被归因于非整倍体风险随产妇年龄增加而增加，以及非整倍体胎儿和结构异常之间的关联。但是,有证据表明,胎儿大动脉转位、法洛四联症、单心室、室间隔缺损、房间隔缺损、右心室流出道梗阻等心血管系统畸形、食管闭锁、尿道下裂、先天性膈疝等非染色体异常的风险也随产妇年龄增加而增加。

35 岁及以上女性因内、外科合并症或妊娠并发症的住院率、剖宫产率以及妊娠相关并发症的发生率是年轻女性的 2～3 倍。妊娠期间最常见的两种并发症是妊娠糖尿病和妊娠期高血压疾病,年龄较大女性中这两种产科并发症的发生率明显增加。

此外,40 岁以上的初产妇前置胎盘的风险为 20～29 岁初产妇的 10 倍。高龄产妇中低出生体重儿和早产的发生率也增加。35 岁以上女性,死产的风险增加 65%。

女性应该认识到这些年龄相关风险,并在生育计划中充分考虑到年龄这一因素。

2. 慢性健康问题和慢性疾病

(1)超重、肥胖:超重、肥胖的女性妊娠期和产后并发症的风险升高,并且风险的升高程度与母亲肥胖程度有关。控制女性妊娠前、妊娠期间及产后的体重,可以改善母儿结局,因此,孕前建议进行超重、肥胖相关的诊断检查和治疗。

孕前检查中,超重、肥胖主要通过测量身高、体重,计算体重指数(body mass index,BMI)进行诊断。具体诊断标准见表 3-1-1。

表 3-1-1 基于 BMI 的体重分类

分类	BMI
低体重	$<18.5\text{kg/m}^2$
正常体重	$18.5～24.0\text{kg/m}^2$
超重	$24.0～28.0\text{kg/m}^2$
肥胖	$≥28.0\text{kg/m}^2$

超重女性早期妊娠早期流产、妊娠高血压疾病、早产和过期妊娠、妊娠糖尿病、多胎妊娠、分娩巨大儿的发生率增加,胎儿开放性神经管缺陷、心脏畸形、口面部缺损、新生儿窒息、死胎、死产、婴儿死亡风险增加,后代哮喘、儿童期肥胖和神经发育异常的风险也增加。超重女性分娩巨大儿可能性增加,产时可能发生肩难产,臂丛神经损伤和剖宫产几率增加。超重女性剖宫产时,伤口感染和血栓栓塞的发生率增加。肥胖妊娠女性自身发生睡眠相关呼吸障碍、腕管综合征、产后抑郁症、静脉血栓栓塞病的风险也增加。

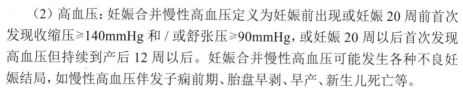

（2）高血压：妊娠合并慢性高血压定义为妊娠前出现或妊娠 20 周前首次发现收缩压≥140mmHg 和 / 或舒张压≥90mmHg，或妊娠 20 周以后首次发现高血压但持续到产后 12 周以后。妊娠合并慢性高血压可能发生各种不良妊娠结局，如慢性高血压伴发子痫前期、胎盘早剥、早产、新生儿死亡等。

高血压女性除了常规孕前检查项目，还应进行以下孕前评估：

1）基本实验室检查：所有患者均应进行肝肾功能检查，评估是否合并肝肾功能不全。肾功能不全的患者应进行电解质检查。

2）由于长期患有高血压并且血压控制不良 4 年以上的女性，心肌肥厚、心功能障碍和缺血性心脏病的风险增加，建议对这些女性进行经胸超声心动图检查评估心脏基线。如果没有条件做超声心动图，可以用 12 导联心电图替代。

3）回顾和优化抗高血压和其他药物。

4）评估其他共病（如糖尿病、肥胖、吸烟）并酌情处理。

5）建议家庭血压监测。

对于患有高血压的女性，应进行孕前咨询和管理，了解高血压的妊娠风险，以及降低这些风险的干预措施；妊娠期需要加强对产妇和胎儿的监护，可能需要更频繁的产科检查和住院治疗。

特别要注意的是，如果发现女性，特别是在 30 岁以下女性，出现顽固性高血压，并且没有高血压家族史，要除外继发性高血压。一旦确诊继发性高血压，要针对引起高血压的病因在妊娠前开始治疗。

（3）糖尿病：糖尿病合并妊娠是指女性在妊娠前诊断出的 1 型糖尿病或 2 型糖尿病。糖尿病合并妊娠会给母亲及胎儿带来健康风险，如胎儿畸形、巨大儿、早产、流产、微血管病变等。胎儿及新生儿并发症的风险与妊娠期的血糖控制情况直接相关。

糖尿病合并妊娠女性需积极进行孕前咨询。孕前咨询是糖尿病女性获得成功妊娠结局的基础。对患有糖尿病女性进行孕前咨询和孕前保健，可以降低先天畸形、早产和围产儿死亡率。孕前咨询内容包括：母亲血糖水平对妊娠结局的影响、糖尿病并发症的发生或进展风险，母儿不良妊娠结局的类型及风险。孕前还应帮助患者控制血糖，在安全的情况下将糖化血红蛋白 HbA1c 水平维持在正常范围；根据对胎儿的安全性，调整药物种类和剂量；评估糖尿病的并发症和共病，并着手治疗；与患者探讨有效的避孕方式，避免非意愿妊娠。

（4）甲状腺疾病

1）甲状腺功能亢进：甲亢合并妊娠时，自然流产、早产、低出生体重儿、死产、子痫前期和母体心力衰竭发生率增高。由于 TSH 受体刺激性抗体的跨胎盘转运，Graves 病女性患者的新生儿中有 1%～5% 存在甲亢。

2）甲状腺功能减低：甲状腺功能减低可能增加子痫前期和妊娠期高血压、胎盘早剥、胎心监护异常、早产、低出生体重、产后出血的发生率。在碘充足地区，最常引起甲状腺功能减低的原因是慢性自身免疫性甲状腺炎；在碘缺乏地区，碘缺乏本身就可引起甲状腺功能减低和甲状腺肿。既往放射性碘消融、甲状腺手术切除史以及垂体或下丘脑疾病也可以引起甲状腺功能减低。

甲状腺功能异常会给妊娠结局带来不良影响，所以孕前建议进行甲状腺功能检查，具体项目包括游离 T_3 和 T_4，总 T_3 和总 T_4，TSH，甲状腺过氧化物酶抗体，甲状腺球蛋白抗体和甲状腺超声。

（5）感染性疾病：宫内感染是胎儿和新生儿死亡的重要原因，感染的新生儿可能表现出生长异常、发育异常或多种临床和实验室检查结果异常。孕前可进行检测的 5 种有相似表现的感染性疾病，分别是弓形虫（toxoplasmosis）、风疹（rubella）、巨细胞病毒（cytomegalovirus）、单纯疱疹病毒（herpes simplex virus）及其他（other）感染，简称 TORCH。

除 TORCH 以外，宫内感染还可能包括其他病原体，如肠道病毒、水痘 - 带状疱疹病毒及细小病毒 B19。因此，有人提出将"其他"扩大至包括其他病原体。

TORCH 感染筛查的实际方法有地区差异。美国妇产科医师学会推荐，妊娠妇女在第 1 次产前检查时就应接受风疹和梅毒筛查。

3．家族性疾病及遗传病　对于有家族性疾病和遗传病的女性，需要安排其接受遗传咨询，讨论先证者和携带者检测、胎儿发生遗传病的风险、产前诊断方法的选择、疾病的自然病程以及生育替代方案。产前诊断和生育替代方案的选择一直在迅速变化，因此，即使患者之前接受过相关咨询，可能也需要转诊至上级医院。

4．环境中有害因素　询问女性的工作、旅行、爱好、宠物和家庭环境等情况，发现可能有害的暴露因素，例如病原微生物、汞、铅、农药和干扰内分泌的化合物。

5．社会精神问题及食品安全问题　识别女性的心理问题、精神卫生问题和社会经济问题，并采取恰当干预。筛查是否存在亲密伴侣暴力、社会支持缺乏和产前保健阻碍因素尤为重要。

理想情况下，患者应等到心境正常后再尝试受孕。治疗精神疾病的药物可对胎儿和新生儿造成影响。药物治疗且至少持续 6 个月只有轻微症状或无症状的女性，可以考虑药物减量至停药。心理治疗可能对某些女性有益。对于有自杀意念史或严重复发性抑郁障碍、精神病、双相障碍或需要药物治疗

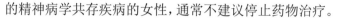

的精神病学共存疾病的女性,通常不建议停止药物治疗。

（二）体格检查

1. 全身检查 测量身高和体重:通过身高体重计算体重指数（BMI），如果BMI过高或过低，需要先调整BMI到正常范围。测量血压，了解基础血压情况，评估有无高血压。心脏、双肺、腹腔器官及乳腺检查，发现有无异常。

2. 妇科检查 是对女性内外生殖器的检查，包括外阴、阴道、宫颈、宫体及双侧附件（输卵管和卵巢）。通过检查阴道分泌物、宫颈涂片、HPV检查以及B超等方法进行。主要目的是检查子宫、卵巢、宫颈的状况，发现有无妊娠禁忌。如患有感染性疾病、宫颈筛查结果异常、卵巢肿瘤及子宫肿瘤，应做好孕前咨询、必要的治疗和生育指导。妇科检查通常避开月经期，检查前3d应禁止性生活，检查前不要做阴道清洗。

3. 甲状腺检查 甲状腺是人体的内分泌器官，位于颈部喉结下方2～3cm，可以通过触诊检查。如前文所述，甲状腺功能与妊娠结局息息相关。因此，备孕期应及早检查甲状腺。如有异常，可以在医生指导下及早进行相关饮食指导及正规药物治疗。

（三）必查项目

妊娠前的优生检查应全面评估全身情况，血常规、血型、尿常规、肝肾功能、乙肝五项、丙肝抗体、梅毒、艾滋病和糖尿病相关检查可以发现身体常见异常情况。如果有家族病或者遗传病史，或者曾经分娩过患遗传性疾病的患儿，还应做家族性疾病或遗传病相关检查，必要时行夫妻双方染色体或致病基因筛查。如果母亲为Rh血型阴性，并且存在可能致敏的因素，应做溶血相关检查。《孕前和孕期保健指南（2018）》建议高风险地区应进行地中海贫血筛查。

（四）备查项目

1. 常规孕前备查项目 《孕前和孕期保健指南（2018）》建议的孕前备查项目包括:子宫颈细胞学筛查（1年内未查者）、TORCH筛查、阴道分泌物检查、甲状腺功能检测，针对高危女性进行75g口服糖耐量试验、血脂水平检查、妇科超声检查、心电图检查及胸部X线检查。

2. 卵巢功能检测 随着女性年龄的增加，卵巢功能开始衰退，可能出现排卵障碍，特别是高龄女性。高龄女性必要时可以在孕前做卵巢功能检测。卵巢功能检测的方法通常是在早卵泡期（月经第2～4d）进行卵泡刺激素、黄体生成素、雌激素等性激素检查，评估卵巢功能；也可以在黄体期检测黄体酮水平，评估有无排卵以及黄体功能。还可以测定抗苗勒氏激素水平评估卵巢功能。

3. 其他检查　对于不育女性,应按照不育的诊断和治疗流程,对夫妻双方进行检查。男方应检查精液常规,女方应通过测定基础体温、超声监测卵泡发育情况等方法监测排卵。女方进行盆腔超声检查,通过输卵管通液、子宫输卵管造影等方法评估输卵管通畅情况。对于不明原因不育女性,可行宫腔镜及腹腔镜联合检查。

【健康教育形式】

优生检查相关的健康教育可以通过网站、微信公众号、电视片、宣传册和宣传单、诊区宣传海报的形式进行。医护人员也可通过与备孕期女性一同制订备孕计划的形式开展健康教育。

（滕莉荣）

第二节　疾病指导

备孕期健康教育的目的是通过健康从业者与育龄人群的共同努力,处理可控的危险因素,从而降低其本身、胎儿及新生儿的不良健康结局风险。一项针对育龄群众孕前优生优育措施落实情况的调查研究显示,育龄群众脑卒中风险暴露者占 50.9%,其中慢性病和感染性疾病分列于风险类别的第二(28.6%)和第三(21.4%)位。由此可见,疾病指导应作为备孕期健康教育的重要内容之一。本节围绕患有遗传病、慢性疾病或感染性疾病的育龄群众备孕期疾病指导,分别介绍健康教育的重要性、内容及形式。

一、遗传性疾病

【健康教育重要性】

遗传性疾病简称遗传病,是由于体细胞或生殖细胞遗传物质缺陷而导致的疾病,可发生于个体生长发育过程中的任何阶段。其中,位于生殖细胞的遗传物质缺陷可遗传给下一代,因此多表现为家族性发病,对家庭、医疗系统及社会造成巨大负担。孕前遗传咨询通过医生基于专业知识和技术与患者或其家属共同讨论某一遗传疾病的发病原因、遗传方式、生育风险、防治等问题,从而帮助育龄人群做出更合适的生育决策,是防治出生缺陷的重要方法。在这种情境下,健康教育的首要目标是提升育龄群众对遗传咨询的知晓率,促进其对遗传咨询重要性的认知和行为。

【健康教育内容】

1. 疾病概况　我国是遗传病高发国家。数据显示,我国出生缺陷发生率为 6.5%,每年新增出生缺陷患儿约 90 万例,且呈逐年增长趋势。遗传病种类多，绝大部分的发病机制尚未完全明确。根据遗传方式，遗传病可分为：①染色体病，以21-三体综合征最为多见；②单基因遗传病，如常染色体显性遗传的成人多囊肾、软骨发育不全，常染色体隐性遗传的白化病、镰状细胞贫血，X连锁隐性遗传的血友病，X连锁显性遗传的抗维生素D佝偻病等；③多基因遗传病，如神经管缺陷、精神分裂症、强直性脊柱炎等。

2.母胎危害　自然流产是最常见的妊娠不良结局，此外，还包括不明原因反复流产、死胎、新生儿死亡等。对于已经出生的出生缺陷患儿，不同的疾病类型导致的影响及严重程度各异。

3.避孕指导　对于所有遗传性疾病，一方或双方具有明显智力缺陷者应给出明确的"不建议生育"的医学建议。这类人群的避孕指导应以其主要照顾者为主。有自主生育意愿的遗传病患者在获得专业的遗传咨询支持前同样应严格避孕。

4.遗传咨询

（1）对象：包括但不限于①自身已患有遗传病；②一方或双方有明确遗传病家族史；③已生育严重畸形儿或有染色体疾病患儿；④不明原因反复流产、死胎、新生儿死亡；⑤长期暴露于高危环境；⑥35岁及以上高龄产妇。

（2）诊疗过程：多数综合医院、妇产科专科医院均开设遗传咨询门诊，一般分为准确诊断、确定遗传方式、再发风险估计、提出对策四大步骤。专业人员基于家系调查、系谱分析，结合临床特征，辅以基因诊断、染色体分析等技术明确诊断，并按风险程度进行分级。常用的分级包括三类：①一般风险，主要由环境因素引起；②轻度风险，由遗传因素和环境因素共同作用引起；③高风险，遗传因素起主导作用。咨询者在诊疗过程中尤其应注意充分告知自身和有血缘关系的亲属明确的或可疑的疾病或症状。

【健康教育形式】

遗传病相关健康教育应更广泛地惠及育龄人群。除在医院门诊候诊区陈列健康宣传册、由专业人员主导的一对一健康教育、知识讲座外，应尽可能地将时间点前移、受众扩大。可依托民政婚姻登记处以海报、面对面健康宣教等形式进行健康教育，还可借助大众媒体宣传、社交网络宣传等方式，扩大遗传咨询在育龄群众中的知晓率，提升民众对其重要性的认知。

二、慢性病

（一）糖尿病

【健康教育重要性】

WHO在2016年将糖尿病分为1型糖尿病（type 1 diabetes mellitus,

T1DM)、2 型糖尿病(type 2 diabetes mellitus，T2DM)、妊娠糖尿病(gestational diabetes mellitus，GDM)和特殊类型糖尿病，本部分主要关注已患有 T1DM 或 T2DM 的育龄人群。糖尿病患者相较于健康人群，其母婴不良健康结局的风险显著增加；而相较于 GDM，T1DM 和 T2DM 对母婴健康的危害更甚。有效的健康教育可降低患者非计划怀孕的概率，并通过患者、内分泌及妇产科专业健康人员的共同参与将疾病控制在最佳状态，以最小化母婴不良健康结局的风险。

【健康教育内容】

1．疾病概况　糖尿病是一组由环境与遗传等多种因素共同引起的以糖代谢紊乱为特征的代谢性疾病，严重威胁国民生命健康和生活质量，被列为四大重点非传染性疾病之一。目前我国糖尿病患者达 1.14 亿人，发病率 10.9%。其中，T1DM 占 7%～12%，以青少年为主，其发病率具有逐年上升、城市高于农村、女性高于男性的特点；T2DM 占 87%～91%，既往多普遍认为好发于中老年，但近年来其起病呈年轻化趋势，这类患者往往代谢控制更紊乱，且健康行为依从性更差。以上特点使得糖尿病患者中处于育龄阶段的患者比例有所上升，且健康教育难度增大。

2．母胎危害　糖尿病可能引起的妊娠相关不良健康结局包括自然流产、胎儿畸形、先兆子痫、胎儿死亡、巨大儿、新生儿低血糖和新生儿高胆红素血症等，更频繁的低血糖发作或酮症，此外，还可能会增加肥胖风险以及后代患 T2DM 的风险。

3．避孕指导　在未制订和实施科学、有效的糖尿病管理计划前，意外妊娠十分危险。应以处方的形式告知患者，尤其是青少年患者严格避孕，并以家庭为单位共同商议妊娠计划。

4．诊疗过程　糖尿病患者准备妊娠前应进行全面的病情评估，包括疾病类型、血糖控制情况、有无并发症等。医生会依据患者年龄、病程、检查结果等对患者的病情分级，并进行妊娠风险评估。可参考 White 分类法。糖尿病患者除需完善一系列孕前常规必查项目外，还需进行糖尿病相关的检查，包括血糖、糖化血红蛋白、眼科检查、肝肾功能、甲状腺功能等。

(1)眼科检查：糖尿病视网膜病变(diabetic retinopathy，DR)是糖尿病最常见的微血管并发症之一，严重可致失明，但早期症状难以察觉，多通过检查发现。对于尚未出现 DR 的患者，应在备孕期评估孕期发生 DR 的风险；对于已出现 DR 的患者，应积极控制并评估其在孕期进展的可能性。可行眼底镜检查或眼底照相检查，一般在散瞳状态下进行。应告知患者必须由他人陪同，并严格遵照眼科医生的指示进行检查配合。散瞳药物可能引起短暂视物模

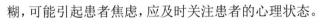

糊,可能引起患者焦虑,应及时关注患者的心理状态。

（2）甲状腺功能检查:甲状腺功能不全在糖尿病患者中十分常见,有必要通过血液化验进行甲状腺功能检查,尤其要关注促甲状腺激素指标。应告知患者检查前注意休息,避免食用高含碘量的食物,避免进食刺激性食物和饮料,避免情绪激动和剧烈运动。是否空腹视是否进行其他血液检查而定,如肝功能检查而定。

（3）肾功能检查:糖尿病肾病是糖尿病患者最重要的合并症之一,由于存在代谢紊乱,其治疗比其他肾病更复杂,应以预防为主。可通过尿检关注其肌酐（creatinine）及尿白蛋白肌酐比（urinary albumin-to-creatinine ratio,ACR）以识别早期肾脏病变。应告知患者检查前注意休息,清淡饮食,避开经期,收集尿液标本时使用医院提供的容器,取中段尿,及时送检。

5. 疾病管理计划

（1）血糖控制:空腹血糖<5.3mmol/L,或餐后 1h 血糖<7.8mmol /L,或餐后 2h 血糖<6.7mmol/L。以上指标仅代表最佳控制目标,对于某些患者,尤其是既往有低血糖发作史或视网膜病变的患者来说,可能难以在安全的条件下实现,应结合临床制订个性化血糖控制目标。

（2）药物指导

1）用药史评估:对于有妊娠计划的糖尿病患者,应评估既往是否有某些潜在致畸药物,如血管紧张素受体阻滞剂、他汀类药物等的用药史,并在后续治疗方案的制订中避免该类药物。

2）降糖药物:医生应评估胰岛素是血糖控制的首选用药。由于妊娠带来的胰岛素抵抗水平变化,患者在孕期的不同阶段对胰岛素的需求有所不同,应定期评估并严格遵医嘱执行。由于无法控制的原因无法使用胰岛素者可选择二甲双胍。

3）阿司匹林:指南建议患者从孕第 3 个月末至分娩阶段服用低剂量阿司匹林（60~150mg/d）处方,以降低先兆子痫的风险。

（3）生活方式:与一般糖尿病患者类似,患者应通过合理的膳食计划和运动计划控制疾病进展,如控制体重指数、采取以植物性食物为主的膳食模式、更精确地计算碳水化合物的摄入以及规律运动。此外,应在专业医生指导下进行营养剂补充,包括维生素 D、肌醇及益生菌等。

【健康教育形式】

1. 时间和对象　无论是否有妊娠计划,任何育龄期人群及其家庭均应成为健康教育的对象。健康教育的时间应从疾病确诊贯穿孕期直至产后 4~12 周,使之成为临床照护常规。

2. 方法　有效的健康教育应依托于系统的孕前管理（preconception care，PCC），由包括妇产科、内分泌科、内科、心理及其他相关科室专业人员组成的多学科团队共同评估，形成个性化健康教育方案。目前国内的 PCC 尚处起步阶段，门诊咨询仍是慢性病患者获取健康教育的主要手段。可依托门诊定期举办知识讲座，并采用翻转课堂等新形式鼓励患者参与到健康宣教中来；设计健康教育手册放置于候诊区，对于需要患者高度参与的任务，如饮食管理、运动锻炼等，可设计记录手册，方便患者进行自我管理。此外，由于慢性病长期、延续的特点，依托于电脑、智能手机等移动设备的移动健康教育也发挥了重要作用，如有机构研发智能手机应用程序"Pregnant with Diabetes"用于糖尿病患者的孕产期管理，取得了良好的效果。

（二）高血压

【健康教育重要性】

妊娠相关高血压尚无统一分类标准，根据高血压发生的时间，可分为妊娠合并慢性高血压（chronic hypertension，CHT）、妊娠期高血压（gestational hypertension，GHT）、子痫前期 - 子痫（pre-eclampsia-eclampsia）等，本节关注 CHT 患者。随着我国孕产妇平均初育年龄的增高以及"全面两孩"生育政策的实施，高龄产妇比例逐年上升。结合女性高血压患病率随年龄增长而增高的流行病学特点，备孕或育龄女性中的高血压患者比例也随之上升。在备孕期高血压患者中尽早地开展相关健康教育可避免非计划妊娠，避免不良妊娠结局的发生。

【健康教育内容】

1. 疾病概况　CHT 是一种终身疾病，指以体循环动脉血压增高为主要特征，可伴有心、脑、肾等器官的功能或器质性损害的临床综合征。CHT 合并妊娠即妊娠前或妊娠<20 周出现的高血压，多为原发性，继发性少见，数据显示，其发病率在全球范围内为 1%～5%。对于这类患者来说，其备孕期的首要目标是将血压控制在适于妊娠的理想状态，并学习掌握妊娠相关的血压管理知识，尤其是子痫的预防及早期识别，为即将到来的妊娠期做好充分准备。

2. 母胎危害　20%～50% 的 CHT 合并妊娠者可发展为子痫前期，伴有高血压相关靶器官损害者的风险进一步增高，子痫前期可致呼吸、循环、凝血等多个身体功能障碍，一旦子痫发作可导致死亡。此外，还可导致患者产后出血风险增加。对胎儿来说，可造成胎儿先天畸形、宫内发育受限，早产儿和低体重儿风险、围产期死亡风险显著增加。

3. 诊疗过程　CHT 患者准备妊娠前应由内科和妇产科进行全面评估，包括病史、孕产史、血压控制情况、用药情况、靶器官损害情况和继发性因素等。存在靶向器官损害或继发性因素的患者，应进行高血压专科治疗；高血压 2 级（血压≥160/100mmHg）及以上，无靶向器官损害及继发性因素者，不建议备孕，应在接受高血压专科治疗和严格的生活方式干预 3～6 个月后重新评估；高血压 1 级（血压≥140/90mmHg）且无靶向器官损害及继发性因素者，在降压治疗及严格生活方式干预，并停用潜在致畸药物 6 个月后，血压降至 140/90mmHg 以下时可考虑妊娠。涉及检查包括产科必查项目，以及是否存在心室肥大、视网膜病变及肾功能损害的相关检查。心室肥大可通过心电图及胸部 X 线发现。

（1）心电图：应告知患者检查前避免熬夜、剧烈运动、刺激性饮食。检查前平卧或静坐 5～10min，心情放松。检查时嘱患者平静呼吸，并提前告知患者检查时会暴露胸部，做好充分的隐私保护。

（2）胸部 X 线：对于心电图呈现异常的患者，可行胸部 X 线检查。应告知患者除去有金属性物质的衣物，拍摄时深吸气并保持静止状态。此外，备孕者普遍对 X 线检查存在顾虑，应充分与患者沟通其备孕的预期时间以及行 X 线检查的必要性。

4. 疾病管理计划

（1）血压监测

1）血压计选择：尽管传统水银血压计仍是目前临床用于血压测量的金标准，但由于其操作难度较大、可能造成汞污染等不足，可推荐患者在居家血压监测时选择经由验证的、由正规厂家生产的电子血压计。

2）测量注意事项：测量前处于平静状态；根据臂围选择合适的袖带；参考说明书正确绑好袖带；确保测量位置与心脏同高；测量时间及施测者固定；记录血压值，尤其不要因为血压值正常而不记录。

（2）药物指导：备孕期高血压患者应在医生指导下调整血压控制药物。患者在进行孕前咨询时应充分告知医生用药史和目前的药物方案，遵医嘱严格禁用血管紧张素转换酶抑制剂和血管紧张素Ⅱ受体阻滞剂类药物。与一般高血压患者相同，需严格按时、规律服药。

（3）生活方式：对 CHT 患者的生活方式干预集中在饮食、运动、情绪管理几大方面。患者应清淡饮食，尤其是严格控制盐分摄入，在身体耐受的范围内规律锻炼，保持心情舒畅，避免剧烈的情绪波动。健康教育者应采用多种形式告知患者生活方式改变的重要性，并基于患者特点和偏好形成个性化、强操作性的生活方式改变计划。

【健康教育形式】

高血压作为常见慢性病的一种，其健康教育对象和形式与糖尿病类似。

门诊宣教以及健康教育手册仍是最主要的健康教育手段，此外，可以移动医疗技术为依托开展院内院外联动的延续性健康教育。

三、感染性疾病

【健康教育重要性】

感染性疾病是指由病原体，如细菌、病毒、衣原体、支原体、寄生虫等感染所致的疾病。感染性疾病不等同于传染性疾病。多种病原体感染可导致妊娠不良结局，包括流产、死胎、胎儿发育畸形、某些疾病的母婴垂直传播等。幸运的是大多数感染在治愈或得到有效控制后，对母胎的不良影响显著下降或消失。因此，针对感染性疾病的患者，健康教育的首要目标是帮助患者及时识别症状，鼓励、促进患者积极治疗，以尽快帮助身体恢复至适合于妊娠的状态。

【健康教育内容】

1. 人类免疫缺陷病毒感染　人类免疫缺陷病毒（human immunodeficiency virus，HIV）攻击人体免疫系统，导致人体易感多种疾病，并继发肿瘤，预后不佳。艾滋病患者和无症状 HIV 携带者是主要传染源，可经由性接触、输血或血制品及母婴传播。就全球范围来看，目前约有 4 000 万 HIV 感染幸存者，每年新增感染例数约 180 万。我国目前约有近 8 万 HIV 感染幸存者，其中约 80% 的患者于 18～45 岁发病。这一部分患者极大可能上存在生育需求和计划，是健康教育需要重点关注的人群。对于高危性行为史、药物滥用史或自身高度怀疑 HIV 感染者及其伴侣，应进行抗体检测。一般来说，各地的疾病预防控制中心均可提供免费检测。对于伴侣双方一方为 HIV 感染者，指南建议无论其 CD4 细胞水平如何，均应接受抗逆转录治疗以降低 HIV 阴性者的感染几率。处于高危感染风险的女性（自身为阴性，男性伴侣为阳性）可以考虑进行暴露前预防用药。有妊娠意愿的 HIV 感染者应进行充分的孕前咨询，内容包括降低或阻断母婴传播的方案、抗逆转录治疗可能对胎儿造成的影响等，尽早确认孕期保健医院及分娩医院，并全程和 HIV 健康照护专家保持联系。与当病毒载量无法检出，且在有相应的 HIV 健康照护专家共同参与疾病管理的情况下，HIV 感染者可选择妊娠。未在计划内但已妊娠的 HIV 感染者首要目标是阻断母婴传播。

2. 衣原体感染　衣原体感染可通过呼吸道、性接触等方式传播，根据病原分型不同，累及的组织器官各异，引起不同的临床症状，对于妊娠妇女来说可导致早产、流产等不良健康结局。对于已明确感染的患者，应治愈后再计划妊娠。常用药物包括阿奇霉素、红霉素。伴侣双方应同时接受治疗。治疗期间严格避孕。

3. **风疹病毒、巨细胞病毒感染** 风疹病毒、巨细胞病毒感染可致宫内感染、胎儿畸形、流产、早产、死胎等，应在计划妊娠前进行相应的病原体 IgG 和 IgM 抗体检测。IgG 抗体阳性提示既往感染，可准备妊娠；IgM 抗体阳性提示近期感染，应暂缓备孕。风疹病毒尚无特效药，IgM 抗体阳性者通过增强免疫力以抵抗病毒，1 个月后复查，并在抗体转阴的 6 个月后妊娠。IgG 和 IgM 抗体均为阴性者可接种疫苗，接种完成后 3 个月后可计划妊娠。巨细胞病毒感染多可自愈，无须用药；有妊娠计划且 IgM 抗体阳性者可选择丙氧鸟苷进行治疗，同时加强锻炼、保持良好的个人和环境卫生，避免和感染者接触。治疗期间严格避孕。

4. **弓形虫感染** 弓形虫是细胞内寄生虫，感染途径以饮食、水源污染和密切接触已感染的动物为主。一般来说，免疫功能正常者感染弓形虫多表现为隐性感染，少数患者可有轻微感冒症状、淋巴结肿大等，多可自愈或转为潜伏感染；妊娠期感染可通过胎盘传染给胎儿，导致不良妊娠结局，如畸形、发育迟缓、早产、流产、死胎等。备孕期妇女高度怀疑弓形虫感染的可行 IgG 和 IgM 抗体检测。优生五项检查（TORCH）即包括了弓形虫检查，以及上文所述的风疹病毒、巨细胞病毒还有单纯疱疹病毒和其他。IgM 阳性者提示近期感染，应暂缓妊娠计划，积极治疗。备孕期妇女应注意饮食，尤其是不食生肉、不喝生水；对于有猫、狗等宠物的家庭，应告知科学养宠，不喂食宠物生肉、生水，备孕期避免接触宠物粪便。

【健康教育形式】

感染性疾病患者常由于病耻感、知识缺乏、社会污名化等，拒绝或缺乏正规求医渠道，导致不良妊娠结局。针对这一部分患者的健康教育，首先在内容上要充分顾忌患者的心理，为其提供严格的隐私保护，其次在形式上应尽可能地多样化，以提升相关知识在此类患者中的可及性。可借助线上健康教育可追踪、给患者的隐私感较强的优势，以个案管理的形式开展健康教育。同时应加强对大众的健康教育，可依托学校开展同伴教育、性健康教育等以减少歧视。

（吴傅蕾）

第三节 营养管理

一、体重管理

体重指数（BMI）用于衡量体重，也是目前评价人体营养状况最常用的方法之一，是与理想体重、身高别体重、腰围、臀围比、皮褶厚度和上臂围进行综合营养评价指标,也是肥胖评价的重要依据。体重指数(BMI)= 体重(kg)/[身高(m)]^2。用 BMI 衡量肥胖时存在一定缺陷,如果肌肉组织和 / 或骨骼特别发达时,也可能超重或者肥胖评价标准,这种情况可以结合腰围、腰臀比、体脂率进行评价是否肥胖。

【健康教育重要性】

孕前体重不仅影响受孕机会,而且与妊娠并发症以及不良妊娠结局有关。备孕期体重管理是育龄妇女有计划怀孕、优孕必要的前期准备,是优生优育的重要条件。理想的备孕期体重可以衡量育龄妇女的营养状况,直接关系着孕育和哺育新生命的质量,并对妇女及其下一代的健康产生长期影响。为保证成功妊娠、提高生育质量、预防不良妊娠结局,夫妻双方都应做好充分的孕前体重准备。备孕夫妻无论是体重过低还是过高,都会导致内分泌系统的紊乱,影响妊娠。孕前体重异常,包括肥胖和消瘦,均可影响生殖功能,导致不孕不育。

超重或肥胖引起女性月经周期紊乱的概率增高,而导致排卵异常,并且肥胖通过影响下丘脑 - 垂体轴功能,导致卵巢激素分泌紊乱,而使卵子和子宫内膜发育不良。同样,男性肥胖也是引起不育的原因之一。比如,肥胖男性雄激素水平往往会有不同程度的下降,而雌激素水平相对升高,会影响男性生育能力。孕前肥胖得不到控制会导致孕期体重增加过快、过多可导致不良的妊娠结局。

相反,孕前消瘦同样不利于生育。孕前消瘦可能引起体内激素水平异常,不利于受孕。并且引起孕期贫血、低出生体重儿和早产儿的风险较高。

因此,必须加强妊娠前的体重管理,减少妊娠并发症的发生。

【健康教育内容】

1. 备孕期体重评价及标准

(1)理想体重或称标准体重:一般用来衡量成人实测体重是否在适宜范围内。可用 Broca 改良公式进行计算。Broca 改良公式为理想体重(kg)= 身高(cm)-105。我国多采用 Broca 改良公式。实际体重位于理想体重的 ±10% 为正常范围,±(10%～20%)为超重 / 瘦弱,±20% 以上为肥胖 / 极瘦弱,+(20%～30%)为轻度肥胖,+(30%～50%)为中度肥胖,+50% 以上为重度肥胖。

(2)体重指数 BMI:WHO 建议 BMI<18.5kg/m^2 为消瘦,18.5～24.9kg/m^2 为正常,25～29.9kg/m^2 为超重,≥30kg/m^2 为肥胖。亚洲标准为 BMI18.5～29kg/m^2 为正常,23.0～24.9kg/m^2 为超重,≥25.0kg/m^2 为肥胖。我国成人 BMI 标准为 BMI<18.5kg/m^2 为消瘦,18.5～23.9kg/m^2 为正常,24.0～27.9kg/m^2 为超重,≥28.0kg/m^2 为肥胖。

（3）身高标准体重：这是 WHO 推荐的传统上常用的衡量肥胖的方法。计算公式为：肥胖度（%）=［实际体重（kg）－身高标准体重（kg）］/ 身高标准体重（kg）×100%。判断标准是：肥胖度≥10% 为超重；20%～29% 为轻度肥胖；30%～49% 为中度肥胖；≥50% 为重度肥胖。

（4）腰围和腰臀比：肥胖者体内脂肪因分布部位不同对健康有着不同的影响。上身性肥胖或中心型肥胖者，患心脑血管疾病和糖尿病的危险性显著增加，并与死亡率呈正相关，而下身性肥胖者患上述疾病的危险性相对较低。男性和女性肥胖者中均可见到以上两种类型的肥胖，上身性肥胖更常见于男性而下身性肥胖则更常见于女性。腹部脂肪分布的测定指标，WHO 建议采用腰围和腰臀比，并且规定腰围男性≥102cm、女性≥88cm 作为中心型肥胖的标准；腰臀比男性≥0.9、女性≥0.8 作为中心型肥胖的标准。我国提出男性≥90cm、女性腰围≥85cm 为成人中心型肥胖。

（5）皮褶厚度法：用皮褶厚度测量仪测量肩胛下和上臂肱三头肌腹处皮褶厚度，两者相加即为皮褶厚度。另外，还可测量髂骨上嵴和脐旁 1cm 处皮褶厚度。皮褶厚度一般不单独作为判定肥胖的标准，而是与身高标准体重结合起来判定。判定方法是：凡肥胖度≥20%，两处的皮褶厚度≥80%，或其中一处皮褶厚度≥95% 者可判定为肥胖；凡肥胖度<10%，无论两处的皮褶厚度如何，均判定为体重正常者。

2. 备孕期体重管理　科学饮食、适量运动、养成良好的生活习惯是备孕期体重管理的重要基础，备孕夫妇应结合自身情况进行体重达标计划。

（1）孕前体重异常者调整至适宜水平：由于孕前体重与不良妊娠结局有密切关系，肥胖或低体重的备孕妇女均需调整体重至适宜水平，避免体重过高或过低对妊娠结局造成的不良影响。而且孕前体重与新生儿出生体重、婴儿死亡率有密切关系。

低体重或肥胖的育龄妇女是发生不良妊娠结局的高危人群，备孕妇女宜通过平衡膳食和适量运动来调整体重，尽量使体重指数（BMI）达到 18.5～23.9kg/m² 的理想范围。肥胖或低体重备孕妇女应调整体重，使 BMI 达到 18.5～23.9。保证平衡膳食并维持适宜体重，以最佳的生理状态孕育新生命。

低体重（BMI<18.5kg/m²）者可通过适当增加食物量和规律运动来增加体重，每天可有 1～2 次的加餐，如每天增加牛奶 200ml 或粮谷 / 畜肉类 50g 或蛋类 / 鱼类 75g。

肥胖（BMI≥28.0kg/m²）者应改变不良饮食习惯，减慢进食速度，避免过量进食，减少高能量、高脂肪、高糖食物的摄入，多选择低生糖指数、富含膳食纤维、营养素密度高的食物。

（2）备孕期管理体重，营养先行：合理膳食、均衡营养是孕育新生命必需的物质基础。准备怀孕的妇女膳食要均衡，更要有健康的生活方式，使身体状态与营养状况尽可能达到最佳后再怀孕。在进行必要的健康体检的同时，要特别关注血红蛋白、血浆叶酸、尿碘等反映营养状况的检测，目的是避免营养素缺乏对受孕和妊娠结局的不良影响。

合理膳食要做到：

1）食物多样，谷类为主。平衡膳食模式是最大程度上保障人体营养需要和健康的基础，食物多样是平衡膳食模式的基本原则。每天的膳食应包括谷薯类、蔬菜水果类、畜禽鱼蛋奶类、大豆坚果类等食物。建议平均每天至少摄入 12 种以上食物，每周 25 种以上。谷类为主是平衡膳食模式的重要特征，每天摄入谷薯类食物 250～400g，其中全谷物和杂豆类 50～150g，薯类 50～100g；膳食中碳水化合物提供的能量应占总能量的 50% 以上。

2）多吃蔬果、奶类、大豆。蔬菜、水果、奶类和大豆及制品是平衡膳食的重要组成部分。坚果是膳食的有益补充。蔬菜和水果是维生素、矿物质、膳食纤维和植物化学物的重要来源，奶类和大豆类富含钙、优质蛋白质和 B 族维生素，有利于受孕的同时，对降低慢性病的发病风险同样具有重要作用。提倡天天有蔬菜，推荐每天摄入 300～500g，深色蔬菜应占 1/2。天天吃水果，推荐每天摄入 200～350g 的新鲜水果。果汁不能代替水果。吃各种奶制品，摄入量相当于每天液态奶 300g。经常吃豆制品，相当于每天大豆 25g 以上，适量吃坚果。

3）适量吃鱼、禽、蛋、瘦肉。鱼、禽、蛋和瘦肉可提供人体所需的优质蛋白质、维生素 A 和 B 族维生素等，有些也含有较高的脂肪和胆固醇。动物性食物优选鱼和禽类，鱼和禽类脂肪含量相对较低，鱼类含有较多的不饱和脂肪酸；蛋类各种营养成分齐全；吃畜肉应选瘦肉。瘦肉脂肪含量较低。过多食用烟熏和腌制肉类对受孕以及胎儿发育不利，还可能增加肿瘤的发生风险，应当少吃。推荐每周摄入水产类 280～525g，畜禽肉 280～525g，蛋类 280～350g，平均每天摄入鱼、禽、蛋和瘦肉总量 120～200g。

4）每天食盐不超过 6g，每天烹调油 25～30g。每天摄入糖不超过 50g，最好控制在 25g 以下。

5）常吃含铁丰富的食物，选用碘盐，孕前 3 个月开始补充叶酸。

6）禁烟酒，保持健康生活方式。

（3）适当运动：推荐每周应至少进行 5d 中等强度身体活动，累计 150min 以上；坚持日常身体活动，平均每天主动身体活动 6 000 步；尽量减少久坐时间。

【健康教育形式】

1. 借助主题开展健康教育宣传，如每年度全民营养周设立备孕、孕期体重管理主题。

2．在日常妇幼保健工作中进行宣传。

3．在特殊的环节中进行宣传，如结婚登记行政审批过程中宣传，结婚登记是每位年轻夫妇幸福的时刻，容易接受宣传教育，借助这个环节宣教效果很好。

4．利用互联网＋信息化手段开展孕前、孕期体重管理。

案例：广州白云区妇幼保健院利用互联网＋信息化手段开展孕前及孕期体重管理

2020年冠状病毒病疫情期间，国务院提出围产保健机构应借助"互联网＋医疗健康"优势，开展孕产妇保健服务。广州市白云区妇幼保健院通过应用互联网技术实现医疗联盟信息互通共享，通过互联网＋信息化手段开展孕产妇保健在线咨询和指导，利用互联网对孕产妇开展健康教育，通过孕产健康APP为孕产妇提供体重管理、营养健康监测与营养补充剂使用指导，实现了特殊时期的区域性备孕、孕产营养保健管理，供助产机构及健康管理人员参考。

微信在孕期体重管理中的应用。微信作为自媒体媒介，通过手机或平板快速发送语音、视频、图片和文字，突破了人际交往距离的限制，成为国内当下交流的主要媒体平台，已成为一种孕妇孕期管理方式，也逐渐在孕期产检及健康教育中发挥积极作用，也获得医务人员及孕妇的广泛关注。通过微信群、微信好友、微信公众号对备孕、孕产妇进行营养指导，具有快捷、方便、省时省力、效率高等优点，微信干预能够有效改善妊娠结局。

移动设备应用。可穿戴设备与信息化平台联合的应用，将蓝牙体重秤和蓝牙运动监测手表可穿戴式设备与平台结合起来，使备孕者、孕妇能够同步记录体重和各项生理参数，并通过互动信息平台实现用户与医生的互动交流，及时发现健康隐患，实现自我体重健康管理。

广州白云区妇幼保健院利用互联网＋信息化手段开展的孕前及孕期体重管理，是当今妇幼营养健康促进的创新性尝试，值得借鉴和推广。

（李永进）

二、营养补充

【健康教育重要性】

备孕就是育龄女性有计划的怀孕，并进行相应的前期准备的过程。对于备孕女性进行营养健康教育，有助于使其建立正确的备孕营养观念，从而选择正确的饮食方式,避免饮食和营养误区,让身体以最好的状态迎接孕期的到来。

【健康教育内容】

(一)备孕期营养补充的重要性

营养不只对于孕妇有重要的作用,对于备孕女性来说也同样重要。备孕女性的营养状况对于成功怀孕以及孕早期直至整个孕期都有重要影响,也会影响下一代的健康。

1. 营养对生育力的影响 女性生育力是指女性能够产生卵细胞、受精并孕育胎儿的能力。随着生活节奏的加快,由于人们饮食结构的改变、精神压力的增加以及生态环境的恶化等原因,不孕不育症成为男女常见问题之一。有关研究报道显示,我国女性不孕症患病率为8%~10%,男性不育症比例高达11%。

影响生育能力的因素很多,其中主要由生殖系统自身问题所引起,但生活方式及环境因素对于人类生殖能力的影响也不容小觑。过度肥胖和消瘦、不良生活习惯和饮食习惯、环境污染(特别是环境激素的污染)、电磁污染、生活紧张和焦虑导致的内分泌失调等,都会导致人类生育能力下降。

从营养和饮食角度来看,营养过剩导致的肥胖,营养不足导致的脂肪及肌肉丢失,以及各种微量营养物质的失衡都会不同程度影响到人类受孕。其中蛋白质、锌、碘、铁、叶酸、维生素 D、维生素 B_{12},以及食物中的某些抗氧化物质等对受孕的影响相对较大。

2. 营养对胚胎及胎儿生长发育的影响 在孕早期,胚胎处于组织器官的分化阶段,此时对于很多不良因素的刺激极其敏感,一旦遇到不利因素,很容易导致胚胎流产或发育畸形。最为典型的例子就是叶酸,目前已有确切的证据证明脊柱裂、无脑儿等胎儿期间由于神经管发育畸形所带来的严重后果与母亲在孕前及孕早期饮食中叶酸的缺乏有关。此外,很多胎儿发育畸形都与孕前或孕早期营养物质的失衡相关。

营养物质的失衡不但在孕早期造成影响,也会影响到孕中晚期。如果孕前营养贮备不足,很容易造成孕中后期的缺乏,从而对胎儿的正常生长发育产生不利影响。这类营养物质主要有钙、维生素 D、铁、蛋白质等。

其中钙和维生素 D 缺乏会影响胎儿骨骼发育,同时也会造成孕妇骨骼钙流失过多。维生素 D 不足还会对胎儿和孕妇造成更多更广泛的影响;孕期也是缺铁性贫血的高发时段,贫血可以严重地影响胎儿的生长发育,甚至影响胎儿智力的发育;蛋白质摄入不足会影响胎儿体格、体重和智力的发育。

3. 育龄女性膳食营养摄入情况 上述营养物质,主要为维生素和矿物

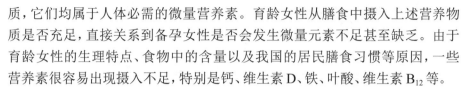

质，它们均属于人体必需的微量营养素。育龄女性从膳食中摄入上述营养物质是否充足，直接关系到备孕女性是否会发生微量元素不足甚至缺乏。由于育龄女性的生理特点、食物中的含量以及我国的居民膳食习惯等原因，一些营养素很容易出现摄入不足，特别是钙、维生素 D、铁、叶酸、维生素 B_{12} 等。

根据 2010—2012 年中国居民营养与健康状况监测数据显示，城市妇女孕期贫血率为 17.0%，维生素 A 缺乏率（包括缺乏与边缘缺乏）为 18.0%，维生素 D 缺乏率（包括缺乏与严重缺乏）为 74.3%；农村妇女贫血率为 17.58%，维生素 A 缺乏率（包括缺乏与边缘缺乏）为 12.51%，维生素 D 缺乏率（包括缺乏与严重缺乏）为 75.39%。

大量相关研究显示，不只是在中国，在世界上很多国家，上述营养物质在育龄女性中均属于易于缺乏的营养素。有研究认为，目前全球约有 10 亿人维生素 D 不足或缺乏；世界卫生组织（World health organization，WHO）在 2002 年《世界健康报告》显示，全世界贫血人数超过 20 亿，占世界总人口的 30%，其中约有 50% 的贫血患者是缺铁性贫血。

4．备孕期营养素补充的必要性　由于纠正营养失衡的状态是需要一定时间的，所以女性在孕前的营养水平会或多或少的影响孕期的营养状况。尤其是对于那些在孕早期就需要增加摄入的营养素，如叶酸、碘等，孕前营养状态的影响更大些。由于这类营养物质对胚胎的发育有着较大的影响，备孕阶段缺乏这类营养素可能会对胎儿发育造成不可弥补的损害。所以在备孕和孕早期阶段应注意补充。常见的孕早期需要增加的营养素见表 3-3-1。

表 3-3-1　孕早期需要增加的营养素

营养素	孕前	孕早期	增量
叶酸	400mg/d	600mg/d	200mg/d
维生素 B_{12}	2.4μg/d	2.9μg/d	0.5μg/d
维生素 B_6	1.4mg/d	2.2mg/d	0.8mg/d
泛酸	5mg/d	1.5mg/d	1.0mg/d
胆碱	400mg/d	420mg/d	20mg/d
镁	330mg/d	370mg/d	40mg/d
碘	120μg/d	230μg/d	110μg/d
硒	60μg/d	65μg/d	5μg/d
铜	0.8mg/d	0.9mg/d	0.1mg/d
铬	30μg/d	31μg/d	1.0μg/d
锰	4.5mg/d	4.9mg/d	0.4mg/d
钼	100μg/d	110μg/d	10μg/d

（二）备孕期营养补充方法

中国营养学会于 2016 年发布的《备孕妇女膳食指南》中对几种重要营养素的补充给出具体建议：

1. 铁　　多吃含铁丰富的食物，增加身体铁储备。动物血、肝脏及红肉中铁含量及铁的吸收率均较高，一日三餐中应该有瘦畜肉 50～100g，每周 1 次动物血或畜禽肝肾 25～50g。在摄入富含铁的畜肉或动物血和肝脏时，同时摄入含维生素 C 较多的蔬菜和水果，可提高膳食铁的吸收与利用率。

2. 碘　　选用碘盐，多吃含碘丰富的食物。由于食物中普遍缺乏碘，选用加碘食盐可确保有规律的碘摄入。我国现行食盐强化碘量为 25mg/kg，碘的烹调损失率为 20%，按每日食盐摄入量 6g 计算，可摄入碘约 120μg/d，达到成人推荐量。考虑到孕期对碘的需要增加、碘缺乏对胎儿的严重危害及早孕期妊娠反应会影响对食物和碘的摄入，建议备孕妇女除规律食用碘盐外，每周再摄入 1 次富含碘的食物，如海带、紫菜、贻贝（淡莱），以增加一定量的碘储备。

3. 叶酸　　至少孕前 3 个月开始补充叶酸。天然食物中的叶酸是结构复杂的多谷氨酸叶酸，进入体内后必须分解出小分子的单谷氨酸叶酸，才能被小肠吸收，生物利用率约为 50%，而且由于对热、光和酸敏感，烹调加工的损失率可达 50%～90%。人工合成的叶酸补充剂为叶酸单体，稳定性好，可被肠道直接吸收，空腹服用的生物利用率 100%，与膳食混合后的生物利用率为 85%，是天然食物叶酸的 1.7 倍。因此，备孕妇女应每天补充 400～800μg 叶酸。

2015 年国际妇产科联盟（International federation of gynecology and obstetrics，FIGO）建议年轻女性人群，包括青少年、备孕、孕期和哺乳期女性，需要注意以下营养物质的补充。补充方式包括多样化膳食、强化食品以及膳食补充剂。

1. 铁　　青春期女性和孕妇由于月经丢失和需要量增加，是缺铁的高危人群，一般需要进行补充。

2. 碘　　孕早期需要量增加，未使用碘盐者膳食中容易缺乏。

3. 叶酸　　孕前和孕早期需要增加，膳食中一般不容易摄入充足。建议所有育龄女性每天使用膳食补充剂或强化食品来补充 400μg 叶酸。

4. 维生素 B_{12}　　素食者膳食中摄入极少，极端素食者食物中完全缺乏。

5. 钙　　奶制品摄入少者缺乏，青少年快速生长期需要量较高。

6. 维生素 D　　没有经过维生素 D 强化的普通食物中含量很低，普遍较为缺乏，特别对于阳光照射较少的或深色皮肤的女性来说更是如此。

【健康教育形式】

对备孕女性给予营养及膳食指导，主要包括含宏量营养素（也叫能量营养素）及相应食物的选择，防止能量不足及过剩，保持正常的孕前体重；微量营养素（各种维生素及矿物质）及相应食物的选择。微量营养素摄入不足及过量均会影响母胎健康，如叶酸不足会造成胎儿神经管发育畸形、维生素 D 不足会造成胎儿骨骼发育畸形等。同时针对富含目标营养素的食物及膳食补充剂的选择及应用给予具体的指导。对于备孕期膳食补充剂的使用，目前除叶酸有明确的专业建议以外，其他营养素尚无明确建议。我们可以根据备孕女性的具体情况，进行综合评价及判断，如生化检查指标、营养物质检测指标、体重指数（BMI）、近期膳食摄入情况，如每天是否能够摄入足够的奶制品、肉类、碘盐；以及是否有足够的日晒等来评估缺乏的风险，有针对性地对其进行具体指导。

（李永进　李　宁）

第四节　优　生　优　育

　　优生优育是指夫妻为生养健康的后代，在怀孕之前进行相关的检查，排除传染病、遗传病，然后再怀孕。优生是婚姻和家庭最重要的问题，优生是利用遗传学原理，来保证子代有正常生存能力的科学。为使每一对夫妇以健康的状态孕育下一代，因此备孕期的保健工作尤为重要。在孕前应做好全面的身体检查、调整生活习惯、远离有害的工作居住环境、做好充分的身心准备、主动消除和避免接触各种危险因素等，为迎接新生命提供良好的内外部环境。备孕期健康教育是保障母亲和婴儿健康的重要方法。

　　【健康教育重要性】

　　孕前健康教育是通过相关健康教育，帮助夫妻双方获取备孕知识，促进孕期保健，健康孕育下一代，有助于提升我国新生儿的健康程度，提高优生率，提高出生人口素质，为社会和家庭减少负担。

　　【健康教育内容】

　　（一）孕前检查及准备

　　1.孕前检查　孕前检查可评估准妈妈与准爸爸的健康状况，并能早期发现不宜怀孕的风险因素。不少夫妻认为每年单位都会进行体检，无须孕前检查，这种想法是错误的。孕前检查的最佳时间是怀孕前 3～6 个月，夫妻两人一定要去医院做一次身体检查，不仅只是检查目前的健康状态，还应该让医生预先了解疾病史或遗传病史，以此为基础制订怀孕计划。如果查出异常或化验结果不正常，需及时进行治疗，待疾病痊愈后再怀孕。

　　女性检查项目：

　　（1）彩超：建议准妈妈在怀孕前做一个全面的彩超，子宫、子宫附件、盆腔等。这项检查可以看出是否有多囊卵巢、子宫肌瘤、卵巢囊肿、宫颈息肉等妇科病症。这些疾病有可能会影响怀孕，如果严重医生也会建议先进行治疗。

（2）ABO+Rh 血型鉴定：这项检查是为了鉴定妈妈是不是 Rh 阴性血型。如果是的话，在孕期需要注射免疫球蛋白，以免婴儿发生溶血症。

（3）TORCH：是对弓形虫、风疹病毒、单纯疱疹病毒等其他 4 项的检查（优生优育五项），家里养有猫、狗等宠物的家庭可以检查下是否有弓形虫。

（4）甲功筛查：建议大家在准备怀孕前先看看自己甲状腺功能是否正常，甲亢或者甲减都会影响胎儿发育。

（5）宫颈液基细胞学检查（liquid based cytology，TCT）：对宫颈癌细胞进行检查。

（6）细菌性阴道病（bacterial vaginosis，BV）检查：检查是否有细菌性阴道炎，严重的话会影响受孕。

男性检查项目主要为精液常规，用于检查精子活力等。精子质量是决定男性生育水平的最重要因素之一，一旦出现少精、弱精、精子不液化、精子畸形率高、死精症等精子异常，成功受孕的几率就会受到影响，严重可造成男性不育。

2. 孕前 2～3 个月停止避孕 夫妻在备孕期间就不要再避孕了。如果以服用口服避孕药方法进行避孕，应在准备怀孕 2～3 个月前停止使用，经历一次正常的月经。如果在服用避孕药期间意外怀孕，应该向医生说明，以免避孕药对胚胎发育造成影响。

3. 孕前 3 个月服用叶酸 叶酸是胚胎神经系统发育的重要营养素，女性身体一旦缺乏，可能会导致无脑儿、脊柱裂、脑膨出等畸形儿出生。我国的饮食结构往往导致由食物摄入的叶酸含量不够，所以要适量补充叶酸。由于叶酸要在人体内 2 个月左右才能达到人体需要的水平，因此，女性应在计划怀孕前 3 个月开始摄入足量叶酸。建议备孕、怀孕期女性需要每日补充叶酸，从而效预防宝宝神经管缺陷。中国妇幼保健协会建议每日补充的叶酸安全范围在 0.4～0.8mg。目前也有部分医生建议吃爱乐维叶酸片，里面的多种维生素（尤其是维生素 B 族）和叶酸协同，可以预防多种先天畸形和出生缺陷；而且维生素 B_6 还可以平衡体内荷尔蒙，对缓解早孕期孕吐有好处。

（二）危险因素规避

1. 孕前 3～6 个月戒烟戒酒 香烟中的尼古丁以及酒中的乙醇，对精子和卵子都有损害作用。研究表明，父亲每日吸烟 10 支以上者，子女先天畸形率增加 2%；每天吸烟 30 支以上者，畸形精子的比例超过 20%，且吸烟时间越长，畸形精子越多。妻子经常吸烟，也会影响卵子的健康发育，甚至导致卵子的异常。

夫妇双方或一方经常饮酒,不仅影响精子或卵子的发育,造成精子或卵子的畸形,而且影响受精卵的顺利着床与胚胎发育。同时,酒精可以通过胎盘进入胎儿血液,造成胎儿宫内发育不良、中枢神经系统发育异常、智力低下等,称为酒精中毒综合征。因此,孕前3个月夫妻要停止吸烟和饮酒,让身体中的尼古丁和酒精浓度在血液中为零。

2. 孕前减少咖啡因摄入　咖啡、可可、茶叶、巧克力和可乐型饮料中均含有咖啡因。男子大量饮用咖啡因饮料,会杀伤精子,影响生殖能力,若受伤的精子与卵子结合,可能会导致胎儿畸形或先天不足。女性长期、大量饮用可能导致不孕症的风险增加。因此,准爸妈们最好远离咖啡、可乐、浓茶等咖啡因含量较高的饮料。

3. 孕前远离有害事物　如果男女双方的工作是密切接触电磁辐射、铅、汞、汽油、油漆、二硫化碳、有机磷农药或麻醉剂等,应暂离这些工作环境,或者做好防护措施。还要远离宠物,因为宠物如猫、狗等动物可能携带危害胎儿健康的病原体如弓形体等,可致胎儿多种畸形。

（三）生活习惯调整

1. 健康饮食　备孕期间饮食不需额外增加过多热量,但一定做到均衡合理。应遵循多样化、荤素搭配、粗细结合、易于消化、富于蛋白质和维生素、饥饱适度的原则。特别注意要每天摄入绿色蔬菜,绿色蔬菜中叶酸含量丰富,叶酸有助于胎儿中枢神经系统的发育,因此摄入足量的绿色蔬菜非常重要。

准妈妈应不挑食,不偏食,更不能节食。节食减肥的方法会减少能量和蛋白质的摄取,而这两种营养素是胎儿生长发育及新陈代谢不可缺少的物质,对胎儿体重产生很大影响。如果因节食而营养不良,将会在很大程度上增大新生儿成年后患心脏病和糖尿病以及其他疾病的危险。但也不能过度饮食孕前体重增加过多同样影响受孕。

同时,备孕期间要尽量减少或避免食用以下食品:

（1）辛辣食品:辛辣食物可以引起正常人的消化功能紊乱,如:胃部不适、消化不良、便秘,甚至发生痔疮。在怀孕前的3个月时间里,无论是准妈妈还是准爸爸都应该停止吃辛辣食物。

（2）高糖食品:备孕期间,尽量避免吃高糖的食物,以免引起糖代谢紊乱,甚至成为潜在的糖尿病患者。

（3）腌制食品:腌制食品中都含有大量的亚硝酸盐、苯丙芘等,对身体不利。

（4）罐头食品:罐头食品在生产过程中通常都会加入大量的添加剂,这些添加剂虽然对人体没有什么影响,但如果常食用会影响对营养的吸收。因此罐头食品同样是女性在备孕期间需要忌口的。

2. 适当锻炼　计划怀孕前，女方应先调整好身体，以便在怀孕期和哺乳期间一直都将身体保持在最佳状态以更好地应对怀孕、分娩时体力、精神的消耗。对女性来说，力量小，耐力相对差，但柔韧性及灵活性较强，因此宜选择健美操、游泳、慢跑、瑜伽、登山、跳舞等对体力要求较低的运动。运动要循序渐进，坚持不懈，每天用 15min，坚持 2 个月以上，逐渐增强体质。为了增强精子活力，男方的锻炼也同样重要。男性可选择健身、游泳、瑜伽、球类等运动。

3. 管理体重和血压　目前，高龄初产妇以及部分二胎孕妈妈年龄都超过 35 岁。35 岁以后许多女性都会开始发胖。肥胖不仅会降低女性的生育能力，还可能让女性在怀孕过程中患上糖尿病、高血压，危及孕妇及胎儿的安全。所以备孕期间一定将体重调整至正常的 BMI 范围，还要监测血压有无异常。

4. 睡眠及休息　调整作息时间是孕前生活习惯调整的重要内容之一。当机体处于极度疲劳的情况下，由于营养和免疫功能不良，会使精子和卵子的质量受到影响，同时也干扰了子宫的内环境而不利于受精卵着床和生长，导致胎萎、流产或影响胎儿脑神经发育。因此，不宜在疲劳状态下受孕。孕前应该调整作息，尽量不熬夜，保证每天 8h 睡眠时间。另外，一旦怀孕，胎儿会通过母体来区分白昼和黑夜，这样孕妇本身正常的作息就十分重要了。早睡早起的胎儿出生后，会比其他的小朋友更加活泼健康。所以从计划怀孕开始，准妈妈就要培养自己良好的作息习惯。

（四）用药安全

孕前因病或其他原因服药时要特别注意，因为一些药在体内停留和发生作用的时间较长，有时会对胎儿产生影响，尤其是抗生素或感冒药，都不宜长期使用。一般在医生开处方前就要说明自己的怀孕打算，同医生商量，了解是否会对胎儿产生不良影响。准备怀孕的夫妻们应该从怀孕前 3 个月就开始慎重使用药物。

有慢性疾病的人群如心脏病、高血压、肾炎、甲亢、免疫等疾病患者，应该在病情稳定或者是基本上痊愈一段时间以后，再准备怀孕，这样才不会在怀孕后加重病情，或是疾病给妊娠带来不良影响。另外，孕期的用药一定在医生的指导下进行调整，不可擅自加量、停药。

（五）口腔保健

对备孕的夫妻来说，口腔检查是必不可少的。对女性来说，口腔问题会导致受孕困难；若孕前口腔问题得不到有效的处理，会影响孕期的口腔健康，治疗起来也会因妊娠的影响而变得棘手。对男性来说，牙周病是男性不育症的原因之一。牙周病细菌及其毒素很容易进入血液，通过血液循环到达身体的其他部位（比如睾丸），从而损伤精子，造成不育症。此外，在怀孕过程中，

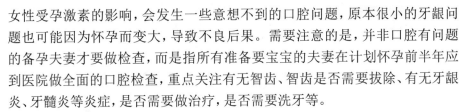

女性受孕激素的影响，会发生一些意想不到的口腔问题，原本很小的牙龈问题也可能因为怀孕而变大，导致不良后果。需要注意的是，并非口腔有问题的备孕夫妻才要做检查，而是指所有准备要宝宝的夫妻在计划怀孕前半年应到医院做全面的口腔检查，重点关注有无智齿、智齿是否需要拔除、有无牙龈炎、牙髓炎等炎症，是否需要做治疗，是否需要洗牙等。

（六）心理保健

备孕阶段的心理保健有助于促进优生优育。心理保健是指通过心理学的原理，促进夫妻适应围产期的生理、心理和社会角色的变化，加强夫妻沟通、家庭和谐和工作与生育的平衡等。

根据马斯洛需要层次理论，人的需要由生理的需要、安全的需要、归属与爱的需要、尊重的需要和自我实现的需要五个等级。因此，心理保健包含以下五个方面：

（1）生理的需要：在备孕期，通过适度运动、保证充足营养、聆听美好的音乐，在大自然中散步和呼吸，满足备孕期间的生理需要。

（2）安全的需要：在备孕期，开展对平衡工作和生育的指导，保障充足的经济支持和物质自给，满足安全的需要。

（3）归属与爱的需要：在备孕期心理保健工作中，开展对原生家庭的讨论，促进与父母关系的和解，对自主和独立的接纳认可，有利于应对围产期角色的转变。开展夫妻沟通的练习，或者借助团体治疗的模式，促进爱和需求的表达。开展团体治疗、雕塑模型，或者家庭会议，促进家庭关系的调整，促进围产期角色的转变和适应。也可以通过一些心理游戏来促进爱的理解和表达，比如"筷子游戏""探险之旅"等。"筷子游戏"是夫妻两人分别用示指按着筷子的一头，彼此之间不说话，通过筷子传递的力量和对方的身体语言等，理解对方的需求。"探险之旅"是夫妻中的一方闭着眼睛，由另一方带着他／她探索某个花园，体会照顾和被照顾过程中的信任。

（4）尊重的需要：在备孕期开展心理团体或个体咨询，强化自我价值感和自尊，减少自我评价和来自外界环境或者他人的评价。子宫生态也是自然和人类生态的一部分。尊重自然和人类有利于孩子自然地在子宫里生长和发育。

（5）自我实现的需要：生育本身是生命意义延伸。父母作为新生命的创始人，对于自然和人类都是一件伟大的事情。

另外，还需帮助备孕期女性掌握情绪管理的技巧，如掌握一些放松管理的办法，通过"饼干罐子"储存一些自己感兴趣的、愉快的经历和简单易行的行为，当心情不好时，可以在罐子里取出一个纸条，根据纸条的内容做一些缓解情绪的事情。

【健康教育形式】

备孕期间的健康教育的形式多样，包括孕前检查时与医护人员一对一的健康宣教、备孕知识小手册的发放，各种孕期 APP 软件上的备孕知识推送等。

1．个人宣教　对门诊就诊女性不同时期、不同健康问题和心理状态进行针对性的宣传教育。

2．文字或视频宣教　由医疗机构或社区卫生组织制作优生优育与备孕常识的宣教手册，发放给大家；或制作手机 APP 软件，包括文字和视频的备孕知识供备孕夫妇下载学习。

3．线上咨询指导　护士长组织病人对本科常见病及专科共性特点的内容宣教。

（薄海欣　段艳平）

第四章

孕期健康教育

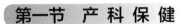

第一节 产科保健

一、产前检查

美国儿科协会及美国妇产学会已于 1997 年对产前检查做了如下定义：一个完整的产前检查包含协调、健康的医疗保健和社会心理支持，最理想的是从孕前开始，并贯穿于整个孕期。产前检查既要了解有关保护和促进母婴健康的预防保健学；也要了解防治孕产妇及胎婴儿疾病的临床产科学、新生儿学以及为预防和早期发现胎儿疾病而存在的胚胎学、遗传学等有关知识理论和技术；还要了解社会心理因素相关的保健及疾病的防治研究进展。通过规范的孕期保健和产前检查，能够及时防治妊娠期合并症和并发症，及时发现胎儿异常，评估孕妇及胎儿的安危，改善妊娠结局，保障母儿安全，从而改善出生质量。

（一）早孕期

【健康教育重要性】

多哈学说指出，如果生命早期（包括早期胚胎、胎儿和婴幼儿时期）经历不利因素，如营养不足或者不良环境影响等，将会增加其成年后罹患代谢类疾病、心血管疾病的发生概率。而早孕期是胚胎发育至关重要的时期，各种有害因素都可能对胎儿的生长发育造成决定性的影响。

【健康教育内容】

1. 确定妊娠　育龄妇女出现月经延迟，不规则阴道出血或者恶心、呕吐、乏力等类似早孕反应的症状都应考虑妊娠的可能性，可通过尿或血妊娠试验进行初步诊断。

2. 早期筛查高危孕妇专案管理　随着高龄孕妇的增加，高危孕妇数量也急剧增加。进行第一次产前检查时，应立即建立孕期保健手册。仔细询问月经情况，确定孕周，了解孕妇基本情况，包括年龄、身高、体重、血型等；孕产史，特别是异常妊娠及分娩史；妇产科疾病及相关手术史；高血压及糖尿病等家族史；既往疾病及手术史等，从而全面评估孕期高危因素，进行高危妊娠分级（附高危妊娠分级表）。对于不宜妊娠者，应及时告知并适时终止妊娠；评估为高危妊娠者应准确判断是否需要转诊。

3. **身体检查**　包括血压、身高、体重的测量及心肺听诊；常规妇科检查（孕前3个月未查者）；胎心听诊（妊娠12周左右）。

4. **妊娠早期辅助检查**

（1）必查项目：①血常规；②尿常规；③血型（ABO和Rh血型）；④肝功能；⑤肾功能；⑥空腹血糖水平；⑦HBsAg筛查；⑧梅毒血清抗体筛查；⑨HIV筛查；⑩地中海贫血筛查（广东、广西、海南、湖南、湖北、四川、重庆等地区）；⑪超声检查，在早孕期（妊娠6～8周）超声检查，以确定是否为宫内妊娠及孕周、胎儿是否存活、胎儿数目、子宫附件情况。

（2）备查项目：①丙型肝炎（HCV）筛查；②抗D滴度检测（Rh血型阴性者）；③75g口服葡萄糖耐量试验（oral glucose tolerance test，OGTT）（高危孕妇）；④甲状腺功能检测；⑤血清铁蛋白（血红蛋白<110g/L者）；⑥结核菌素（PPD）试验（高危孕妇）；⑦子宫颈细胞学检查（孕前12个月未检查者）；⑧子宫颈分泌物检测淋球菌和沙眼衣原体；⑨细菌性阴道病（BV）的检测（有相关症状或有早产史者）；⑩胎儿染色体非整倍体异常的孕早期（妊娠10～13周$^{+6}$）母体血清学筛查[妊娠相关血浆蛋白A（PAPP-A）和游离β-人绒毛膜促性腺激素（β-human chorionic gonadotropin，β-hCG）；⑪超声检查：妊娠11～13周$^{+6}$测量胎儿颈项透明层（nuchal translucency，NT）的厚度；核定孕周；双胎妊娠还需确定绒毛膜性质。高危者，可考虑绒毛活检或羊膜腔穿刺检查；⑫绒毛穿刺取样术（妊娠10～13周$^{+6}$，主要针对高危孕妇）；⑬心电图检查。

【**健康教育形式**】

早孕期检查是产前检查中至关重要的一环，起到"守门人"的作用，我国于2018年在《孕前和孕期保健指南》中指出，早孕期应至少进行一次产前检查，除了上述所列产前检查，健康教育者还应注重妊娠早期教育，可以通过多种多样的形式，如在孕妇学校中专门开设早孕期产前检查相关的课程，也可利用科普文章进行宣教，或通过一对一咨询来宣传早孕期产前检查的内容和重要性，同时监督并督促孕妇补充叶酸、摈弃不良生活方式、树立妊娠信心，通过合理饮食，保证睡眠，适宜运动，控制体重等，为健康孕期提供一个坚实的基础。

（二）**中孕期**

【**健康教育重要性**】

中孕期是指妊娠13～27^{+6}周，此阶段胎儿生长迅速。一般情况下中孕期妊娠比较平稳。孕中期胎儿不易发生结构畸形，发生流产的也较少，因此很多人会忽视中孕期的检查,实际上,中孕期是一个有着承上启下作用的关键时期。例如早孕期遇到的各种问题都需要等到中孕期进行产前诊断,妊娠晚期各种并发症的预防也需要从中孕期开始。同样的,如果发现胎儿存在某些问题,中孕期也是进行处理的良好时机,比如近几年大热的胎儿镜技术,各种镜下的检查、采样或者宫内治疗都一般选择在中孕期进行。中孕期的重点保健和检查内容有:

【健康教育内容】

1. 感知胎动出现时间　初产妇通常在孕 20 周,经产妇在孕 18 周左右感觉到胎动,但由于孕妇腹壁脂肪厚度及自我感觉能力有差异,所以首次感到胎动的时间也因人而异。初次感知胎动的时间也可用于粗略估算孕周。

2. 常规保健　①分析前次产前检查的记过;②询问是否存在阴道出血及饮食、运动情况;③身体检查,包括血压、体重,评估孕妇体重增长是否合理;宫底高度和腹围,评估胎儿体重增长是否合理;胎心率测定。其中宫底高度测量是评估胎儿生长情况较敏感的指标,从孕 20 周开始,宫底高度平均每周增加 1cm,如在中孕期即出现胎儿生长受限,应高度警惕胎儿存在畸形可能,需进一步评估和产前诊断。

3. 进行严重出生缺陷的筛查和诊断　引起严重出生缺陷的常见原因有染色体异常、宫内感染以及由其他原因引起的发育异常。中孕期应重点识别、筛查需要做产前诊断的孕妇,主要包括:① 35 岁以上的高龄孕妇;②产前筛查出来的胎儿染色体异常高风险的孕妇;③曾生育过染色体病患儿的孕妇;④产前 B 超检查怀疑胎儿可能有染色体异常的孕妇;⑤夫妇一方为染色体异常携带者;⑥医师认为有必要进行产前诊断的其他情形。

4. 高危孕妇的管理　对于高危孕妇,除常规检查外,需重视:①高龄孕妇首选侵入性产前诊断,应告知孕妇行侵入性产前诊断的必要性及存在 0.5%～1.0% 的流产、感染、羊水渗漏等风险。拒绝行侵入性产前诊断或有禁忌证的孕妇,可考虑行无创产前基因检测(non-invasive prenatal testing, NIPT),并告知孕妇此方法的局限性;②加强血压监测,随着孕妇年龄增加,妊娠期合并高血压疾病的发生风险增加,应着重注意孕妇的血压、自觉症状以及尿蛋白的情况;③对有高血压高危因素的孕妇,应提醒关注自觉症状和监测血压变化,出现异常情况及时就诊;④加强高危孕妇血糖监测与控制;需关注高危孕妇各个器官系统的表现特征及病史,包括心血管系统及呼吸系统疾病、消化系统疾病、泌尿系统、血液系统、内分泌系统疾病等,并结合孕妇既往病史情况综合判断,重新评估孕妇妊娠风险,根据妊娠风险评估等级在相应级别医院继续监测和治疗妊娠合并症及并发症,必要时及时转诊。

5. 中孕期辅助检查项目　中孕期产前检查不同孕周辅助检查项目不尽相同,侧重点也不同,推荐孕周分别为 14～19 周 $^{+6}$, 20～24 周, 25～28 周,根据前期产前检查结果以及孕妇高危因素,适当增加产前检查次数。

(1) 妊娠 14～19 周 $^{+6}$ 产前检查

1) 必查项:无。

2) 备查项

①无创产前基因检测(NIPT):NIPT 筛查的目标疾病为 3 种常见胎儿染色体非整倍体异常,即 21- 三体综合征、18- 三体综合征、13- 三体综合征。适宜孕周为 12～22 周 $^{+6}$。不适宜人群包括:孕周<12 周;夫妇一方有明确的染色体异常;1 年内接受过异体输血、移植手术、异体细胞治疗等;胎儿超声检查提示有结构异常须进行产前诊断;有基因遗传病家族史或提示胎儿罹患基因病高风险;孕期合并恶性肿瘤;医师认为有明显影响结果准确性的其他情形。NIPT 检测结果为阳性,应进行介入性产前诊断。NIPT 报告应当由产前诊断机构出具,并由副高以上职称并具备产前诊断资质的临床医师签署。

②胎儿染色体非整倍体异常的中孕期母体血清学筛查:妊娠 15～20 周,最佳检测孕周为 16～18 周。

③针对高危人群羊膜腔穿刺术检查胎儿染色体核型:妊娠 16～22 周。

(2) 妊娠 20～24 周产前检查

1) 必查项:①胎儿系统超声筛查(妊娠 20～24 周),筛查胎儿的严重畸形;②血常规;③尿常规。

2) 备查项:经阴道超声测量子宫颈长度,进行早产的预测。

(3) 妊娠 25～28 周产前检查

1) 必查项:①GDM 筛查,直接行 75g OGTT,其正常上限为:空腹血糖水平为 5.1mmol/L, 1h 血糖水平为 10.0mmol/L, 2h 血糖水平为 8.5mmol/L。孕妇具有 GDM 高危因素或者医疗资源缺乏的地区,建议妊娠 24～28 周首先检测空腹血糖水平;②血常规、尿常规。

2) 备查项:①D 滴度检测(Rh 血型阴性者);②子宫颈分泌物检测胎儿纤连蛋白(fetal fibronectin, fFN)水平(子宫颈长度为 20～30mm 者)。

【健康教育形式】

中孕期是比较稳定的一段时间,相对于早孕期和晚孕期,中孕期也是孕妇较为舒适的一段时间,孕妇感知胎动,第一次与肚子里的小生命有了互动,第一次有了做孕妈妈的惊喜。这个时期也是胎儿神经系统和各大感官迅速发育的时期,胎儿大脑皮质开始出现皱褶,有了原始记忆痕迹。这个时期健康教育者通过开展孕妇学校或在线课堂,可让孕妇对这一时期的产前检查内容有更为深入的了解,因本阶段检查项目和类型较多,故可通过更加生动的形式(如宣传彩页、动画等)向孕妇宣传不同项目的适应证以及检查目的,这个时期可通过合理饮食、补钙、预防贫血、适量运动等,为顺利分娩打下基础。

(三)晚孕期

【健康教育重要性】

晚孕期是指妊娠28周以后直到分娩的一段时期。这个阶段胎儿生长发育最快,例如在孕28周时胎儿体重约为1 000g,但到妊娠40周的时候体重一般在3 000g以上,平均每4周生长约700g,身长平均增长5cm,故此阶段需要大量能量和各种营养物质,如铁、钙、维生素等来保障母儿健康。同时在晚孕期由于孕妇体循环血量达到高峰,胎儿及其附属物迅速增长,使得孕妇的生理负担达到顶点,这些对孕妇的身体是一个极大的考验,各种妊娠期并发症易在这个阶段集中暴发,因此晚孕期除了监测胎儿生长发育之外,还需额外关注孕妇各种不适感以及产前检查各种指标的监测。由于即将面临分娩,多数孕妇会表现出紧张、恐惧和焦虑,加之忧虑产后工作安排、母乳喂养以及新生儿照顾等,常常会导致产后抑郁,为预防这种情况的发生,从这个阶段起,应注重对孕妇及其家属的心理建设,做好相应的物质准备以及心理准备。

除了疾病预防之外,应提前考虑分娩方式,在没有绝对的剖宫产指征的前提下,应鼓励阴道分娩,告知阴道分娩相关流程以及可能出现的不适症状的应对,及时评估阴道试产条件,并充分建立成功阴道分娩的信心。晚孕期产前检查特殊项目并不多,但是应更加细致,凸显人文关怀。

【健康教育内容】

1. 晚孕期指导

(1)监测胎动:数胎动是最简单经济的进行胎儿宫内状况监测的方式。一般孕妇在16~20周开始自觉胎动,随着孕龄增加,胎动逐渐变强,胎动次数也逐渐增多,29~38周胎动次数达到高峰。健康胎儿有醒睡周期,一般为20min,也可长达40min;另外,胎动一般早晨较少,中午以后逐渐增多,晚上最为活跃。

胎动计数的方法:28周以后应会自数胎动,连续运动完后计算1次,间隔再动又算1次,只要感到胎动就算一次胎动。每天早、中、晚各选1h进行胎动计数,3h胎动数相加乘以4即为12h胎动次数。如果>30次/12h为正常,<10次/12h或者<3次/h为异常。

(2)先兆临产:在临产之前,一般会经历先兆临产(假临产)的阶段,应教授孕妇识别方法。先兆临产主要特点有:①不规律宫缩,一般这种宫缩间歇时间长且不规律,持续时间短,宫缩强度不逐渐增强,常常在夜间出现,不伴有宫颈管的缩短和宫口扩张，给予镇静药物可以抑制；②见红，这是因为分娩发动前 24～48h 内，宫颈内口附近的胎膜与该处的子宫壁分离，造成毛细血管的破裂而少量出血，血液与宫颈管内的黏液相混合呈淡血性黏液排出，称为见红，是分娩即将开始比较可靠的征象。但是如果阴道流血增多，与平时月经量类似甚至超过月经量，需警惕病理性产前出血，如前置胎盘或者胎盘早剥；③胎儿下降感，由于胎先露部下降、入盆衔接使宫底部降低，多数孕妇感到上腹部较前舒适，食欲增加。

（3）母乳喂养准备：母乳是新生儿的最佳食品！要想取得母乳喂养的成功，孕期必须做好充分的准备。一般来说，孕期越早决定母乳喂养，产后越有可能进行母乳喂养，并且母乳喂养持续时间越长。

孕期进行母乳喂养准备需要注意：①心理准备，通过宣传教育，孕妇课堂，单独指导等方式宣传母乳喂养知识以及益处，提前做好心理建设；②家庭支持，家人、朋友包括医务工作者的支持和鼓励可以直接或者间接的影响孕妇母乳喂养的决定，而母乳喂养期间的家庭支持可以决定母乳喂养持续时间的长短；③乳房准备，检查乳头是否存在凹陷，异常者及时矫正；④营养准备。

2. 常规产检　①询问胎动、宫缩 / 腹部发紧 / 腹痛、阴道出血、皮肤瘙痒、饮食、运动等情况；②身体检查，包括血压；体重，评估孕妇体重增长速度是否合理；宫底高度和腹围，初步评估胎儿体重增长是否合理；胎心听诊。

3. 高危孕妇管理　进入晚孕期，孕妇各器官功能负荷逐渐接近最高值，极易发生各种妊娠并发症和合并症，尤其孕前或者怀孕早期和中期已经有妊娠并发症的孕妇更应该严格评估妊娠风险和胎儿宫内情况，评估妊娠风险，并根据妊娠风险分级，在相应医疗机构治疗妊娠合并症和并发症，适时终止妊娠。高龄孕妇并不是剖宫产指征，应仔细评估孕妇妊娠风险，个性化提供终止妊娠方案。

4. 晚孕期辅助检查项目

（1）妊娠 29～32 周产前检查

1）必查项：①血常规、尿常规；②超声检查：胎儿生长发育情况、羊水量、胎位、胎盘位置等。

2）备查项：无。

（2）妊娠 33～36 周产前检查

1）必查项：尿常规

2）备查项：①妊娠 35～37 周 B 族链球菌筛查，具有高危因素的孕妇（如合并糖尿病、前次妊娠出生的新生儿有 B 族链球菌感染等），取直肠和阴道下 1/3 分泌物培养；②妊娠 32～34 周肝功能、血清胆汁酸检测（妊娠期肝内胆汁淤积症高发病率地区的孕妇);③妊娠 32～34 周后可开始电子胎心监护;④心电图复查(高危孕妇)。

(3)妊娠 37～41 周产前检查

1)必查项:①超声检查(评估胎儿大小、羊水量、胎盘成熟度、胎位,有条件可检测脐动脉收缩期峰值和舒张末期流速之比等);②无应激试验(每周 1 次)。

2)备查项:子宫颈检查及 Bishop 评分。

【健康教育形式】

晚孕期是胎儿生长发育最快的时期,也是孕妇体重增加最明显的时期。健康教育者应专门开设晚孕期相关课程,应加强晚孕期营养和生活方式的干预、加强孕妇自我监护、进行分娩和产褥期相关知识、母乳喂养、新生儿疾病筛查以及预防接种相关知识的宣教。定期产检,监测胎儿生长发育的各项指标,防治妊娠期并发症,及早发现并及时纠正胎儿宫内缺氧,做好分娩前的心理准备,选择对母儿合适的分娩方式。因此该阶段除产前检查外,更多是建立分娩信心以及产后相关心理指导,故可行分娩和产后各种场景的模拟,使孕妇及家人参与其中,提前做好应对措施,也可通过视频和动画宣讲各种正确理念。晚孕期检查及保健事务琐细,需细致考虑,事关母儿安全,需谨慎待之。

二、不适应对

(一)早孕期

1. 妊娠剧吐

【健康教育重要性】

妊娠早期约有一半的孕妇会出现恶心呕吐,一般从怀孕 4 周开始,怀孕 9 周时最严重,有 60% 的孕妇怀孕 12 周后自行缓解,91% 的孕妇怀孕 20 周后缓解,但是大约有 10% 的孕妇在整个妊娠期持续恶心呕吐。而妊娠剧吐是妊娠呕吐的最严重阶段,妊娠剧吐是指妊娠早期孕妇出现严重持续的恶心、呕吐并引起脱水、酮症甚至酸中毒,需要住院治疗。在有妊娠早期恶心呕吐等症状的孕妇中,有 0.3%～1% 发展成为妊娠剧吐。

【健康教育内容】

(1)原因:妊娠剧吐的原因尚不明确,目前有多种理论,包括激素刺激(人绒毛膜促性腺激素和雌激素)、进化适应和心理倾向等。几乎所有因怀孕导致的妊娠剧吐都是在妊娠 9 周前出现症状,所以当孕妇 9 周后首次出现恶心呕吐,需认真询问病史,排除其他疾病,如胃肠道感染(伴腹泻)、胆囊炎、胆道蛔虫、胰腺炎(伴腹痛,血浆淀粉酶水平升高达正常值 5～10 倍)、尿路感染(伴排尿困难或腰部疼痛)、病毒性肝炎(肝炎病毒学阳性,转氨酶水平升高达

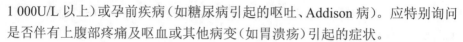

1 000U/L 以上）或孕前疾病（如糖尿病引起的呕吐、Addison 病）。应特别询问是否伴有上腹部疼痛及呕血或其他病变（如胃溃疡）引起的症状。

（2）临床表现

1）症状：妊娠剧吐的典型表现是孕 6 周左右出现恶心、呕吐并随妊娠进展逐渐加重，后发展成为持续恶心、频繁呕吐，不能进食，自觉全身乏力，极为严重者出现嗜睡、意识模糊、谵妄甚至昏迷、死亡。

2）体征：孕妇体重下降超过发病前的 5%，出现明显消瘦、极度疲乏、口唇干裂、皮肤干燥、眼球凹陷及尿量减少等症状。

3）辅助检查表现：常表现为尿酮体阳性，血液浓缩，转氨酶升高，电解质紊乱等。血浆淀粉酶和脂肪酶水平升高可达正常值 5 倍；若肾功能不全则出现尿素氮、肌酐水平升高。

（3）治疗

1）非药物治疗：饮食上建议少食多餐，避免经常饱腹感；避免辛辣或者高脂肪食物；晨吐出现前，食用清淡或干燥的食物，如高蛋白小吃。注意休息，避免感官刺激，如气味、热度、湿度、噪声和可能引起症状的闪烁灯光。使用生姜可以改善恶心症状，但是不能减少呕吐。在内关穴（位于两个肌腱之间的手腕内侧的腕关节下方三指宽）进行针压或者电神经刺激对于缓解妊娠期恶心、呕吐有一定益处。

2）药物治疗：由于妊娠剧吐发生在妊娠早期，正值胎儿最易致畸的敏感时期，因而止吐药物的安全性备受关注。①维生素 B_6 或维生素 B_6- 多西拉敏复合制剂：研究证实，早孕期妊娠剧吐应用安全、有效，于 2013 年通过美国食品与药品监督管理局（Food and drug administration，FDA）认证，推荐作为一线用药，但我国尚无多西拉敏。②甲氧氯普胺（其他名称：胃复安）：大样本量研究显示，早孕期应用甲氧氯普胺并未增加新生儿出生缺陷、低出生体重、早产、围产儿死亡等的发生风险。③昂丹司琼（其他名称：恩丹西酮）：为 5- 羟色胺 3 型受体拮抗剂，迄今最大样本量（60 余万例）的单胎妊娠、早孕期孕妇应用昂丹司琼的安全性研究显示，该药未增加自然流产、胎死宫内、新生儿出生缺陷、早产、新生儿低出生体重及小于胎龄儿的发生风险，但也有报道与胎儿唇裂有关。最近美国妇产科医师协会（American congress of obstetricians and gynecologists，ACOG）认为尽管缺乏足够证据证实昂丹司琼对胎儿的安全性，但其绝对风险是很低的，应权衡利弊使用。另外，昂丹司琼有增加患者心脏 QT 间期延长从而引发尖端扭转型室性心动过速的潜在风险，故 FDA 建议单次使用量不应超过 16mg，有 QT 间期延长、心功能衰竭、低钾血症、低镁血症个人及家族史的患者在使用昂丹司琼时，应监测电解质及心电图。④异丙嗪：

1 项随机对照双盲研究结果显示，异丙嗪的止吐疗效与甲氧氯普胺基本相似，但甲氧氯普胺的副反应发生率却低于异丙嗪。此外，有文献还报道，孕早期应用异丙嗪止吐虽然未增加出生缺陷率，但在妊娠晚期持续使用可致新生儿发生戒断效应和锥体外系反应。⑤糖皮质激素：研究报道，甲泼尼龙可缓解妊娠剧吐的症状，但鉴于早孕期应用与胎儿唇裂相关，ACOG 建议应避免在孕 10 周前作为一线用药，且仅作为顽固性妊娠剧吐患者的最后止吐方案。

持续性呕吐伴 / 并发酮症的妊娠剧吐孕妇需要住院治疗，措施包括静脉补液、补充多种维生素、纠正脱水及电解质紊乱、合理使用止吐药物、防治并发症等。家属要帮助孕妇创造安静、适宜休息的环境，提供适宜的饮食。大量数据证明妊娠剧吐与先天畸形无关，同时与围产儿和新生儿死亡率也无关，孕妇、家属和医务工作者需共同帮助孕妇消除对于妊娠和目前不适感的恐惧，此外，精神支持和鼓励非常重要，能起到药物所达不到的作用。

【健康教育形式】

妊娠呕吐是早孕期常见的症状之一，但是严重呕吐不仅影响孕妇生活质量，也对母儿安全造成极大影响。故健康教育者需通过孕妇课堂专门开设妊娠剧吐相关课程，课程中着重介绍相关非药物治疗方式以及自我识别剧吐严重程度的方法，从而及时就医，另外，需要从心理上给予孕妇鼓励，使用多种多样的形式（动画、科普文章等）告知孕妇及家属妊娠剧吐对于胎儿无特别影响，通过孕妇之间相互交流以及加强家庭支持可达到意想不到的效果，帮助孕妇顺利度过这段时间。

2. 妊娠早期阴道流血

【健康教育重要性】

妊娠早期阴道流血原因多种多样，可能原因有自然流产、异位妊娠、葡萄胎等。不同原因处理方式不一样，对于女性生殖功能的影响也不尽相同。

【健康教育内容】

（1）自然流产：妊娠不足 28 周，胎儿体重不足 1 000g 而妊娠终止的，称为流产（abortion or miscarriage）。妊娠 12 周以前流产的，称早期流产；而妊娠超过 12 周的，称为晚期流产。流产分为自然流产（spontaneous abortion）和人工流产（artificial abortion）。本节主要讨论自然流产。自然流产发生率占全部妊娠的 15% 左右，多数为早期流产，是育龄期妇女的常见疾病，严重影响了妇女的生殖健康。

1）病因：导致自然流产的病因很多，大致分可以分为胚胎因素和母体因素。早期流产常见的原因有胚胎染色体异常，包括数量异常和结构异常，是自然流产最常见的原因；母体内分泌异常：黄体功能不全、高泌乳素血症、多囊卵巢综合征、甲状腺功能减退、糖尿病血糖控制不佳等；生殖器官畸形：子宫畸形、子宫肌瘤、子宫腺肌病、宫腔粘连等；生殖道感染；血栓形成倾向；免疫功能异常：自身免疫功能异常和同种免疫功能异常。晚期流产主要由宫颈功能不全等原因导致。

2）临床表现：主要是停经后的阴道流血和腹痛。根据自然流产发展的不同阶段，分为：先兆流产；难免流产；不全流产；完全流产。另外还有稽留流产、复发性流产和流产合并感染三种特殊类型。

3）诊断：诊断流产一般并不困难，根据病史及临床表现，结合辅助检查多能确诊。

4）处理：根据病史、临床表现，结合辅助检查一般可诊断自然流产。一旦发生先兆流产，应及时就诊，卧床休息，严禁性生活，保持情绪稳定。及时行B超检查，如果胚胎是正常的（孕囊完整、可见胎芽、可闻及胎心搏动等），症状消除后可继续妊娠。如有明确病因，可针对病因进行相应治疗。如发生难免流产，应该将排出组织物带到医院请医师观察，明确是否流产完全，有无感染，必要时清宫，避免因自行处理不当造成阴道大量出血、休克甚至危及生命。为了弄清自然流产的原因，除了要做流产组织物病理检查外，如有条件还应该做流产组织物染色体检查。自然流产标本检查及诊断有利于对患者进行咨询及保健指导，从而改善下次妊娠的妊娠结局。

（2）异位妊娠：受精卵在子宫体腔以外部位着床称为异位妊娠（ectopic pregnancy），习惯称宫外孕（extra-uterine pregnancy）。根据受精卵种植部位的不同，异位妊娠分为输卵管妊娠、宫颈妊娠、卵巢妊娠、腹腔妊娠、阔韧带妊娠等，其中以输卵管妊娠最为常见，占90%～95%。异位妊娠是妇产科最常见的急腹症之一，发生率约为2%，是早期妊娠阶段引起孕妇死亡最常见的原因。

1）病因：①阻碍向子宫腔运送受精卵的疾病，如盆腔炎，输卵管手术后，先天性的输卵管疾患等；②容易使胚胎过早着床的疾病，这种情况一般是过高的雌激素或者孕激素暴露，比如紧急避孕药，其他激素类避孕药或者接受不孕症治疗的妇女，都有增加异位妊娠的风险。

2）临床表现及诊断：异位妊娠典型三联症是停经、腹痛及不规则阴道流血。典型的异位妊娠容易诊断，但是不典型的异位妊娠，需要结合B超、β-hCG、后穹隆穿刺、诊断性刮宫或者腹腔镜检查来帮助诊断。

3）治疗：异位妊娠的治疗需要根据疾病的轻重缓急，采取相应措施。①期待治疗：对于病情稳定的输卵管妊娠，无明显症状或症状比较轻微；B超检查包块小于3cm，无胎心搏动；无腹腔内出血或者内出血少于100ml；β-hCG小于1 000IU/L且呈下降趋势的患者可以采取期待治疗的方式，尤其对于不明部位异位妊娠的治疗有重要的意义,避免了异位妊娠的"过度治疗"问题,排除了药物治疗以及手术操作对盆腹腔正常组织结构的干扰;②药物治疗:前列腺素、米非司酮、氯化钾、高渗葡萄糖以及中药天花粉都曾经用于异位妊娠的治疗,但是得到广泛认可和普遍应用的还是甲氨蝶呤(methotrexate,MTX),MTX为叶酸拮抗剂,抑制四氢叶酸形成而干扰DNA合成,使滋养细胞分裂受阻,胚胎发育停止而死亡,是治疗早期输卵管妊娠安全可靠的方法;③手术治疗:对于特殊类型的异位妊娠,如卵巢妊娠,腹腔妊娠等,一旦诊断,首选手术治疗,而对于输卵管妊娠生命体征不稳定或者有腹腔内出血;异位妊娠有进展(β-hCG>3 000IU/L或者持续升高、有胎心搏动、附件区大包块等);随诊不可靠;药物治疗禁忌证或者无效;持续性异位妊娠等情况下,需考虑手术治疗。输卵管妊娠手术方式包括保守性手术和根治性手术,具体手术方式取决于有无生育要求、输卵管妊娠部位、包块大小、内出血程度及输卵管损害程度、对侧输卵管状况、术者技术水平及手术措施等综合因素。

4)随诊:药物治疗后需要监测β-hCG水平是否平稳下降,每周一次直至连续三次转阴,症状缓解或消失,包块缩小。手术治疗后需要每周检测β-hCG水平直到转阴。这种随访对于保守性手术的患者尤为重要。一般术后2~3周β-hCG水平可恢复正常,但部分可延长至6周。

(3)葡萄胎:葡萄胎因妊娠后胎盘绒毛滋养细胞增生、间质水肿,而形成大小不一的水泡,水泡间以蒂相连成串,形如葡萄而命名,也称水泡状胎块(hydatidiform mole,HM)。葡萄胎可分为完全性葡萄胎(complete hydatidiform mole,CHM)和部分性葡萄胎(partial hydatidiform mole,PHM)两类,其中大多数为完全性葡萄胎。

1)病因:葡萄胎的确切病因,尚未完全清楚。

2)临床表现

①完全性葡萄胎:停经后阴道流血,这是完全性葡萄胎最典型的症状;子宫异常变大、变软,并伴有血清β-hCG水平异常升高;腹痛,主要因葡萄胎增长迅速和子宫过度扩张所致,表现为阵发性下腹痛,但是如果发生卵巢黄素化囊肿扭转或者破裂,可出现急剧腹痛;妊娠呕吐,多发生于子宫异常增大和HCG水平异常升高的患者,出现时间一般较正常妊娠早,症状严重,且持续时间长;妊娠期高血压疾病征象,妊娠24周之前可能出现血压增高、水肿和蛋白尿,容易发展成为子痫前期;卵巢黄素化囊肿,由于大量HCG刺激卵巢卵泡内膜细胞发生黄素化而形成囊肿,称卵巢黄素化囊肿(theca lutein ovarian cyst)。黄素化囊肿大小不一,最大的可在直径20cm以上。黄素化囊肿常在葡萄胎清除后2~4个月自行消退;甲状腺功能亢进征象。

②不完全性葡萄胎：可有完全性葡萄胎的大部分症状，但是一般程度比较轻。有时部分性葡萄胎在临床上表现为不全流产或者过期流产，仅在对流产组织进行病理检查时才发现。

3）诊断：凡有停经后不规则阴道流血、腹痛、妊娠呕吐严重且出现时间较早，体格检查时有子宫大于停经月份、变软，子宫孕 5 个月大小时尚不能触及胎体，不能听到胎心，无胎动时，就应该怀疑葡萄胎的可能性，结合 β-hCG 和 B 超来明确诊断。

4）治疗：葡萄胎一旦确诊，应及时清宫。清宫前应仔细全身检查，明确是否存在休克、子痫前期、甲状腺功能亢进、水电解质紊乱及贫血等。一般选用吸宫术，手术时间短、出血少、不易发生子宫穿孔，较为安全。手术应该在输液、备血准备下，充分扩张宫颈管，选用大号吸管进行。子宫小于妊娠 12 周一般可以一次刮净，子宫大于妊娠 12 周或术中感到一次刮净有困难时，可一周后第二次刮宫。

5）随访：葡萄胎患者清宫后必须定期随访，以便尽早发现滋养细胞肿瘤并及时处理。

随访内容包括：①定期 β-hCG 测定，葡萄胎清宫后每周一次，直至连续 3 次阴性，以后每个月一次，共 6 个月，然后再每 2 个月一次，共 6 个月，自第一次阴性后共计一年；②询问病史，包括月经情况，有无阴道流血、咳嗽、咯血等症状；③妇科检查，必要时可选择超声、X 线胸片或者 CT 检查。随访期间应严格避孕，避孕方法可用避孕套或者短效避孕药。

【健康教育形式】

早孕期阴道流血原因多种多样，孕妇本身难以区分是否是疾病原因导致，并且不同情况对于女性生殖功能有不同影响，故健康教育者应通过系列课程加强女性自我识别能力，怀孕之后及时进行早期检查，如发生阴道流血及时就诊。可通过一对一或者群体咨询的方式解决类似情况下孕妇的问题，告知注意事项，保护生殖能力。

（二）中孕期

1. 妊娠中期阴道流血

【健康教育重要性】

中孕期出血并不常见，一旦发生，需结合既往病史和前期检查结果综合判断，最常见的原因有晚期流产，其中最主要的原因是宫颈功能不全、胎盘前置状态、胎盘早剥等，这些原因可能导致不良妊娠结局。

【健康教育内容】

（1）宫颈功能不全（cervical incompetence，CIC）：宫颈功能不全系宫颈解剖结构或功能异常，导致在足月妊娠前出现进行性、无痛性宫颈缩短、扩张、展平及漏斗状宫颈，妊娠中晚期无法维持妊娠，发生率为 0.1%～1.0%，是发生晚期流产的主要原因。

1）病因：宫颈功能不全的病因尚不完全明确，目前认为可能源自宫颈峡部括约肌结构缺陷或功能障碍，致使其无法维持妊娠至足月。

2）临床表现及诊断：宫颈功能不全典型表现为妊娠中晚期无痛性、进行性宫颈管扩张，伴或不伴胎膜早破、羊膜囊外凸出宫颈口，最终导致中期妊娠流产及早产。

诊断宫颈功能不全首先要依据一次或者多次的中期流产病史。经阴道 B超是目前公认的最主要的诊断方法，宫颈功能不全早期可以看到宫颈内口的缩短或者呈漏斗状。妊娠 24 周前宫颈长度<25mm 时，有发生宫颈功能不全的风险。

3）治疗

①手术治疗：宫颈环扎术是目前治疗宫颈功能不全的唯一有效术式。其为弱化的宫颈结构提供了一定程度的机械承载支持，同时保持了宫颈长度及保留了宫颈黏液栓，对于维持妊娠具有重要意义。但是出血、宫缩或者胎膜早破是手术禁忌证。预防性环扎术可经阴道或经腹施行，McDonald 和 Shirodkar 术式是经阴道环扎的两种主要术式，通常于妊娠 12～14 周进行；紧急环扎通常于孕期发生宫颈扩张后作为治疗手段实施，手术指征包括体征或超声提示宫颈管扩张>1～2cm，且无明显宫缩，伴或不伴羊膜囊外凸出宫颈外口，除外绒毛膜羊膜炎的临床征象。

②保守治疗：主要包括期待治疗、孕激素和子宫托治疗，效果尚不明确。当病史提示可能有宫颈功能不全、但尚不具备行预防性环扎手术指征的患者，可考虑超声监测宫颈长度为主的保守观察治疗。治疗原则如下：建议适当卧床休息或减少体力活动，尤其对于重体力劳动者、久站者或经常负重者；自妊娠 16 周起，或从既往最早流产孕周至少 2 周前开始，每 1～2 周行连续经阴道超声检查；强烈建议患者戒烟；妊娠超过 23 周后，若患者出现早产迹象或早产风险增加时，可考虑预防性应用皮质醇激素。而孕激素和子宫托因为在晚期流产改善作用和宫颈功能不全治疗上循证医学证据尚不充分，目前不作为常规推荐治疗。

（2）胎盘前置状态（placenta previa）

1）原因：在妊娠早期和中期，不足 18 周时，由于胎盘位置不固定，随着妊娠子宫增大子宫下段增长，仅诊断为胎盘前置状态。妊娠中期时，胎盘占子宫壁面积的一半，因此，胎盘贴近或者覆盖宫颈内口的机会比较多。但在妊娠晚期时，胎盘面积仅仅占子宫壁面积的 1/4～1/3，中央性前置胎盘可能变为低置或者部分性前置胎盘。

2）影响：前置胎盘是妊娠期的严重并发症之一。妊娠中期，胎儿生长速度快，羊水量相对比较多，子宫下段延伸，而附着于子宫颈内口处的胎盘不能相应伸展，导致前置部分的胎盘附着处剥离，引起出血。出血量少对母儿影响不大，如出血量大，孕妇可能出现休克症状，威胁母儿生命安全。但在妊娠晚期低置或者部分性前置胎盘可能变成正常位置的胎盘或者低置胎盘，有接近 80% 的"胎盘前置状态"会变成正常。

3）治疗：妊娠中期胎盘前置状态的治疗主要是期待疗法，在孕妇安全的前提下，继续延长孕周。孕妇应保持良好情绪，禁止性生活、阴道检查、肛门检查、灌肠及任何刺激，辅以止血、纠正贫血、抗感染以及抑制宫缩的治疗。

（3）胎盘早剥（placental abruption）：是指妊娠 20 周以后正常位置的胎盘在胎儿娩出前，部分或者全部从子宫壁剥离（图 4-1-1），是妊娠中晚期严重的并发症之一，由于其起病急、发展快，处理不当可能威胁母儿生命。

1）病因：发病机制尚不完全清楚，但是有以下情况可能增加胎盘早剥发生率：孕妇血管病变，胎盘早剥多发生于子痫前期、子痫、高血压及慢性肾脏疾病的孕妇；机械因素，腹部外伤或者直接被撞击、性交、外倒转术等都可诱发胎盘早剥；宫腔内压力骤减，羊水过多人工破膜时羊水流出过快或者

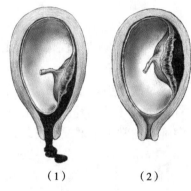

（1） （2）
图 4-1-1 胎盘早剥
（1）显性剥离；（2）隐性剥离。

双胎妊娠分娩时第一胎儿娩出过快都可能导致胎盘早剥；此外高龄孕妇、吸烟、吸毒、绒毛膜羊膜炎等也容易导致胎盘早剥。

2）临床表现和诊断：典型临床表现是阴道流血、腹痛，可伴有子宫张力增高和子宫压痛，尤以胎盘剥离处最明显。阴道流血特征为陈旧不凝血，但出血量与疼痛程度、胎盘剥离程度不一定符合，尤其是后壁胎盘的隐形剥离。依据病史、症状、体征，结合实验室检查和超声检查不难做出临床诊断。

3）治疗：应快速了解胎儿宫内情况、胎儿是否存活，在纠正休克的基础上，及时终止妊娠，娩出胎儿控制疾病进展。

4）预防：对于高危孕妇，必须加强孕期管理，及时控制合并症和并发症（如妊娠期高血压等疾病），防止外伤、避免性生活，对高危孕妇不主张外倒转术，人工破膜应该在宫缩间歇期进行。

【健康教育形式】

中孕期阴道流血并不多见，多数可以预防，健康教育者应通过系统课程教授孕妇及时识别不适，及时就医，同时通过形式多样的方式（宣传彩页、动画等）宣传不同出血原因，缓解孕妇紧张情绪，提高自我识别意识。

2. 胃灼烧感

【健康教育重要性】

许多孕妇怀孕尤其是中孕期以后出现胸骨后或喉部的灼烧感或者不适感，严重者影响孕妇生活质量。

【健康教育内容】

（1）原因：孕期胃灼烧感可能是由于胃酸反流至喉部、口腔，导致口腔有酸苦的感觉。有调查显示，有30%～70%的孕妇都会有这种症状，具体病理机制尚不明确，可能是由于孕激素水平增高，使食管下段控制胃酸反流的肌肉松弛，使得胃酸反流到食管里引起的。另外，随着胎儿逐渐长大、子宫增大，对胃的压迫越来越明显，这也会使胃液很容易反流到食管下段，刺激损伤黏膜，引起灼热感。随着孕周的增加，胃灼烧感的发生率也逐渐增加。

（2）预防与缓解：避免暴饮暴食；少食多餐，减少胃肠负担；减少辛辣或者油腻食品摄入；避免食用含咖啡因等刺激胃酸分泌的食物；饭后1h内避免平卧，防止反流；饭后2h内不要运动。对于改善饮食习惯无效，症状特别明显的孕妇，可适量使用抗酸药物来缓解症状：H_2受体拮抗剂可减少胃酸分泌，有效缓解胃灼烧感，并且孕期使用较为安全。

【健康教育形式】

孕期胃灼烧感没有特效的治疗方法，健康教育者应通过孕妇学校或者线上课程进行症状学描述向孕妇宣传孕期胃灼烧感的原因，以及改善生活习惯和饮食习惯的治疗方法，改善焦虑情况。

3. 便秘

【健康教育重要性】

孕期便秘也是孕期最常见的不适之一，严重影响孕妇的生活质量，并且可能引起流产、早产甚至胎盘早剥等严重不良后果，需引起重视。

【健康教育内容】

（1）病因

1）激素作用：孕激素和生长抑素分泌增多、胃动素分泌减少导致结肠传输时间延长。

2）机械性因素：子宫增大致肠道运动障碍；膈肌、腹肌运动受限导致排便缺乏动力等。

3）结肠水分吸收增加：肾素 - 血管紧张素 - 醛固酮分泌增加，肠道蠕动减慢，均导致结肠水分吸收、大便秘结。

4）药物因素：解痉药硫酸镁以及铁剂的应用等；补钙是应长期坚持的，大多数人每天补充 600mg 左右的钙剂，并不会引起便秘，相反的，钙对人体内腺激素的分泌有调节作用，参与维持消化、循环等系统器官的正常生理功能。过量补钙之所以会引起便秘，是因为钙在进入肠道后，遇上碱性环境，容易形成难以吸收的钙盐，抑制肠蠕动，造成顽固性便秘。要想避免这一点，除了不要"过量补钙"外，应同时补充适量的维生素 D，帮助钙更好地吸收。

5）饮食、活动因素：膳食纤维摄入不足，活动量减少，均不利于结肠蠕动。激素水平变化是妊娠期便秘最主要的原因。

（2）治疗：孕期便秘的治疗原则是个体化的综合治疗，包括推荐合理的膳食结构，建立正确的排便习惯，调整孕妇的精神心理状态，应充分考虑孕期使用通便药物的安全性。

若短期出现便秘症状且通过调整生活方式无效时，可酌情给予通便药以减少便秘发生，避免诱发早产、肠梗阻以及其他肛肠疾病等。选用通便药时应考虑循证医学证据、安全性、药物依赖性以及效价比。由于妊娠的特殊性，通便药在孕妇中的选择应以保证胎儿的安全为先。理想的通便药应满足疗效好、不被吸收入血（无致畸作用）以及耐受性好等特点。孕妇常用通便药物有：

1）容积性泻药：如小麦纤维素颗粒，服用时需补充足够液体，起效慢，适用于轻度便秘患者。

2）渗透性泻药：双糖渗透性泻药乳果糖口服液是目前我国应用于治疗孕产期便秘常用的通便药，被 FDA 批准用于治疗孕产妇便秘，是世界肠胃病学组织（World gastroenterology organization，WGO）认可的益生元。

（3）预防：孕期便秘是多种原因导致，故需要多种措施综合提前干预能达到预防的效果。预防方法主要有：①适量运动；②合理饮食，注意增加新鲜蔬菜和水果的摄入；③养成良好的排便习惯。

【健康教育形式】

孕期便秘因很多孕妇羞于出口，故治疗上稍显混乱。健康教育者可通过线上课程或者宣传资料进行孕期便秘知识宣传，告知其原因以及缓解措施，有助于减轻孕妇紧张情绪，减少妊娠合并症和并发症发生，提高生活质量，改善母儿结局。

4.阴道分泌物增加

【健康教育重要性】

许多孕妇在孕期会出现阴道分泌物增加的现象,这与怀孕后雌激素升高,阴道上皮细胞抗原增加,阴道微环境、pH 值和免疫因素改变有关。此外,还与孕妇阴道内菌群改变有关,整体来讲,孕妇孕期阴道菌群发生改变时容易发生阴道炎,如伴有浓烈的异味、外阴瘙痒、红肿或者伴有尿痛,则可能合并细菌性阴道病、外阴阴道假丝酵母菌病或者滴虫性阴道炎,这些炎症需要及时治疗,否则可能导致不良妊娠结局。

【健康教育内容】

(1)妊娠期外阴阴道假丝酵母菌病:因妊娠期外阴阴道假丝酵母菌病对抗真菌药物起效缓慢且妊娠持续存在而容易复发。故治疗上应及时规范化使用阴道抗真菌药物,选择对胎儿无害的药物类型;不需要常规阴道冲洗;小剂量、长疗程治疗,必要时加用微生态制剂。

(2)妊娠期细菌性阴道病:孕期合并细菌性阴道病可能导致流产、胎膜早破、早产、绒毛膜羊膜炎、产褥感染及新生儿感染等不良妊娠结局,故有症状的孕妇及无症状的高危孕妇(胎膜早破史、早产史)建议治疗,在早产高危人群中进行孕期筛查和治疗可降低早产发生率。推荐治疗方法:甲硝唑 200mg,每日 3 次,连续口服 7d;或克林霉素 300mg,每日 2 次,连续口服 7d。不主张阴道用药。

(3)滴虫性阴道炎:妊娠期滴虫性阴道炎可导致胎膜早破、早产以及低出生体重儿等不良妊娠结局。妊娠期治疗的目的主要是减轻症状。治疗方法:甲硝唑 400mg,每日 2 次,连服 7d。甲硝唑虽然可以透过胎盘,但未发现妊娠期应用甲硝唑会增加胎儿畸形或机体细胞突变的风险。性伴侣需同时治疗。

(4)孕期阴道炎预防:①养成良好卫生习惯,勤洗、换内衣裤;②尽量不要使用公共浴室、浴盆、游泳池、坐便等,减少间接传染;③饮食清淡;④适当运动,不仅能提高抵抗力,也可以避免细菌感染。

【健康教育形式】

孕期阴道分泌物增多代表可能存在不同种类的阴道炎,健康教育者应通过孕妇学校、在线课程、直播、宣传资料等多种多样方式向孕妇宣传其重要性,提高自我识别能力,预防因孕期阴道炎症导致的不良妊娠结局。

5.静脉曲张

【健康教育重要性】

许多孕妇在中孕期以后,可能会出现严重程度不等的下肢静脉曲张或者微血管扩张,可能会引起孕妇的精神紧张。孕期静脉曲张可发生在腿部、会阴部位或者颈部,最常见的表现就是静脉接近皮肤表面的地方凸出且弯曲,呈蓝紫色。一般孕期静脉曲张不会造成严重的后果,对于宝宝的生长发育也没有大的影响,但是在极其罕见的情况下,如发生下肢局部压痛、发热、红肿等情况,或者合并发热、呼吸困难、心跳加速等症状时,可能发生栓塞,需要迅速就医。

【健康教育内容】

（1）病因

1）体内激素变化:孕妇血流量增加,使得处于闭合状态的静脉瓣膜随增加的血流量而分开,同时体内的孕激素也会导致血管壁往外扩张,这些原因就可能造成静脉曲张的现象。

2）子宫增大压迫血管:随着胎儿在孕妇子宫中慢慢发育,后期孕妇的子宫将会越来越大,这也会压迫到盆骨腔静脉和下腔静脉,导致下肢血液回流受阻,造成静脉曲张。

3）家族遗传或者孕妇肥胖。

（2）治疗:下肢静脉曲张对于孕妇及胎儿没有特别的影响,孕期也没有效果明显的治疗方法,如症状特别明显,可以考虑使用弹力袜,但是只能缓解症状,并不能治疗静脉曲张。

（3）预防:①避免长时间久坐、久站;②控制体重增长,避免过度肥胖;③养成良好的生活习惯,减少交叉腿,尽量穿着宽松舒适衣物;④尽早治疗可引起腹压增加的疾病。

【健康教育形式】

孕期静脉曲张缺乏有效治疗措施,健康教育者主要可通过科普资料和线上课程的方式宣讲生活上注意事项。

6. 腰背痛

【健康教育重要性】

有数据统计,超过一半的孕妇在孕期都可能出现腰背痛,一般表现为腰背部疼痛,这种疼痛一般在晚上或者活动后会加重,严重影响孕妇的生活质量。

【健康教育内容】

（1）病因:随着妊娠周数的增加,子宫和宝宝的重量不断增大,重心也会逐渐前移,为了保持身体平衡,孕妇会不自主上身后仰,形成妊娠期脊柱前突,腰椎弯曲度加大,这就使背部及腰部的肌肉处在紧张的状态,因此常常导致腰痛;长期保持固定的坐姿或站姿均会对孕期腰背痛的发生产生影响,且差异明显。再加上站立或者坐位姿势不当,如站立时弯腰驼背,弯腰拾取地面的物品,坐位时身体倾斜,跷腿等都会增加对腰背部的作用力,导致腰痛。

（2）预防与治疗

1）纠正姿势：首先是站姿，对于孕妇来说良好的站姿应该是抬头挺胸，髋部和盆腔部位向内收；第二是睡姿，最舒适的睡姿是膝盖和髋部屈曲的左侧卧位，两腿间和腹部下放一软枕，这种姿势可以缓解下背部的压力；第三是坐姿，孕妇应该避免久坐，当坐下的时候，可在椅背上放一个软靠垫，可舒缓背部压力，双脚也可放在矮凳上，帮助腿部血液循环，不要跷二郎腿；最后当拾取位于较低位置的物品时应屈膝而不是弯腰来降低身体的高度，起身时应大腿肌肉用力而不要使用背部肌肉。

2）适当锻炼：尤其是游泳，能明显减轻孕期腰背痛，即便只是在水中走走，做些简单的动作也能达到效果。

3）推拿按摩：手法按摩、脊柱推拿都对缓解症状有一定作用，但是缺乏客观的循证医学评价的依据。

【健康教育形式】

孕期腰背痛发生率很高，健康教育者可通过线上课程或者制作宣传片的方式，广泛宣传孕期腰背痛的健康知识，通过动画的方式改变不良生活习惯，改善孕妇生活质量。

7. 耻骨联合痛

【健康教育重要性】

孕妇在孕期黄体酮和松弛素的作用下会发生关节松弛，使骨盆暂时扩大，为胎儿通过产道做好空间准备，通常会出现一系列临床症状，如耻骨联合处疼痛。大部分人只是感到耻骨联合处疼痛，而且耻骨处可能伴有压痛，严重的会出现双下肢抬举困难，行走困难等。耻骨联合痛在妊娠期间发生率为 0.03%～0.3%。

【健康教育内容】

（1）病因：①妊娠期松弛素的分泌，骶髂关节和耻骨联合的纤维软骨及韧带变得松弛柔软，如果韧带过度松弛，骶骨不能固定左右髂骨，骨盆缺乏稳定性，而孕妇在行走、坐立、上下楼梯、翻身时，骨盆的髂骨就会出现各自移动，牵拉耻骨联合间的纤维软骨、韧带，从而引起耻骨和骶髂关节疼痛；②妊娠中晚期，由于增大的子宫导致身体重心前移，压迫耻骨从而引起耻骨联合痛；③缺钙。

（2）预防与治疗：①控制胎儿体重合理增长，避免巨大儿；②孕期避免过久站立；③补钙及维生素 D；④如疼痛特别明显，也可使用托腹带。

【健康教育方式】

耻骨联合痛有很多原因导致，有些可以缓解，健康教育者可通过线上课程或者宣传资料的方式向孕妇及家属宣传耻骨联合痛的健康教育内容，及时补钙，达到改善症状的目的。

（三）晚孕期

1. 胎动频繁或减少

【健康教育重要性】

胎动（fetal movement）是胎儿在子宫内的活动。胎动频繁或者减少提示可能存在胎儿宫内状况不良。正确识别胎动变化尤其是胎动减少对于降低围产儿病死率以及减少不必要的阴道助产和剖宫产非常重要。每次产前检查都应提供有关胎动计数的正确的口头或者书面咨询，并且告知孕妇母体胎动感知的重要性。并建议孕妇感知胎动减少时应立即就诊。

【健康教育内容】

（1）胎动变化的原因：胎儿窘迫初期表现为胎动过频，继而转弱及次数减少，进而消失。但胎动与胎儿行为状态有关，凡能影响其行为的因素都能影响胎动次数，如孕妇饥饿、抽烟、应用镇静、麻醉或解痉药以及胎儿神经系统发育异常或者功能异常均可使胎动减少。而强光、碰撞、推动胎儿、声音刺激可导致胎动加强及加频。

（2）胎动计数与判断方法：连续运动完后计算 1 次，间隔再动又算 1 次，只要感到胎动就算一次胎动。每天早、中、晚各选 1h 进行胎动计数，3h 胎动相加乘以 4 即为 12h 胎动次数。如果>30 次 /12h 为正常，<10 次 /12h 或者<3 次 /h 为异常。如胎动停止 12h，胎儿可能在 24～48h 内死亡。如胎动剧烈，常常因为脐带受压、胎盘早剥等造成胎儿急性缺氧，多为躁动，无间隙，若不及时纠正，可能导致胎死宫内。

（3）胎动异常应对方法：一旦发生胎动异常，应进一步查找原因，并进行监测，了解胎儿宫内情况，以便适时采取干预措施改善胎儿预后。

【健康教育形式】

此部分内容关键在于向孕妇及家属宣传正确的胎动计数方法，健康教育者可通过制作在线视频或者动画的方式生动形象的宣传，以求一旦有胎动异常，及时医院就诊。

2. 妊娠水肿

【健康教育重要性】

妊娠后，肢体颜面部等部位发生的水肿，称妊娠水肿。妊娠水肿分生理性和病理性。休息或者平躺后即可减轻或者消失的一般是生理性水肿。

【健康教育内容】

生理性妊娠水肿是身体储存多余的水分，为了适应分娩失血和哺乳所需，下肢常见。病理性水肿一般是合并有其他疾病的水肿，随着妊娠月份的增加会逐渐的加重。常见的病理性水肿有：心脏疾病，如风湿性心脏病或者先天性心脏病等；肾脏疾病，包括原发性肾炎、狼疮肾、糖尿病肾病、梗阻性肾脏损伤等；妊娠期高血压疾病；肝脏疾病，因低蛋白血症导致，常伴有腹水。

（1）原因：①妊娠期下肢毛细血管压力升高，滤过率增加，加上静脉压力升高，影响组织液回流，尤其站立或走路时间过长，可使水肿加重；②毛细血管通透性增加，尤其是妊娠高血压综合征时，全身小动脉痉挛使毛细血管缺氧，血浆蛋白及液体进入组织间隙导致水肿；③血浆胶体渗透压降低，也就是血浆白蛋白下降，在蛋白质摄入不足或吸收不良时尤其劳动负荷量过大时，都容易出现水肿；④受内分泌影响，肾小管对钠的"重吸收"增加，使体内水钠潴留，也引起水肿的原因。

（2）水肿程度判断：妊娠期水肿按照水肿程度可分为四级，"+"水肿局限于踝部和小腿；"++"水肿延及大腿；"+++"水肿延及外阴和腹部；"++++"全身水肿或伴腹水。

（3）预防与缓解：①改善饮食习惯，增加蛋白质的摄入，以提高血浆中白蛋白的含量，改变胶体渗透压，才能将组织里的水分带回到血液中；减少钠的摄入，以减少水钠潴留；可适当增加有利尿功能的食物，如冬瓜等；②注意休息，增加卧床休息时间，以改善下肢回流，增加尿量，改善水肿；避免长时间坐位或者站位；休息时下肢，可增加回流；③改善生活习惯，坐着时用小板凳等把双脚垫高，夜间躺下则可用枕头垫高下肢；避免仰卧位，有意识地选择左侧卧位睡姿，穿着宽松衣物，避免有松紧带的长裤、袜子或其他衣物；适当进行走路、游泳等运动，促进手臂和腿部的血液循环。一旦发生水肿或者生理性水肿急剧加重，需先行评估是否存在病理性水肿可能性。

【健康教育形式】

妊娠水肿原因多种多样，孕妇无法识别生理还是病理，健康教育者需通过在线课程、宣传资料、动画等形式综合宣传，告知孕妇一旦发生水肿，及时就诊，排除病理性原因。

3. 胸闷

【健康教育重要性】

孕妇进入中晚期之后，很多都会有胸闷气短，感觉呼吸不舒服，难受的现象，在排除了心脏问题之后，这个其实是孕期的一种正常现象。

【健康教育内容】

（1）原因：①随着怀孕后胎儿的生长，母体发生各种变化，全身各器官的负担增加，由于新陈代谢增加，孕妇需要更多的氧气，孕妇需要深呼吸增加氧气吸入量，因此出现胸闷气短的症状；②孕期子宫增大，使心脏向上向左移位,出现心脏负担加重,尤其到孕晚期,子宫明显增大,增大的子宫对膈肌产生压力,使胸闷气短症状更加明显,而到临产前会有孕妇感觉胸闷气短症状有所缓解,有种突然轻松很多的感觉,这是由于胎头下降,胎儿入盆所致,是分娩前的一种征兆;③怀孕期间母体血容量增加,加上孕期需要量增加,出现妊娠期贫血,使血液携氧能力下降,容易出现胸闷气短;④孕期还可能出现低血压症候群,主要是由于子宫增大压迫静脉,使血液回流受阻,血压下降,也容易出现胸闷气短,甚至出冷汗。

(2)缓解方法:在出现胸闷气短时首先要去医院排除心肺方面原因引起的胸闷气短,若无其他疾病引起,那就是生理性原因。在感觉到胸闷气短的时候,这该保持上身挺直,并且肩向后展开使肺部尽量扩展开,增加氧气吸入量。左侧卧位睡觉有助于缓解胸闷气短。另外,一定要注意放松心情,因为精神紧张会加重胸闷气短症状。

【健康教育形式】

多数孕期胸闷为生理性原因导致,健康教育者可通过在线课程或者宣传资料等形式宣传相关知识,对于高危孕妇,应提高自我识别意识,一旦出现不适,随时就诊。

4. 心悸

【健康教育重要性】

很多孕妇在怀孕时会有心脏跳动的不适感,也就是心悸,大多数的心悸都是妊娠相关的生理性反应。

【健康教育内容】

(1)原因:正常妊娠晚期,休息时心率会每分钟增加10～15次,并且伴随着外周血管阻力下降,心率增加及血容量的增加,心排血量自妊娠10周逐渐增加,至妊娠32～34周到达高峰,持续至分娩,这些生理性的原因可能导致妊娠期心悸的出现。除此之外,精神因素以及其他各种原因(如药物诱导、甲状腺疾病、咖啡因、可卡因、贫血、苯丙胺、肥大细胞增生症),其中较为常见的是甲状腺疾病和贫血,包括妊娠早期生理性的甲状腺功能亢进,都会导致妊娠期心悸的发生。

(2)缓解方法:如妊娠期发生心悸,应及时就诊,排除病理原因,停止有关食物和药物的摄入,合理饮食,注意休息,可帮助缓解症状。预防贫血,加强运动,提高心肺功能可以预防心悸的发生。

【健康教育形式】

可通过线上小视频或宣传资料告知孕妇相关健康教育知识,提高自我识别能力。

5. 腹痛

【健康教育重要性】

晚孕期时，常常发生生理性腹痛。主要原因是随着胎儿不断长大，孕妇腹部以及全身负担逐渐增加，再加之接近临产，宫缩次数会比中孕期明显增加。有时夜间出现不规律的宫缩，白天自然缓解。有些孕妇因为子宫逐渐增大，增大的子宫不断刺激肋骨下缘，引起孕妇肋骨钝痛。这些都是生理性的疼痛，不需要特别治疗，左侧卧位一定程度上可帮助缓解疼痛。但是需要区别病理性腹痛。

【健康教育内容】

（1）胎盘早剥：多发生于晚孕期，孕妇常患有妊娠期高血压、妊娠合并慢性高血压或者有外伤史。下腹部撕裂样疼痛是典型症状，多伴有阴道流血。腹痛的程度受早剥面积的大小、出血量多少以及子宫内部压力的高低和子宫肌层是否受损等综合因素的影响，严重者腹痛难忍，板状腹，胎动胎心消失甚至休克等。故晚孕期有高血压病史或者患妊娠期高血压疾病的孕妇或者腹部受到外伤时，需及时医院就诊，保障母儿安全。

（2）先兆临产或临产：如孕妇发生规律的阵痛，可伴有少量阴道流血，有早产或者临产可能者需及时入院待产。

（3）急性阑尾炎：整个孕期均可能发生。阑尾炎的典型症状是转移性右下腹痛，而孕妇右侧腹部的压痛随着妊娠月份的增加而逐渐上移。大部分急性阑尾炎孕妇伴有发热，因为孕期发生阑尾炎更容易梗死、坏疽和扩散，所以需及时处理。

（4）胆石症和胆囊炎：由于孕期生理变化，如孕前有胆石症，孕期容易发生胆囊炎，胆囊炎一般出现上腹部疼痛、恶心、呕吐、发热，且疼痛会因饮食引起或者加剧，需及时就诊。如合并胆石症的孕妇，应避免高油脂食物摄入，少食多餐，细嚼慢咽。

【健康教育形式】

晚孕期腹痛原因多种多样，健康教育者需通过孕妇学校课程或者在线课程使孕妇初步鉴别腹痛类型，并提高其自我识别能力。

三、疾病防治

（一）妊娠期高血压疾病

【健康教育重要性】

妊娠期高血压疾病（hypertensive disorders complicating pregnancy）是妊娠期特有的疾病，包括妊娠期高血压、子痫前期 - 子痫、慢性高血压伴发子痫前期以及妊娠合并慢性高血压。妊娠期高血压疾病的发病率各地报道不一，国外报道初产妇无高血压和糖尿病病史的孕妇妊娠期高血压疾病的发病率为5%～9%，子痫前期的发病率为5%～7%；初产妇妊娠期高血压疾病的发病率是经产妇的4～5倍。妊娠期高血压疾病随着孕周的增加，发病率相应增加。该病严重影响母婴健康，是孕产妇和围产儿发病及死亡的主要原因之一。

【健康教育内容】

1. 母胎影响　妊娠期高血压疾病的病理基础是全身小血管痉挛，内皮损伤及缺血，所以会影响全身各大脏器和器官：脑血管痉挛可能引起脑水肿、充血、局部缺血、血栓形成及出血；肾脏小血管痉挛可能影响肾功能，形成蛋白尿；肝功能异常，引起转氨酶升高；心肌缺血、肺水肿等，而且妊高征的孕妇常常伴有凝血因子的缺乏或者异常，容易导致血栓形成。对于胎儿，由于子宫螺旋小动脉重铸不足导致胎盘灌注血流下降，加上内皮损伤，容易导致胎儿生长受限、胎儿窘迫等，严重者可导致胎儿死亡。

2. 病因　妊娠期高血压疾病的孕妇发病背景复杂，病因和发病机制尚不明确，子痫前期和子痫的发病机制可能与遗传易感性、免疫适应不良、胎盘缺血和氧化应激反应有关。流行病学调查发现如下高危因素与妊娠期高血压疾病发病风险密切相关：初产妇、孕妇年龄小于18岁或大于40岁、多胎妊娠、妊娠期高血压病史及家族史、慢性肾炎、抗磷脂综合征、糖尿病、血管紧张素基因 $t235$ 阳性、营养不良、低社会经济状况。

3. 临床表现及诊断　典型临床表现为妊娠20周以后出现高血压、水肿、蛋白尿。病变程度不同，轻者可无症状或有轻度头晕，血压轻度升高，伴水肿或轻微蛋白尿；重者出现头痛、眼花、恶心、呕吐、持续性右上腹疼痛等，血压明显升高，蛋白尿增多，水肿明显；甚至昏迷，抽搐。根据病史、临床表现、体征及辅助检查即可做出诊断。

4. 治疗　妊娠期高血压疾病的治疗目的是预防重度子痫前期和子痫的发生，降低母儿围产期并发症发生率和死亡率，改善围产结局。基本治疗原则包括：正确评估整体母儿情况；孕妇休息镇静，积极降压，预防抽搐及抽搐复发，有指征的利尿，有指征的纠正低蛋白血症；密切监测母儿情况以预防和及时治疗严重并发症，适时终止妊娠，治疗基础病，做好产后处置和管理。

治疗手段应根据病情的轻重缓急和分类进行个体化治疗，尽可能发现子痫前期 - 子痫的诱发病因（如自身免疫性疾病、甲状腺功能亢进、肾脏疾病或糖尿病等）并对症处理；对不同妊娠期高血压疾病孕妇分层、分类管理。①妊娠期高血压：休息、镇静，监测母儿情况，酌情降压治疗，重度妊娠期高血压按重度子痫前期处理；②子痫前期：有指征的降压、利尿和纠正低蛋白血症，预防抽搐，镇静，密切监测母儿情况，预防和治疗严重并发症的发生，适时终止妊娠；③子痫：治疗抽搐，预防抽搐复发和并发症，病情稳定后终止妊娠；④妊娠合并慢性高血压：动态监测血压变化，以降压治疗为主，预防子痫前期的发生；⑤慢性高血压伴发子痫前期：兼顾高血压和子痫前期的治疗，伴发重度子痫前期的临床征象按重度子痫前期处理。

5. 预防　对于有妊娠期高血压疾病高危因素的孕妇，应监测血压变化情况以及尿蛋白变化情况。饮食营养是贯穿妊娠期的重要发病影响因素，应保证蛋白质摄入。对于低钙摄入人群（<600mg/d），推荐口服钙补充量至少为1g/d 为预防子痫前期。

推荐对存在子痫前期复发风险如存在子痫前期史，尤其是较早发生的子痫前期史或重度子痫前期史的孕妇，对有胎盘疾病史如胎儿生长受限、胎盘早剥病史，对存在肾脏疾病及高凝状况等子痫前期高危因素者，可以在妊娠早中期（妊娠 12～16 周）开始每天服用小剂量阿司匹林（50～150mg），依据个体因素决定用药时间，预防性应用可维持到妊娠 26～28 周。有发病风险的人群应该在妊娠前由产科医生做好专科评估，评估妊娠风险，共同指定保健计划。

【健康教育形式】

妊娠期高血压是严重影响母婴安全的产科并发症，健康教育者应通过孕妇课堂和线上课堂反复宣讲疾病危险性，通过动画的形式告知孕妇及家属自我监测血压的方法，对于高危人群应短信提醒或者电话提醒产前检查，早期发现早期治疗，降低孕产妇死亡率，改善母婴结局。

（二）妊娠糖尿病

【健康教育重要性】

妊娠期间的糖尿病包括两种情况：一种是妊娠前已有糖尿病的患者妊娠，称为糖尿病合并妊娠；另一种为妊娠后首次发现或发病的糖尿病，称为妊娠糖尿病（gestational diabetes mellitus，GDM）。有 6%～9% 妊娠女性并发糖尿病，其中有 90% 以上都是妊娠糖尿病。妊娠糖尿病的发生率因种族和地区差异很大，近年来发病率有升高趋势。妊娠糖尿病与 2 型糖尿病有相似的危险因素，如肥胖和年龄增加。因为肥胖和久坐不动生活方式的盛行，妊娠糖尿病发病率在育龄妇女中会越来越高。妊娠糖尿病一般无特别的症状，大部分都是通过孕期产检筛查发现。

【健康教育内容】

1. 病因　在妊娠早中期，随着孕周增加，胎儿对营养物质需求量增加，通过胎盘从母体获取葡萄糖是胎儿能量的主要来源，孕妇血浆葡萄糖水平随妊娠进展而降低，空腹血糖约降低 10%。到妊娠中晚期，孕妇体内拮抗胰岛素样物质增加，如肿瘤坏死因子、瘦素、胎盘生乳素、雌激素、黄体酮、皮质醇和胎盘胰岛素酶等使孕妇对胰岛素的敏感性随孕周增加而下降，为维持正常糖代谢水平，胰岛素需求量必须相应增加。对于胰岛素分泌受限的孕妇，妊娠期不能代偿这一生理变化而使血糖升高，出现妊娠糖尿病或使原有糖尿病加重。

2. 影响

（1）对孕妇的影响：孕早期流产风险增加；妊娠期高血压疾病发生率增加；容易合并感染，尤其是泌尿系感染；羊水过多发生率增加；巨大儿发生率增加；容易发生糖尿病酮症酸中毒；孕妇未来发生糖尿病的风险增加。

（2）对胎儿的影响：巨大儿；胎儿宫内生长受限；早产；胎儿畸形。对于新生儿的影响：新生儿呼吸窘迫综合征；新生儿低血糖；高胆红素血症。

3. 临床表现与诊断　妊娠 24～28 周进行 75g OGTT 空腹血糖 5.1mmol/L，餐后 1h 为 10.0mmol/L，餐后 2h 为 8.5mmol/L。三项中任何一项升高诊断妊娠糖尿病。

4. 治疗　妊娠糖尿病治疗目标是维持血糖正常范围，减少母儿并发症，降低围产儿死亡率。控制血糖应从合理饮食和适量运动开始。70%～80% 的妊娠糖尿病孕妇仅仅需要控制饮食即可维持血糖在正常范围。合理饮食包括：少食多餐；选择低升糖指数食物，控制体重增长；限制其他糖分（如饮料和水果）摄入；保障每日蔬菜摄入；忌高油脂类食物。除了合理饮食外，还应重视每日适当运动，对于没有明显医学紧急的孕妇，大多数的活动和运动都是安全的，有助于血糖控制在理想范围。如一般饮食和运动调整 1～2 周后，在孕妇不感到饥饿的情况下，血糖仍然偏高，即需要使用胰岛素控制血糖。

5. 预防　妊娠期间坚持健康的生活方式，饮食得当，增加低糖水果和蔬菜的摄入，少食多餐，减少高糖、高脂肪、高能量的食物，控制体重增长速度，整个妊娠期间，在没有禁忌的情况下，从事一般的工作和劳动，也有助于预防妊娠糖尿病。

【健康教育形式】

妊娠糖尿病是妊娠期间最常见的妊娠合并症之一，大部分孕妇可通过饮食控制得当。健康教育者需一对一进行个性化干预措施定制，通过孕妇课堂或者线上课程宣讲控制血糖重要性，从而降低孕妇远期糖尿病发生率，降低巨大儿出生率。

（三）妊娠期贫血

【健康教育重要性】

贫血是妊娠期最常见的并发症，尤其以缺铁性贫血最为常见，占 90% 以上，巨幼细胞贫血占 7%～8%，再生障碍性贫血、其他类型贫血及其他血液病

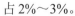

占 2%～3%。

由于妊娠期血容量增加，且血浆增加多于红细胞增加，血液呈稀释状态，又称"生理性贫血"。贫血多见于贫困地区的妊娠妇女，严重贫血也是孕产妇死亡的重要原因之一。

【健康教育内容】

1. 原因与影响　轻度贫血对妊娠和分娩的影响不大。重度贫血对孕妇和胎婴儿均有明显的影响，妊娠期孕妇患有贫血，可使早产的风险性增加。妊娠中、晚期出现的一些轻度的贫血，反映了母体血容量预期的扩张，通常不伴有早产危险性。但是妊娠晚期血红蛋白浓度、血细胞比容和血清铁蛋白的水平增加反映了母体血容量没有足量地增加，因而对胎盘的血液供应减少，反而可导致胎儿发育受限、供氧不足或早产等。贫血孕妇发生妊娠期高血压的比例增高；重度贫血使心肌供氧不足而导致心力衰竭；贫血患者对出血的耐受性差；感染几率增加；影响孕产妇生活能力和工作能力。孕妇中重度贫血时，经胎盘供氧和营养物质不足以满足胎儿生长所需，容易造成胎儿生长受限、胎儿窘迫、早产或死胎，同时对胎儿远期也构成一定影响。

2. 临床表现　妊娠期贫血临床症状与贫血程度相关。疲劳是妊娠期贫血最常见的症状，贫血严重者有脸色苍白、乏力、心悸、头晕、呼吸困难和烦躁等表现。

3. 诊断　血红蛋白<110g/L 及血细胞比容<0.33 为妊娠期贫血。根据血红蛋白水平分为轻度贫血（100～109g/L）、中度贫血（70～99g/L）、重度贫血（40～69g/L）和极重度贫血（<40g/L）。

4. 预防与治疗

（1）妊娠合并缺铁性贫血：补充铁剂，当血红蛋白高于 70g/L 时，可以补充铁剂；输血，当血红蛋白低于 70g/L 时，应予以输血。预防：①妊娠前积极治疗失血性疾病如月经过多等，增加铁的储备；②孕期加强营养，鼓励进食含铁丰富的食物，如猪肝、鸡血、豆类等；③妊娠 4 月起常规补充铁剂；④加强产前检查，适时检查血常规。

（2）妊娠合并急性失血性贫血：严重的急性失血性贫血需要明确病因对症治疗处理，及时娩出妊娠组织、胎盘组织、纠正 DIC、抗感染等，并立即补充血液，以恢复并维持主要器官的灌注，之后的贫血需要以铁剂来纠正。

（3）妊娠合并巨幼细胞贫血：补充叶酸、维生素 B_{12}；如血红蛋白低于 70g/L，可予以输血；分娩时避免产程延长，预防产后出血，预防感染。预防：①加强孕期指导，多食用新鲜蔬菜、水果、瓜豆类、肉类、动物肝肾等。②对有高危因素的孕妇，从妊娠 3 个月起每日口服叶酸 0.5～1mg/d，连续 8～12 周；③预防性叶酸治疗。

（4）妊娠合并地中海贫血：轻型地中海贫血一般不需要治疗，重型地中海贫血需移植治疗。但是如孕期很早出现小细胞低色素贫血而铁蛋白正常时，需要及时进行地中海贫血基因筛查，避免重型地中海贫血新生儿的出生。

（5）妊娠合并再生障碍性贫血：再障患者在病情稳定获得医师认可的前提下有计划的妊娠，当妊娠后病情不稳定需要进行治疗性人工流产终止妊娠，需要进行备血等术前准备，加强手术前后的监护。当怀孕中、晚期需要引产时，由于出血和感染的风险较大，一般在严密的监护和支持下至足月分娩。

【健康教育形式】

通过规律产前检查，及时发现妊娠期贫血，健康教育者可通过孕妇课堂或宣传资料宣传产前检查重要性，早期发现贫血并筛查原因，及早进行合理干预。

（四）胎膜早破

【健康教育重要性】

胎膜早破（premature rupture of membrane，PROM）是指胎膜在临产前发生的自发性破裂，依据发生的孕周分为足月胎膜早破和未足月胎膜早破。胎膜早破的妊娠结局与胎膜破裂时的孕周有关。孕周越小，围生儿预后越差。

【健康教育内容】

1. 病因　①生殖道病原微生物上行性感染：多种病原体与胎膜早破有关，其感染条件都为菌量增加和局部抵抗力下降。宫颈黏液中的溶菌酶、局部抗体等抗菌物质的局部防御屏障能力下降，微生物附着于胎膜，浸润于胎膜中的中性粒细胞脱颗粒，释放弹性蛋白酶，分解胶原蛋白成为碎片，使局部胎膜抗张能力下降，从而导致胎膜早破。②羊膜腔压力增高：双胎妊娠、羊水过多、过重的活动等使羊膜腔内压力长时间增高，加上胎膜局部缺陷，引起胎膜早破。③胎膜受力不均：胎位异常、头盆不称等可使胎儿先露部位不能与骨盆入口衔接，盆腔空虚致使前羊膜囊受压力不均，引起胎膜早破。④部分营养素缺乏。⑤宫颈病变：如手术机械性扩张宫颈、产伤或先天性宫颈局部组织结构薄弱容易导致胎膜早破。

2. 临床表现　突然无明显诱因发生的或者腹部受到外伤后出现的阴道流液，或自我感觉为无法控制的漏尿。母体可能合并有宫体压痛或者宫缩痛。胎膜早破孕妇阴道 pH 值升高；阴道分泌物涂片可见羊齿状结晶；胰岛素样生长因子结合蛋白 1、胎盘 α 微球蛋白 1 阳性。

3. 影响

（1）对孕妇的影响：①感染，胎膜早破后，阴道病原微生物上行性感染更

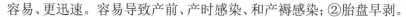

容易、更迅速。容易导致产前、产时感染、和产褥感染；②胎盘早剥。

（2）对胎儿的影响：①早产；②感染，如胎膜早破并发绒毛膜羊膜炎时，常引起胎儿及新生儿感染，表现为肺炎、败血症、颅内感染；③脐带脱垂或受压；④胎肺发育不良及胎儿受压综合征。

4. 治疗　如发生胎膜早破，不要太过惊慌，应马上平躺在床上，臀部下方垫个小枕头，马上求助，必要时应打 120 尽快去医院就诊。

（1）足月孕妇：无分娩禁忌证，如未自然临产，建议缩宫素引产，有助于减少孕妇和新生儿感染。

（2）未足月孕妇：①<34 周的未足月胎膜早破孕妇，如无母胎禁忌证，应选择期待治疗；②≥34 周的未足月胎膜早破孕妇，无论是期待治疗还是立即终止妊娠都是合理的。但是一旦发生未足月胎膜早破，都需要住院观察。胎儿监护异常、羊膜腔感染和胎盘早剥是未足月胎膜早破孕妇终止妊娠的指征。

5. 预防　妊娠期尽早治疗下生殖道感染；注意营养平衡；避免腹压突然增加；治疗宫颈内口松弛。

【健康教育形式】

胎膜早破是可预防的疾病，健康教育者通过孕妇学校及线上课程的方式，系统讲述胎膜早破的病因，以及预防措施，可通过动画或者宣传资料的方式告知孕妇及家属一旦发生胎膜早破不同的处理措施。

（五）胎儿生长异常

妊娠后由于孕妇营养过多或者不足，或因遗传、合并疾病和感染等，可引起胎儿发育异常（巨大儿或胎儿生长受限）。

【健康教育重要性】

巨大儿对于分娩的耐受性较差，并且巨大儿分娩后其远期发生糖尿病等代谢综合征的发生率远高于正常胎儿；胎儿生长受限是各种原因作用的结果，其远期生长发育速度稍缓慢，且心血管疾病和代谢性疾病的发病率也较高。

【健康教育内容】

1. 巨大儿　巨大儿是一种多因素综合作用的结果，很难用单一因素解释，但是导致巨大儿的常见因素有糖尿病、父母肥胖（尤其是母亲肥胖）、经产妇、过期妊娠、孕妇年龄、男胎、上胎巨大儿、种族和环境等。

2. 胎儿生长受限

（1）病因

1）母体因素：包括各种妊娠合并症和并发症、遗传因素、营养不良、烟酒和某些药物的影响、传染性疾病、致畸剂暴露等。

2）胎儿因素：包括染色体异常、胎儿畸形、胎儿感染、多胎。

3）胎盘因素：胎儿生长受限最常见的病理机制是由于胎盘形成异常导致的胎盘灌注不良，或者某些胎盘疾病（如胎盘早剥、轮状胎盘等）和脐带异常（如脐带边缘插入和脐带帆状附着等）。

3. 诊断　根据病史、临床表现以及腹部检查，加上 B 超检查可以初步判断是否存在胎儿生长异常。由于无法精确估计过大胎儿程度，因此只能在出生后确诊巨大儿。而如果在孕期产前检查连续发现胎儿体重低于其平均体重第 10 百分位数或低于其平均体重的 2 个标准差的，即考虑胎儿生长受限。

4. 治疗

（1）巨大儿：妊娠期间发现巨大儿或既往分娩巨大儿的孕妇，应积极控制血糖，需进行营养咨询调整膳食结构，降低巨大儿发生率；分娩期发现巨大儿的，可根据情况选择剖宫产或者阴道助产，并同时做好处理肩难产的准备工作。

（2）胎儿生长受限：一旦怀疑胎儿生长受限，需首先判断胎儿是否有畸形或者处于高风险；卧床休息，左侧卧位可改善子宫胎盘血供；吸氧，吸氧可改善胎儿的内环境；补充营养物质，包括营养物质糖类和蛋白质的供应；积极治疗引起胎儿生长受限的高危因素；口服小剂量阿司匹林；钙通道阻滞剂。但是目前尚无足够证据证明产前干预措施可以改善胎儿生长受限胎儿的生长情况，胎儿生长受限最有效的干预措施仍然是终止妊娠。为了平衡早产和继续妊娠可能发生的胎儿器官损害或死亡的风险，确定合适的分娩时机至关重要。胎儿生长受限孕妇终止妊娠的时机必须综合考虑孕周、病因、类型、严重程度、监测指标和当地新生儿重症监护的技术水平等因素。

【健康教育形式】

胎儿生长异常是针对胎儿的孕期问题，健康教育者应通过孕妇课堂或者线上课程的方式告知孕妇及家属其影响以及原因，需要按时产检，并及时发现高危因素，可通过一对一咨询的方式提高对此类疾病危险性的认识，指导营养干预，控制风险，改善胎儿预后。

（胡丽娜　刘帅斌　马良坤）

第二节　营　养　管　理

营养是孕期最为重要的生理学基础，食品安全是生命孕育最基本的要求。孕期需要提供均衡的营养，以满足胎儿的生长发育、母体乳腺和子宫等生殖器官的增殖以及分娩后乳汁分泌，孕期营养与食品安全对孕期母子双方的近期和远期健康都将产生至关重要的影响。

目前我国居民的营养状况虽然得到了明显改善，但是围产期妇女的微量营养素缺乏或边缘性缺乏、营养过剩问题仍然严峻，表现为相关疾病呈逐年增高趋势。例如，孕期体重增长过快、过多引起的妊娠糖尿病、妊娠高血压以及妊娠期贫血等严重影响着妇幼人群。另外，人们生活方式的改变，已经使孕期进食的食品不再是单一的自给自足的居家加工方式，由此引起的食品安全问题也成为孕期保健的一个重要问题。

　　健康教育是解决上述问题的有效途径。随着中国健康教育体系的逐步完善，如相关政府部门每年开展专题健康促进活动，医疗机构、公共卫生服务部门在做好日常医疗服务工作的同时，积极与各级政府通力合作、积极联动，每年启动、开展专题活动，如"全民营养周""食品安全周""母乳喂养日"等，营造了全社会关注母婴健康的氛围。另外，互联网＋、"云医疗""云课堂"等的迅速发展也为妇幼营养健康促进提供了更有效、更便利的条件，孕期健康教育社会效益更加显著。

一、营养摄入与体重管理

【健康教育重要性】

　　随着饮食结构及生活方式的改变，肥胖人群逐年增长，已成为一个全球性的主要健康问题。2018 年 4 月《柳叶刀》公布了一项调查报告。数据显示，人类有史以来第一次，肥胖人口的数量超过了过瘦人口。其中中国的肥胖人口数量排名从 1975 年的 10 名左右，变成了第 1 位。

　　国内的相关调查也显示了同样的趋势。根据 2015 年国家卫计委发布的《中国居民营养与慢性病状况报告》显示，从 2002 年到 2012 年的 10 年间，我国成年人以及儿童青少年的超重和肥胖率都有较大幅度的增加。具体数值见表 4-2-1。

表 4-2-1　近 10 年我国成年人以及儿童青少年的超重和肥胖率

	2002 年	2012 年
成人超重率	7.1%	11.9%
成人肥胖率	4.5%	9.6%
6～17 岁儿童青少年超重率	22.8%	30.1%
6～17 岁儿童青少年肥胖率	2.1%	6.4%

　　育龄女性作为成年人群的一部分，也同样面临着超重和肥胖发生率越来越高的问题。这些在孕前就存在着超重或肥胖的育龄女性一旦怀孕，非常容易出现孕期超重或肥胖的问题。同时也有很多孕前正常体重的女性，在怀孕期间体重增长过快，也面临孕期超重或肥胖的问题。有研究显示，美国孕妇

体重增加过度的比例为 42.2%，澳大利亚超重和肥胖孕妇占 33%。而我国某些地区孕妇体重增加过度的妇女比例为 48.7%～50.9%。

这些孕期超重或肥胖的女性妊娠期高血压和糖尿病的发生率均增高。肥胖女性由于胎儿过大、盆腔和腹壁脂肪堆积而使腹壁及膈肌收缩乏力及胎头下降阻力较大等因素，其分娩困难及剖宫产率也大大高于孕期体重正常的女性。此外，孕期肥胖会造成孕妇行动能力受限，影响孕期生活质量；对于子代来讲，孕期肥胖是造成儿童肥胖和成年后肥胖的重要原因，也会导致子代成年后慢性非传染性疾病发生的疾病风险增加。

与此同时，也有一部分孕期女性体重增加不足，这有可能造成胎儿营养不良或宫内发育迟缓，同样会严重地影响胎儿及婴幼儿的健康。所以，孕期体重控制不良不但影响母体健康，也会影响到胎儿，甚至影响到胎儿出生后以及今后一生的健康。所以必须加以关注并及时进行孕期体重管理。

【健康教育内容】

孕期体重控制的内容包括了解孕期体重适宜的增长范围，以及正确的选择食物。做到既要防止体重增加过度，又要防止因过度控制而造成摄入不足，以保证母胎健康。

（一）孕期体重增长范围

怀孕后，随着胎儿、胎盘及其他附属物的不断长大，以及母体的正常生理改变，孕期体重会不断地增加。正常情况下，孕期体重平均增长 12.5kg 左右。包括胎儿及其附属物（胎盘、羊水）7kg 左右、母体的增重（增加的血容量、增大的子宫和乳腺以及母体脂肪蓄积）5kg 左右。这些增加的体重我们也称为必要性体重增加。

此外，美国卫生研究院（Institute of medicine，IOM）针对孕前不同体重的女性在怀孕期间体重的适宜增长范围给出了更加具体的建议（表 4-2-2）。

表 4-2-2　不同孕前体重的孕期体重增长范围

孕前体重	BMI	总体体重增长范围	平均每周增长范围
体重不足	<18.5kg/m²	12.5～18kg	0.51（0.44～0.58）kg/周
标准体重	18.5～24.9kg/m²	11.5～16kg	0.42（0.35～0.50）kg/周
超重	25.0～29.9kg/m²	7～11.5kg	0.28（0.23～0.33）kg/周
肥胖	≥30.0kg/m²	5～9kg	0.22（0.17～0.27）kg/周

由于我国目前尚未制订中国人的孕期体重的适宜增长范围，所以在目前的临床实践中也较多的用到表 4-2-2。考虑到表 4-2-2 中孕前体重的划分采用的是西方人的标准。在具体工作中，我们采用了中国的体重划分标准（表 4-2-3）。

表 4-2-3　不同孕前体重（修正后）的孕期体重增长范围

孕前体重	BMI	总体体重增长范围	平均每周增长范围
体重不足	<18.5kg/m²	12.5～18kg	0.51（0.44～0.58）kg/ 周
标准体重	18.5～23.9kg/m²	11.5～16kg	0.42（0.35～0.50）kg/ 周
超重	24.0～27.9kg/m²	7～11.5kg	0.28（0.23～0.33）kg/ 周
肥胖	≥28.0kg/m²	5～9kg	0.22（0.17～0.27）kg/ 周

（二）孕期体重管理

由于孕期用药受到严格限制，所以孕期体重管理的主要手段是饮食控制及运动。由于孕期营养关系到母胎两方面的健康，所以孕期体重管理的首要目的是满足胎儿生长发育需要。对于营养不足或体重增长不足的孕妇要进行相应的补充，包括能量、能量营养素和微量营养素的适当补充。对于孕前或孕期体重增加过多的孕妇，进行合理的饮食控制，同时注意不要缺乏微量营养素。本节我们重点讨论孕期超重或肥胖的饮食控制与管理。

1. 对孕期体重进行初步评价　孕期一定要持续监测体重，随时掌握自身体重状况以及体重的变化情况。如果发现体重超标，应进行饮食控制及增加运动。建议去营养科就诊。

对于体重正常者，要持续进行监测，一旦发现体重增加过快，也应进行饮食及运动干预。

2. 确定能量及能量营养素　孕妇来到营养科后，营养师需要根据孕妇具体情况给予个体化的饮食处方。

（1）确定总能量：调整膳食结构，减肥的根本原则在于减少能量的摄入和增加能量的消耗，即保持能量负平衡。减少能量摄入是通过饮食调整来实现，而增加能量消耗则通过运动来实现。按照中国营养学会孕期膳食指南的建议，孕期妇女能量摄入量见表 4-2-4。

表 4-2-4　孕期妇女能量参考摄入量

	能量		比孕前增加量	
孕前	1 800kcal/d	7 531kJ/d	—	—
孕早期	1 800kcal/d	7 531kJ/d	0kcal/d	0kJ/d
孕中期	2 100kcal/d	8 786kJ/d	300kcal/d	1 255kJ/d
孕后期	2 250kcal/d	9 414kJ/d	450kcal/d	1 883kJ/d

此建议量主要针对普通孕期女性，对于孕前超重或肥胖者的能量摄入目前并无权威的建议，我们可以借鉴 2016 年中华人民共和国卫生行业标准《妊娠糖尿病患者膳食指导》中有关能量的建议（表 4-2-5）。

表 4-2-5　GDM 每日膳食能量建议

单位：kJ/kg（kcal/kg）

	妊娠前 BMI	能量系数	妊娠早期	妊娠中期	妊娠晚期
体重不足	<18.5kg/m²	146～167 （35～40）	8 360 （2 000）	9 614 （2 300）	10 241 （2 450）
标准体重	18.5～23.9kg/m²	125～146 （30～35）	7 524 （1 800）	8 778 （2 100）	9 405 （2 250）
超重/肥胖	≥24.0kg/m²	104～125 （25～30）	6 270 （1 500）	7 524 （1 800）	8 151 （1 950）

（2）计算三大营养素占能比：目前针对普通成年人超重/肥胖医学营养治疗方式主要有①限能量平衡膳食；②低能量膳食；③极低能量膳食；④高蛋白膳食；⑤轻断食（间歇断食）模式。对于孕期超重/肥胖者，建议使用限能量平衡膳食模式，以避免影响胎儿生长发育。

三大营养素占能量的比例，可以参照限能量平衡膳食模式以及妊娠糖尿病患者膳食指导中的建议（表 4-2-6）。

表 4-2-6　三大营养素占能比例

	限能量平衡膳食模式	妊娠糖尿病患者膳食指导
蛋白质	15%E～20%E	15%E～20%E
脂肪	20%E～30%E	25%E～30%E
碳水化合物	40%E～55%E	45%E～55%E

两者在三大营养物质供能比方面的建议并无冲突，只是妊娠糖尿病患者的建议范围略窄于限能量平衡膳食。而且上述供能营养物质的占能比例与中国营养学会对于正常人的建议也没有原则上的差异。建议采用妊娠糖尿病的能量建议，以避免脂肪及碳水化合物摄入过少。以保证构成较为平衡的膳食。维护孕期母婴营养及健康。

3. 食物的选择及量的建议　我们可以根据食物中营养素含量的特点，把食物分为四大类，即蛋白质类食物、主食类食物、油脂类食物、蔬果类食物。

（1）蛋白质和蛋白质类食物：孕期超重/肥胖者，在适度限制能量的情况下，主要限制碳水化合物和脂肪的摄入。一般蛋白质不做限制，保持正常情况下的摄入量即可。中国营养学会对于孕期蛋白质摄入的建议：孕早期同孕前，每日约 55g；孕中期在孕前基础上增加 15g/d；孕晚期在孕前基础上增加25g/d。

保证每日蛋白质至少 50% 来源于优质蛋白。优质蛋白包括各种肉类

（畜、禽、水产品）、蛋类和奶类，以及大豆及大豆制品。来源于主食及其他豆类中的蛋白质属于非优质蛋白。

在选择蛋白质类食物时，多选择白肉（鸡肉、鱼虾等），少选择红肉（畜肉）；多选择新鲜肉类，少选择加工肉类（如香肠、火腿肠、午餐肉等）；适当选用豆腐及豆制品来代替一部分肉类。每日肉、蛋、奶的摄入量可以按照中国营养学会孕期妇女膳食宝塔的建议进行安排（表4-2-7）。

表4-2-7　孕期每日蛋白质类食物摄入量

	孕中期	孕晚期
瘦畜禽肉	50～75g	75～100g
鱼虾类	50～75g	75～100g
奶类	300～500g	300～500g
蛋类	50g	50g
大豆/坚果	20/10g	20/10g
动物血或畜禽肝脏	每周1～2次	

（2）碳水化合物和主食类食物：因为碳水化合物是提供能量的最主要物质，所以限制能量时应对碳水化合物的摄入进行适当的限制。按前述建议的能量及碳水化合物占能比来计算，孕期超重/肥胖者碳水化合物摄入量约为孕中期225g/d；孕晚期245g/d。

膳食中提供碳水化合物的食物主要为谷类、薯类、杂豆类。在选择时注意粗细搭配，选择适量的粗杂粮（包括全谷类、薯类和杂豆类），避免精米精面的比例过高。一般粗杂粮不少于全天主食摄入总量的1/3。

每日主食摄入量可以按照食物中碳水化合物含量进行折算。比如摄入碳水化合物量为225g/d，谷类食物中碳水化合物含量约为70%，则主食摄入量约为320g/d（约6两/d）。具体建议量可以根据个人饮食习惯以及体重增长情况进行调整，但一般不低于碳水化合物130g/d（约3.5～4两/d），以免碳水化合物产能过低导致能量不足或出现酮体。

（3）脂肪和油脂类食物：脂肪及类脂是构成大脑和神经系统的重要原料。所以孕期超重或肥胖者，即便需要控制能量摄入，也不应将脂肪限制得过于严格。

在油脂种类选择上，本着饱和脂肪酸（saturated fatty acid，SFA）少、单不饱和脂肪酸（monounsaturated fatty acid，MUFA）多、多不饱和脂肪酸（polyunsaturated fatty acids，PUFA）适度的原则（SFA：MUFA：PUFA=0.7：1.3：1）。同时注意保证一定量的长链多不饱和脂肪酸（long chain polyunsaturated fatty acid，LCPUFA）的适量摄入，如 DHA。

在食物选择上，尽量控制来源于畜禽类的脂肪。首选脂肪含量低的动物性食物，如去皮鸡胸、去皮鸡腿、鱼虾、猪里脊肉、瘦牛羊肉、低脂或脱脂奶等。避免高脂肪食物，如各种肥肉、猪五花肉、鸡翅等。这样可以在总脂肪摄入量不变的情况下，适当多摄入来源于植物的脂肪，如植物烹调油、坚果等。

含油脂较高的加工食品，如黄油制品、奶油蛋糕、含油脂较高的饼干、油炸方便面等，一定要严格限制。这类食物不仅含油脂高，能量高，还含有较多的饱和脂肪甚至反式脂肪，对于控制体重及母胎健康均多有不利。

脂肪提供的能量占每日总能量的 25%～30%。相当于每日膳食中脂肪摄入量为 50～55g。除去食物中自然含有的脂肪，每天烹调油用量大约为 25g。为了避免烹调油摄入过量，在烹调加工时，尽量选择少用油或不用油的制作方法。如多用蒸、煮、炖、拌，少用煎、炒、烹、炸。烹调油可以选择一些单不饱和脂肪酸含量高的种类，如橄榄油、油茶籽油等，以保证每日膳食中单不饱和脂肪的摄入量。

（4）蔬果类：蔬果类食物的特点是含大量水分，能量较低，几乎不含蛋白质和脂肪，碳水化合物含量也较低。

蔬果类食物富含维生素 C、叶酸等维生素；富含钾、镁等矿物质，富膳食纤维；同时还含有较多的有益健康的植物化学物。

中国营养学会在孕期妇女膳食宝塔中建议，孕中晚期妇女每日蔬菜摄入量为 300～500g；水果摄入量为 200～400g。由于蔬菜类能量很低，孕期超重和肥胖者，蔬菜不必严格限制，可以按照普通孕期女性的建议量来摄取，甚至由于限制了主食、油脂等含能量较高的食物，超重 / 肥胖的孕妇可以摄入更多的蔬菜，特别是能量很低的绿叶菜。水果由于含糖量较蔬菜高，而且多为单、双糖类。所以水果摄入过多容易导致能量摄入偏高。此外，比起复合糖（多糖）来，单糖和双糖更容易导致血糖在短时间内迅速升高。所以需要控制体重的孕妇应适当限制每日的摄取量，建议每日水果摄入不超过 300g。

4. 全日膳食安排及食谱举例

（1）饮食模式：虽然目前减重膳食有很多模式，但对于孕期超重和肥胖者减重来讲，还是秉持传统平衡膳食模式较为安全。建议每日保证 3 餐，为减轻饥饿感及防止血糖偏低，也可以在早餐和午餐之间、午餐和晚餐之间及睡前安排加餐。加餐应计入全日总能量。如采用一日三餐，则早餐、午餐、晚餐占全日总能量按照 30%、40%、30% 的比例来分配。如果有加餐，则加餐能量占全日总能量的 5%～10%，同时相应减少三正餐的能量占比。

（2）食谱举例

孕中期 1 800kcal/d 食谱举例

	食谱	食物种类	食物量/g
早餐	牛奶杂粮粥	低脂牛奶	160
		莲子	20
		薏米	20
		玉米粒	50
	全麦面包	全麦面包	50
	拍黄瓜	黄瓜	150
	煮鸡蛋	鸡蛋	50
加餐	圣女果	圣女果	100
	烤杏仁	烤杏仁	20
午餐	全麦饭	大麦	20
		荞麦	20
		燕麦	20
		小麦	20
		大米	20
	烤牛排	牛里脊肉	75
	清炒什蔬	紫甘蓝	60
		芦笋	50
		黄瓜	60
		胡萝卜	50
		橄榄油	15
加餐	栗子	栗子	25
	番茄柚子汁	番茄	50
		柚子	20
晚餐	麻酱小花卷	面粉	30
		芝麻酱	5
	玉米沙拉	鲜玉米粒	100
		蛋黄沙拉酱	10
		青椒	25
		红椒	25
		洋葱	25
	香菇虾仁烧冬瓜	香菇	50
		冬瓜	200
		虾仁	75
		烹调油	15

孕晚期 2 000kcal/d 食谱举例

食谱		食物种类	食物量/g
早餐	草莓牛奶燕麦粥	燕麦	30
		草莓	15
		低脂牛奶	200
	猪肉包	面粉	25
		猪肉	30
	蒜泥茄子	茄子	60
加餐	火龙果	火龙果	80
	炒开心果	炒开心果	20
午餐	全麦饭	大麦	20
		荞麦	20
		燕麦	20
		小麦	20
		大米	20
	鸡丝拌莴笋丝	鸡腿肉	75
		莴笋	200
	橄榄油	橄榄油	15
加餐	猕猴桃	猕猴桃	80
晚餐	两面发糕	玉米面	50
		白面	50
	烤鱼	青鱼	50
		胡萝卜	50
		西蓝花	50
		橙子	20
		香菇	10
		烹调油	15
	番茄鸡蛋汤	番茄	150
		鸡蛋	50
		香油	2

　　5. 运动指导　医疗机构如果有运动专业人员，则可以请运动专业人员对孕妇进行运动指导。如果没有相关专业人员，可以由产科大夫或营养医师对孕妇进行具体指导。

　　6. 复诊　孕妇按照制订的饮食处方执行，每日测量晨重并记录饮食及运动情况。每 2～4 周携带膳食记录、运动记录及体重记录复诊。营养师或医师

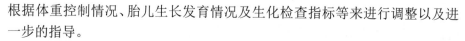

根据体重控制情况、胎儿生长发育情况及生化检查指标等来进行调整以及进一步的指导。

【健康教育形式】

指导孕妇进行持续的体重监测,建议测量晨重,每天早晨餐前、排空大小便,穿固定的便装,以尽量减少外界因素对体重测量的影响。

饮食方面应对于每餐食物种类的选择以及量的把握进行详细和具体的指导。可以把食物按照能量密度以及健康程度分组:①建议食用的食物;②控制食用的食物;③尽量避免食用的食物。对于摄入量的指导可以借助"手测量"方法、食物模型法、示范餐等方式,让孕妇获得感性认识,以便达到更好的教育效果。

二、营养素补充剂

膳食营养补充剂是指以维生素、矿物质及动植物提取物等为主要原料,通过补充人体必需的营养素和生物活性物质,对特定的人群具有平衡营养摄取、调节机体功能的作用。膳食营养补充剂不以治疗疾病为目的,也不能代替正常饮食,并且对人体不产生任何急性、亚急性或慢性危害。

【健康教育重要性】

围产期需要一种或者多种营养素补充剂的补充。

妊娠期是生命早期 1 000d 机遇窗口的起始阶段,营养作为最重要的环境因素,对母子双方的近期和远期健康都将产生至关重要的影响。孕期胎儿的生长发育、母体乳腺和子宫等生殖器官的发育,以及为分娩后乳汁分泌进行必要的营养储备,尤其是在孕期的中晚期,需要必要的营养补充。因此,妊娠各期妇女膳食应在非孕妇女的基础上,根据胎儿生长速率及母体生理和代谢的变化进行适当的调整。孕早期胎儿生长发育速度相对缓慢,所需营养与孕前无太大差别,除叶酸之外,饮食均衡的孕妇一般不需要补充营养素补充剂。孕中期开始,胎儿生长发育逐渐加速,母体生殖器官的发育也相应加快,对营养的需要增大,应合理增加食物的摄入量。孕期妇女的膳食仍应是均衡的饮食,做到食物多样化,需要根据孕妇饮食状况,针对性分析各营养素水平,进行个性化营养素补充剂补充。

当前我国居民的物质生活有了明显改善,然而育龄妇女的营养问题依然严峻,如微量营养素缺乏或边缘性缺乏的发生率还较高。因此,孕期应辅以适量的营养素,提高或改善孕妇的健康状况,减少营养不良对胎儿生长发育不良影响。近年来,我国孕妇营养素补充剂得到普遍使用,服用较多的是钙制剂、鱼肝油、叶酸制剂和复合维生素。目前,我国城乡孕妇维生素 A、维生素 D、维生素 B_1、维生素 B_2、钙、铁等营养素摄入普遍偏低,尤其是维生素 D

缺乏已成为孕期比较严峻的营养问题。诚然，由于营养素补充剂的市场、销售、广告宣传等不规范，加之人们营养方面的知识匮乏，补充哪些营养素补充剂？以及何时补充？一直是人们关注的问题。

随着生活水平的提高，人们营养保健意识也相应得到加强，人们逐步认识到营养的重要性，特别对妊娠期的营养越来越重视，有的育龄期女性在妊娠前就已选用某些营养素补充剂来加强自身营养，为受孕做准备。但是孕期营养素补充需谨慎，需要在专业营养医生指导下使用，盲目进食营养补充剂和孕期忽视营养同样有害。

【健康教育内容】

(一)孕期营养补充剂种类及使用原则

1. 孕妇营养素补充剂的种类　包括钙剂、铁剂、叶酸片、复合维生素及矿物质补充剂、DHA 等膳食补充剂。

2. 使用原则　提倡平衡膳食为主，营养素补充剂为辅。平衡膳食是围产妇膳食的基本原则。没有一种营养素补充剂是万能的，均衡的饮食才是最重要的。营养补充剂补充时，要根据患者饮食情况，结合临床表现和检查结果进行调整，避免剂量的叠加，避免超量。

在孕早期时，胎儿的生长发育相对较为缓慢，孕妇只需要正常饮食，注意叶酸补充。建议从孕前 3 个月开始服用。世界卫生组织推广应用的标准剂量为每天 400μgDFE。到孕中、晚期，胎儿生长迅速，孕妈的体力、营养消耗大大增加，对于能量、蛋白质的需求也相对增加，同时也要保证重要营养素如钙、铁、碘等营养素的摄入：钙补充量 1 000mg/d，铁的补充量，非贫血孕妈推荐每天补充 60mg 元素铁；诊断明确的缺铁性贫血孕妇，需在医生指导下根据个人所需剂量补铁。碘的补充建议每周摄入 1~2 次富含碘的海产品，孕期食用碘盐则无须额外补充碘。特殊情况孕期需要碘的话，碘补充剂量需在医生指导下根据个人所需剂量补充。备孕期、孕期需要补充的营养素及参考摄入量见表 4-2-8 和表 4-2-9。

表 4-2-8　孕期需要补充的营养素

营养素种类	补充原因	食物来源
铁	预防缺铁性贫血	动物血、红色肉类、动物肝脏
钙	保证围产期孕妇骨骼健康、胎儿骨骼发育	奶与奶制品、大豆与大豆制品、蔬菜及水果
锌	保证围产期锌的需求、预防胎儿发育异常	瘦肉、动物肝脏、鱼类、蛋黄、豆类、花生、小米
碘	预防碘缺乏、胎儿智力发育障碍	海产品、碘盐

续表

营养素种类	补充原因	食物来源
叶酸	预防胎儿神经管发育畸形、妊娠期并发症	动物肝脏、深色蔬菜和水果、坚果、豆类
维生素 D	促进钙吸收、预防软骨病	深海鱼、动物肝、蛋黄,晒太阳
维生素 A	预防胎儿发育异常	动物肝脏、蛋黄、奶油、肉类、深色蔬菜与水果
维生素 B_1	预防脚气病、早孕反应	谷类、豆类、干果类、动物内脏、动物瘦肉、禽蛋类
维生素 B_2	预防胎儿生长发育迟缓	动物肝脏、瘦肉、酵母、大豆、米糠及绿叶蔬菜
DHA	预防胎儿神经发育异常	坚果及油料种籽、深海鱼

表 4-2-9　备孕、孕期营养素参考摄入量

阶段	铁 mg/d	钙 mg/d	锌 mg/d	碘 μg/d	叶酸 μgDFE/d	维生素 D μg/d	维生素 A μgRAE/d	维生素 B_1 mg/d	维生素 B_2 mg/d	EPA+DHA mg/d
备孕期	20	800	7.5	120	400	10	700	1.2	1.2	250*
孕早期	20	800	9.5	120	400	10	700	1.2	1.2	250*
孕中期	24	1 000	9.5	230	600	10	770	1.4	1.4	250*
孕晚期	29	1 000	9.5	230	600	10	770	1.5	1.5	250*

*其中 DHA 为 200mg/d。

（二）孕期常见营养素缺乏病

孕期是生命过程中对营养状况最为敏感的时期，是一个需要加强营养管理的特殊生理过程。妊娠期间，孕妇除了满足自身的营养需求外，还要提供能满足胎儿生长发育所必需的各种营养素，也为哺乳期做营养储备。妊娠期营养素缺乏对母体和胎儿都会产生不良影响，所以应定期做好孕期健康监测，及时发现营养素缺乏并给予补充。

1. 营养性贫血　营养性贫血包括缺铁性贫血和缺乏叶酸、维生素 B_{12} 引起的巨幼细胞贫血。

（1）缺铁性贫血：妊娠期贫血以缺铁性贫血为主，在妊娠末期患病率最高。主要原因是膳食铁摄入不足；以植物性食物为主的孕妇，来源于植物性食物的膳食铁吸收利用率差；母体和胎儿对铁的需要量增加；某些其他因素引起的失血等。轻度贫血对孕妇影响不大，重度贫血时，可因心肌缺氧导致

贫血性心脏病；胎盘缺氧易发生妊娠高血压综合征或妊娠高血压综合征性心脏病；贫血还降低孕产妇抵抗力，易并发产褥感染，甚至危及生命。

妊娠期膳食铁推荐摄入量（recommended nutrient intake，RNI）在非孕妇女 20mg/d 基础上：妊娠早期不增加，妊娠中期和妊娠晚期分别增加 4mg/d 和 9mg/d，可耐受最高摄入量（tolerable upper intake levels，UL）为 42mg/d。妊娠期应注意补充一定量动物肝、血、瘦肉等食物，必要时可在医生指导下加服铁剂。

（2）巨幼细胞贫血：缺乏叶酸、维生素 B_{12} 均可引起的巨幼细胞贫血。备孕及孕早期妇女补充叶酸预防神经管畸形及流产，应从准备怀孕前 3 个月开始每天补充 400μg 膳食叶酸当量（dietary folic acid equivalent，DFE）叶酸，并持续整个妊娠期。孕中、后期妊娠期叶酸的 RNI 在非孕妇女 400μg DFE/d 基础上，整个妊娠期均增加 200μgDFE/d，UL 为 1 000μg DFE/d，用于防治巨幼细胞贫血。维生素 B_{12} 在孕期扮演极重要的角色，可以促进红细胞的发育和成熟，使机体造血功能处于正常状态，还能提高叶酸利用率，对细胞尤其是脑细胞的发育和成熟尤为重要。妇女妊娠期消化吸收功能增强，需要量增加，一旦含量不够会发生巨幼细胞贫血，还会影响宝宝神经系统的发育。由于维生素 B_{12} 缺乏引起的巨幼细胞贫血，应积极补充富含维生素 B_{12} 的食物，如动物性食物如肝、肾、肉类、鱼、水产贝类是维生素 B_{12} 的良好来源。维生素 B_{12} 补充剂的使用应由医护人员根据患者饮食、生化检查等指标确定。

2. 骨质软化症　孕期缺乏维生素 D 特别常见。孕期缺乏维生素 D 可影响钙的吸收，导致血钙浓度下降。为了满足胎儿生长发育所需要的钙，必须动用母体骨骼钙，结果使母体骨钙不足，引起脊柱、骨盆骨质软化，骨盆变形，重者甚至造成难产。此外，妇女生育年龄多集中在 25～32 岁，该时期正值骨密度峰值形成期，妊娠期若钙摄入量低，可能对母亲骨密度造成影响，而且这种影响是永久性的。

妊娠期维生素 D 的 RNI 与非孕妇女相同，为 10μg/d，UL 为 50μg/d。维生素 D 可促进钙的吸收和钙在骨骼中的沉积。故妊娠期对维生素 D 的需要量增加，这一时期缺乏维生素 D 与孕妇骨质软化症及新生儿低钙血症和手足抽搐有关；但过量也可导致婴儿发生高钙血症而产生维生素 D 中毒。

3. 营养不良性水肿　妊娠期蛋白质严重摄入不足可致营养不良性水肿。蛋白质缺乏轻者仅出现下肢水肿，严重者可出现全身水肿。此外，维生素 B_1 严重缺乏者亦可引起水肿。随着人们生活水平的提高以及家庭对孕妇的重视，一般来说由于蛋白质严重摄入不足可致营养不良性水肿不太常见，而维生素 B_1 严重缺乏引起水肿在营养知识匮乏、健康素养不高的家庭比较突出。

维生素 B_1 与能量代谢有关。妊娠期缺乏或亚临床缺乏维生素 B_1 时孕妇可能不出现明显的脚气病症状，而新生儿却有明显脚气病表现。维生素 B_1 缺乏也可影响胃肠道功能，尤其在妊娠早期由于早孕反应使食物摄入减少，易引起维生素 B_1 缺乏，从而导致胃肠功能下降进一步加重早孕反应，应给予补充。

妊娠期维生素 B_1 的 RNI 在妊娠早期不增加，妊娠中晚期在非孕妇女 1.2mg/d 基础上分别增加 0.2mg/d 和 0.3mg/d。

4. 胎儿生长发育迟缓 妊娠期，尤其是中、晚期的能量、营养素摄入不足，尤其是在特殊特殊情况下蛋白质摄入不足，易使胎儿生长发育迟缓，生产出低体重儿。

由于蛋白摄入不足引起的胎儿生长发育迟缓，孕妇必须摄入足够数量的蛋白质以满足自身及胎儿生长发育的需要。足月胎儿体内含蛋白质 400～800g，加上胎盘及孕妇自身有关组织增长的需要，共需蛋白质约 900g，这些蛋白质需不断从食物中获得。孕妇蛋白质推荐摄入量（RNI）为：妊娠早期不增加，妊娠中期和妊娠晚期分别增加 15g/d 和 30g/d。妊娠期膳食中优质蛋白质至少占蛋白质总量的 1/3 以上。

孕期蛋白质营养素补充剂一般为蛋白粉、妈妈奶粉等，食用量参考产品说明。

5. 先天性畸形 妊娠早期妇女因某些微量元素维生素摄入不足或摄入过量，常可导致各种各样的先天畸形儿。例如叶酸缺乏可能导致神经管畸形，主要表现为无脑儿和脊柱裂；维生素 A 缺乏或过多可能导致无眼、小头等先天畸形。

预防神经管畸形、脊柱裂，备孕及孕早期妇女补充叶酸预防神经管畸形，从准备怀孕前 3 个月开始每天补充 400μgDFE 叶酸，建议补充到孕 3 个月，有条件的可以补充整个孕期。因为从备孕前 3 个月及孕 3 个月是补充叶酸的关键时期，而孕中晚期叶酸缺乏会引起红细胞减少而导致贫血，胎儿会因母亲叶酸缺乏而影响发育。妊娠早期增加维生素 A 摄入应注意不要过量，因为大剂量维生素 A 也可能导致自发性流产和胎儿先天畸形。故中国营养学会及世界卫生组织（WHO）均建议孕妇通过摄取富含类胡萝卜素的食物来补充维生素 A。维生素 A 的 RNI 在妊娠早期不增加，按视黄醇活性当量（retinol activity equivalent，RAE），妊娠中期和晚期在非孕妇女 700μgRAE/d 基础上均增加 70μgRAE/d，UL 为 3 000μgRAE/d。

（三）孕期其他营养素补充

1. 脂类 必需脂肪酸营养补充剂，亚油酸达到总能量的 4%，α- 亚麻酸达到总能量的 0.6%，EPA+DHA 达到 250mg/d。

妊娠过程中孕妇平均需储存 2～4kg 脂肪，胎儿储存的脂肪可为其体重的 5%～15%。脂类是胎儿神经系统的重要组成部分，脑细胞在增殖、生长过程中需要一定量的必需脂肪酸。

孕妇膳食中应有适量脂肪，包括饱和脂肪酸、n-3 和 n6 系列多不饱和脂肪酸以保证胎儿和自身的需要。但孕妇血脂较平时升高，脂肪摄入总量不宜过多。中国营养学会推荐妊娠期膳食脂肪的供能百分比为 20%～30%。

2. 矿物质

（1）钙：妊娠期膳食钙 RNI 在非孕妇女 800mg/d 的基础上，妊娠早期不增加，妊娠中期和妊娠晚期均增加 200mg/d。钙剂的补充一般与维生素 D 联合补充，饮食均衡，达到各类食物推荐量标准的情况下，食物中的钙含量基本达到标准。对于饮食受到限制、饮食不均衡的孕妇应在考虑膳食中钙的摄入情况，由专业人员推荐补充剂的食用量。

妊娠期对钙的需要量显著增加，胎儿从母体摄取大量的钙以供生长发育的需要。当妊娠妇女钙摄入量轻度或短暂性不足时，母体血清钙浓度降低，继而甲状旁腺激素的合成和分泌增加，加速母体骨骼和牙齿中钙盐的溶出，维持正常的血钙浓度，满足胎儿对钙的需要量；当缺钙严重或长期缺钙时，血钙浓度下降，母亲可发生小腿抽筋或手足抽搐，严重时导致骨质软化症，胎儿也可发生先天性佝偻病。胎儿约需储存 30g 钙，以满足骨骼和牙齿生长发育的需要。妊娠早期胎儿储钙较少，平均仅为 7mg/d。妊娠中期开始增加至 110mg/d，妊娠晚期钙储存量大大增加，平均每日可储存 350mg。除胎儿需要外，母体尚需储存部分钙以备泌乳需要，故妊娠期钙的需要量增加。因此，孕妇应增加含钙丰富的食物的摄入，膳食中摄入不足时亦可适当补充一些钙制剂。

（2）锌：妊娠期膳食锌 RNI 在非孕妇女 7.5mg/d 的基础上整个妊娠期均增加 2mg/d。妊娠期妇女摄入充足量的锌有利于胎儿发育和预防先天性缺陷。胎儿对锌的需要在妊娠末期最高，此时胎盘主动转运锌量每日为 0.6～0.8mg。血浆锌水平一般在妊娠早期就开始下降，直至妊娠结束，比非妊娠妇女低约 35%，故在妊娠期应增加锌的摄入量。近年来的流行病学调查表明，胎儿畸形发生率的增加与妊娠期锌营养不良及血清锌浓度降低有关。

（3）碘：妊娠期膳食碘的 RNI 在非孕妇女 120μg/d 基础上整个妊娠期均增加 110μg/d。

妊娠期妇女碘缺乏可能导致胎儿甲状腺功能减退，从而引起以生长发育迟缓，认知能力降低为特征的呆小症。通过纠正妊娠早期妇女碘缺乏就可以预防。妊娠中期基础代谢率开始增高甲状腺素分泌增加导致碘的需要量增加。

3. 维生素 临床上常用维生素 B6 辅助治疗早孕反应；维生素 B6 与叶

酸、维生素 B_{12} 联用可预防妊娠高血压，妊娠期维生素 B_6 的 RNI 在非孕妇女 1.4mg/d 基础上，妊娠各期均增加 0.8mg/d，UL 为 60mg/d。维生素 B_2 也与能量代谢有关。妊娠期维生素 B_2 缺乏与胎儿生长发育迟缓、缺铁性贫血有关。妊娠期维生素 B_2 的 RNI 在妊娠早期不增加，妊娠中晚期在非孕妇女 1.2mg/d 基础上分别增加 0.2mg/d 和 0.3mg/d。

【健康教育形式】

借助主题开展健康教育宣传，如每年度全民营养周设立孕期营养主题；在日常妇幼保健工作中进行宣传；在特殊的环节中进行宣传，如结婚登记行政审批过程中宣传，结婚登记是每位年轻夫妇幸福的时刻，容易接受宣传教育，借助这个环节宣教效果较好。

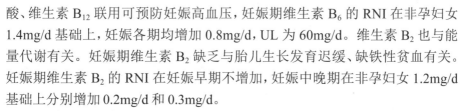

案例：北京顺义启动生命早期 1 000d 营养干预行动

2016 年 5 月 5 日，顺义区健康促进工作委员会率先启动"生命早期 1 000d 营养干预行动"。该活动持续至 2017 年 2 月，期间将依托"北京顺义健康教育"微信平台，通过"知识普及、专题视频、专家咨询与讲座、孕妇体重监测管理及新生儿生长发育监测评估"等多种形式和工具，在全区内广泛开展生命早期营养知识宣传，让更多家庭掌握健康知识，促进婴幼儿健康成长。"生命早期 1 000d 营养干预行动"由顺义区健康促进工作委员会主办，顺义区委宣传部、顺义区总工会、顺义区妇女联合会、顺义区卫生和计划生育委员会、顺义区民政局、北京市营养学会妇幼与学生分会共同承办。活动以 20～40 岁的适龄生育人群为目标人群，重点围绕孕、乳母及婴幼儿体重失衡、关键营养素摄入不足等营养问题，借助北京市三甲医院、高等院校等优质专家资源，在全区内深入宣传并推广"关注生命早期营养"理念。

三、妊娠期并发症营养管理

妊娠是一个极为复杂的生化过程，面对胎儿的生长发育，母亲也会出现一系列的生理变化，在这过程中就容易出现妊娠期并发症。例如激素的变化导致的早孕反应，增大的子宫可能引发便秘，胰岛素抵抗诱发的妊娠糖尿病、高血压等。

【健康教育的重要性】

因为孕期并发症的高发性，对孕产妇、胎儿的重要影响，妊娠期营养健康教育非常重要，不仅有利于积极防治并发症的出现，促进母婴健康，而且利于

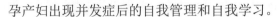

孕产妇出现并发症后的自我管理和自我学习。

【健康教育的内容】

（一）便秘与痔疮

1.原因 一般说来，排便间隔超过48h，粪便干燥，引起排便困难就称为便秘。便秘是妊娠期常见的并发症，主要由于孕激素、增大的子宫对胃肠道的影响，使胃肠道肌张力减弱、蠕动减慢。很多孕妇会在孕期补充钙剂，而钙剂容易与肠道内的食物残渣，如草酸、植酸、磷酸、脂肪结合成较硬的物质，而造成大便干结。随孕期增加，在各种因素的作用下，便秘可能越发严重，从而导致腹胀、腹痛，甚至严重者可能出现肠梗阻，并发早产，危及母婴健康。排便时用力可增加痔疮的风险。

2.缓解方式 第一，妊娠期摄入富含纤维素的食物，如各种蔬菜、水果、粗粮，有利于食糜和大便的下滑。因此，孕期增加高纤维食物、干果类以及坚果类的使用量通常可以控制这些问题，并要有足够水分摄入以保证大便湿润、柔软，利于排出。第二，多饮水。晨起空腹喝一杯水，快速到达结肠以达到刺激肠道的目的，对防止便秘会非常有效。第三，适当的运动也可增加胃肠道蠕动，避免久坐久站，可建议孕妇餐后适当散步，或增加提肛运动，既增加产力，又防止便秘。

（二）妊娠糖尿病

1.定义和发病率 妊娠糖尿病（gestational diabetes mellitus，GDM）是妊娠期间发生的糖尿病或糖耐量减低。目前我国多采用75g糖耐量试验，指空腹12h后，口服葡萄糖75g，分别在空腹和服糖后1h、2h分别测定血糖，正常上限为：空腹5.1mmol/L，1h 10mmol/L，2h 8.5mmol/L，任何一项血糖值达到或超过上述指标，即可诊断GDM。随着全民生活水平提高，它的患病率也在逐年增加。国际糖尿病联盟（International diabetes federation，IDF）2006年公布了糖尿病患病率占全球前十位的国家，中国居第二位（印度第一位），2007年我国糖尿病患者约4 000万，预计2025年将达到6 000万。

2.危害 高血糖可使胚胎发育异常甚至死亡，流产发生率达15%～30%，此外，发生妊娠期高血压、感染、羊水过多、难产、剖宫产率的风险也增加，其远期糖尿病几率增加，有17%～63%的孕妇将发展为2型糖尿病。妊娠糖尿病患者的胎儿中巨大儿发生率高达25%～42%，有出生时低血糖症、新生儿重症监护室停留或肩难产的风险。这些婴儿可能有低钾、低锌、低镁及低氯等问题。GDM的高危因素包括孕前肥胖、早期体重增加过快、一级乃至二级亲属有糖尿病的家族史、空腹血糖升高等，因此，要早期发现、早期筛查、早期干预。

3. 营养干预　饮食治疗的目的是控制血糖、血脂接近正常生理水平，避免出现高血糖、低血糖、剧烈波动及酮症，以免给母儿带来不利影响。

（1）血糖控制目标：空腹血糖<5.3mmol/L，餐后 1h 血糖<7.8mmol/L，餐后 2h 血糖<6.7mmol/L。但也要注意供给充足的营养和能量，以保证孕妇的能量储备、代谢需求，以及胎儿正常的生长发育。

（2）饮食要求：餐次安排在妊娠糖尿病的饮食中发挥非常重要的作用，少量多餐，每天 5～6 餐，定时定量的进餐能够有效控制血糖。适当加餐，既能有效控制高血糖，又能预防低血糖的发生。合理控制总能量摄入，对于孕前体重正常、轻体力活动的女性，孕中、晚期按照理想体重的 30～35kcal/（kg•d），整个妊娠过程总体重增加 10～15kg 为宜。碳水化合物是影响血糖比较直接的营养素。应减少精制糖的摄入，主食粗细搭配，可选择杂粮饭、杂粮面食等。但要避免碳水化合物摄入过少而引起酮症。在此基础上，要保证充足的优质蛋白质摄入，按照理想体重的 1.0～1.5g/（kg•d），1/3 以上为优质蛋白质。限制并优化脂肪摄入，占总能量 30% 以下，适当选择不饱和脂肪酸，包括植物油、坚果等。膳食纤维，包括蔬菜、粗粮的摄入，可帮助控制血糖，但粗粮中含有较多的植酸和膳食纤维，在降糖、通便的同时，也会与食物中的矿物质结合成沉淀，过多食用会阻碍集体对矿物质的吸收。而且可能增加孕妇胃肠道不适感。因此，在粗粮的选择上也应该遵循适度的原则。除此之外，配合一定量的体育锻炼，尤其是餐后活动，对于控制血糖也有益处，但避免过于剧烈或时间过长，以免引起对母婴的损伤。

如果饮食、运动控制后的血糖仍高于理想水平，或在严格控制后出现体重增长不足，甚至体重反降，应尽早就诊内分泌科，采取药物干预。

（三）水肿

轻度的生理性水肿常见于孕晚期的四肢，应与 PIH 相关的病理性、全身性水肿区分开来。妊娠期正常的下肢水肿因增大的子宫压迫腔静脉、阻塞血流返回心脏所致。当女性侧卧时，这种机械作用被转移，回心血量增加，使血管外液体流动并最终通过增加排尿量而消除，此时无须特殊饮食干预。

在生活中，孕妇要避免长时间站着或坐着，间隔 1～2h 进行适当活动，尽量抬高下肢。饮食方面，应尽量清淡少盐，每日盐摄入量 6g 左右，但也要避免因过度限制盐量而降低食欲和食物摄入量。此外，还可以吃一些利尿的食物，如黑鱼、番茄、菜花、冬瓜、西瓜、洋葱等。

（四）恶心、呕吐与妊娠剧吐

晨吐、妊娠恶心与呕吐在孕早期影响着 50%～90% 的孕妇，常于妊娠 17 周左右消退。它与胎盘分泌较多的 HCG 有关，也与精神过度紧张、心理作用有关。气味、移动、噪声、光亮及不利的气候条件可诱发恶心。大多数妊娠恶心、呕吐不影响女性正常生活、工作，且不出现明显体重丢失。少量多餐，以清淡饮食为主，避免闻到烹饪食物的味道，食用碳水化合物类零食可在某些孕妇中减少恶心，而蛋白质类食物可能有助于另一部分孕妇。含姜与蛋白质的饮食可减轻恶心的症状，维生素 B_1、维生素 B_6、维生素 C 也有助于缓解一部分孕妇的妊娠恶心、呕吐。

当早期妊娠以剧烈呕吐与体重丢失为特征时，可发生液体与电解质失衡，次日晨吐发展成为妊娠剧吐（hyperemesis gravidarum，HG），可见于 1%～2% 的孕妇，通常需要住院接受营养支持与补液。为预防妊娠剧吐要加强妊娠前营养，使身体健康，尤其是维生素 B_1、维生素 B_6、维生素 C 要充分摄入。同时加强精神心理建设，家人多予以鼓励，根据孕妇喜好给予易消化的食物分次进食，清淡为主，避免让其闻到烹饪食物的味道。对此类孕妇的管理目标为：增加适宜的体重，纠正液体与电解质的不足；保证食物的摄入，避免酮症，控制妊娠剧吐的症状，达到氮平衡以及维生素与矿物质的平衡。

HG 的严重并发症可有食管破裂以及妊娠营养不良。妊娠多涎或唾液过多，是危害因素之一。唾液排出量如果过多，可造成电解质的流失。另一个严重的并发症是 Wernicke 脑病，此时，再补充营养的同时必须要关注微量营养素，包括磷、镁、钾、B 族维生素的补充。

妊娠是一种加速饥饿的状态，故常发生在喂养综合征，因此需要定期对磷、镁、钾等电解质进行评估，水平低下可能导致心律不齐与呼吸衰竭。

（五）妊娠期高血压

1. 定义及诊断　妊娠诱发的高血压（pregnancy-induced hypertension，PIH）包括妊娠期高血压（gestational hypertension）、先兆子痫毒血症（pre-eclamptic toxemia，PET）与子痫（eclampsia）。妊娠期高血压是威胁母婴健康的一种严重疾病，发病率可高达 10% 左右，多见于初产妇、多胎妊娠、羊水过多或贫血的孕妇，以及有肥胖、糖尿病、慢性肾炎的孕妇。它指进入妊娠中期后，母亲血压大于或等于 140/90mmHg、无蛋白尿。此类女性可能发展为先兆子痫尿毒症，即收缩压≥140mmHg，或舒张压≥90mmHg，合并 24h 尿蛋白>300mg，或舒张压大于 110mmHg，合并 24h 尿蛋白大于 5g。PET 与因血管痉挛造成的子宫血流减少有关，导致胎盘减小、胎儿营养受损及 IUGR 胎儿。

2. 饮食干预　妊娠期高血压综合征孕妇的合理饮食应注意：适当限制能量，摄入不宜过多，保持体重缓慢增加。限制总脂肪量的摄入，脂肪供能不超过每日总热量的 30%。重度妊娠期高血压的孕妇因尿中蛋白丢失过多，常有低蛋白血症，应摄入充足的优质蛋白质以弥补其不足，使蛋白质供能占总热量 15% 以上。根据调查，妊娠期高血压的孕妇血清锌的含量较低，膳食供给充足的锌能够增强身体的免疫力。补充维生素 C 和维生素 E 能够抑制血中脂质过氧化，降低妊娠期高血压的反应。严格限制钠盐在防治高血压中发挥重要的作用，每天摄入过多的钠，周围血管阻力增大，导致血压上升。尽量每天钠盐的摄入量应控制在 3～5g，同时也要避免所有含盐量高的食物，如浓肉汁、调味汁、方便面的汤料末；所有的腌制品、熏干制品、咸菜、酱菜；罐头制品的肉、鱼、蔬菜等；外卖油炸食品如比萨、薯条、香肠、火腿熟食等。酱油也不能过多摄入，6ml 酱油约等于 1g 盐的量。如果平素饮食口味较重，可用部分含钾盐代替含钠盐，能够在一定程度上改善少盐烹调的口味。还可以用葱、姜、蒜等调味品制出多种风味的食物来满足食欲。

（六）妊娠期贫血

妊娠期贫血是妊娠期最常见的并发症，我国统计妊娠合并贫血的发病率在 10%～20%。

妊娠期贫血以缺铁性贫血最为常见，主要由于胎儿和母体对铁的需求量增加，而摄取不足造成。在营养治疗方面，要给孕妇提供充足的铁，包括铁制剂，瘦肉（牛肉、羊肉、猪肉）、动物肝脏等富含铁的食物。不食用含过多草酸和过量锌、铜，以免妨碍铁吸收。同时也应补充充足的能量与优质的蛋白质，有利于血红蛋白的合成。对于饮食改善不满意的孕妇，可选择口服铁剂，如硫酸亚铁、琥珀酸亚铁等。需要注意的是，除了保证铁的摄入量充足外，还应营造促进铁吸收的环境。铁是在十二指肠吸收，并且需要一定的酸性环境，可予孕妇适量的酸味食物或者维生素 C，降低 pH 值。

巨幼细胞贫血多由于缺乏叶酸和 / 或维生素 B_{12} 引起。这种贫血的特点是骨髓里的幼稚红细胞量多，红细胞核发育不良，成为特殊的巨幼细胞。防治巨幼细胞贫血饮食应注意多采用以下食物：富含叶酸的新鲜叶类蔬菜及富含蛋白质的食物，如肝、瘦肉等，并改善烹调方法，减少高温对食物中叶酸的破坏。维生素 B_{12} 主要存在于动物性食物中，尤其是红肉，因此要保证摄入量。如果因为维生素 B_{12} 缺乏引起的巨幼细胞贫血病发神经系统病变，单纯以叶酸治疗，可以减轻贫血，但可能加重神经系统症状，因此必须辅助补充维生素 B_{12}。

【健康教育的形式】

可以以大众宣教、孕妇学校授课，或产科、营养科进行专科治疗。

四、食品安全

孕期是一个特殊的生理时期，进食的安全性十分重要，应避免食品中的污染因素对孕妇、胎儿的损害，被污染的食物对于孕妇来说就是潜在的威胁，一旦大量的食用，很有可能导致流产或者胎儿畸形。因此，食源性疾病的防治也是孕期保健的重要内容。

食品安全是指食品中不应包含有可能损害或威胁人体健康的有毒、有害物质或不安全因素，不可导致消费者急性、慢性中毒或感染疾病，不能产生危及消费者及其后代健康的隐患。

食品安全的范围包括食品数量安全、食品质量安全、食品卫生安全，是食品的生产、加工、包装、储藏、运输、销售和消费等活动符合强制性标准和要求，不存在可能危害人体健康的有毒有害物质以导致消费者病亡或者危及消费者后代的隐患。

【健康教育重要性】

孕期既要保证营养全面又要确保进食的安全性，避免食品污染因素对孕妇、胎儿的损害，有些食物对于孕妇来说就是"隐形杀手"，一旦大量的食用，很有可能导致孕妈妈流产或者胎儿出现畸形的状况。所以，孕期食源性疾病的防治也是孕期保健的重要内容。

随着社会经济的发展，人们对孕育的需求越来越高，既要保证孕妇全面的营养，提倡饮食种类多样化，又要确保食品安全。社会城市化的发展，人们已经摆脱那种自给自足的田园式生活，许多粮食、蔬菜、果品和肉类，在种植、养殖、加工、运输或储存，可能受到污染，在烹调加工中也有可能产生一些有毒成分。在加工过程中，也有必要添加各种添加剂，如防腐剂、杀菌剂、漂白剂、抗氧化剂、甜味剂、调味剂、着色剂等，如果过量添加、非法添加等均是当今公共卫生问题。上述食品污染问题，对孕妇乃至胎儿会产生具有一定的毒性。

孕期远离食源性疾病，拒绝食品污染，不仅是个人注意饮食卫生，更需要全社会共同参与，从生产、运输、加工、贮藏、销售等各个环节着手。只有这样，才能从根本上解决问题。

【健康教育内容】

（一）食品污染

食品是孕期营养的提供的物质载体，如果进食了污染食品或者食品安全超标的食品，可能会危害母子健康。食品污染是指食品在种植或饲养、生长、收割或宰杀、加工、贮存、运输、销售到食用前的各个环节中，由于环境或人为因素的作用，可能使食品受到有毒有害物质的侵袭而造成污染，使食品的营养价值和卫生质量降低。食品污染分为生物性、化学性及物理性污染三类。

1. 生物性污染　是以细菌、真菌以及寄生虫卵为主要致病病原体的污染。致病病原体侵染食品原料如蔬菜、粮食、肉类，或者成品食品后，就会造成食品污染。生物性污染的污染源有：

（1）微生物：是一类比较常见的食品污染，为细菌与细菌毒素、真菌与真菌毒素导致食品污染。如李斯特菌是一种食源性污染致病菌可引起孕妇死胎、流产等不良后果。真菌毒素也是一类重要的食品污染因素，主要是食物霉变后生长的真菌，也就是黄曲霉，黄曲霉可产生黄曲霉毒素，黄曲霉毒素是一种强烈的致癌物质，研究表明，黄曲霉毒素是某些湿热地区肝癌高发的重要原因，也是导致胎儿发育畸形的致病因子。

（2）病毒：如诺如病毒、脊髓灰质炎病毒、口蹄疫病毒，其中诺如病毒是比较常见的病毒性食品污染。

（3）寄生虫：寄生虫可通过虫卵污染食品而感染人。感染了寄生虫病的病人或病畜的粪便虫卵，指病人或病畜的粪便间接或直接污染食品，比如可以通过水体或者土壤直接、间接污染食品。

2. 化学性污染　是指有害化学物质导致的食品污染。如在种植期间，在农田、果园中不规范使用的化学农药，可造成粮食、蔬菜、果品的污染。化学性污染物可以随着雨水进入地表水水体，或者汇入江河湖海，而进入鱼类食物，造成鱼虾贝蟹等污染。水体底层泥土或者岩石溶出的重金属如汞，也可以引起鱼类食品的污染，长期大量进食汞超标严重的鱼类可能导致孕期胎儿的神经损伤。

化学性污染来源包括：①来自生产、生活和环境中的污染物，如农药、兽药、有毒金属、多环芳烃化合物、N-亚硝基化合物、杂环胺、二噁英、三氯丙醇等；②食品容器、包装材料、运输工具等溶入食品的（有害物质）；③食品添加剂滥用；④食品加工、贮存过程中产生的物质，如酒中有害的醇类、醛类等；⑤掺假、造假过程中加入的物质。

3. 物理性污染　是指有杂物污染，这类污染物可能不威胁健康，但影响食品的感官性状或营养价值。物理性污染可来自产、储、运、销过程中的污染物，如粮食收割时混入的草籽；掺假造假，如粮食中掺入的沙石、肉中注入的水、奶粉中掺入大量的糖和三聚氰胺等。

4. 放射性污染　主要来源于放射性物质的开采、冶炼、核武器以及放射性核素在生产活动和科学实验中使用时，放射性废弃物不合理的排放及意外性的泄漏，通过食物链污染食品，尤其是半衰期较长的放射性核素碘-131、锶-90、锶-89、铯-137污染的食品，引起人体慢性损害及远期的遗传损伤效应。

（二）食品污染对胚胎发育的影响

食品安全问题始终关系到母亲和胎儿的健康。

胎儿的发育从受精卵分裂增殖开始，胎儿在母体内就已经开始吸收、利用来自母亲的饮食中的营养。胎儿期是生长发育的关键时期，细胞分化增生活跃，解毒机制相对不完善，对环境暴露因素极其敏感。食品污染对人体的影响是多器官损伤，首先是对人的生殖系统功能产生影响而具有遗传毒性，导致生殖细胞畸变。食品污染对生长发育期的个体更敏感，对母亲没有产生明显的毒害作用剂量水平却对胎儿造成严重损伤，有时污染物对后代的不利影响，常在妇女尚未意识到自己已经怀孕之前就产生了。如随着工业化进程加快，环境污染日益严峻，由此引起的食品污染来源的重金属元素对发育损伤的影响，已成为全球关注的焦点。

孕妇食用了被污染或者卫生标准超标的食品，可能会严重影响胎儿的生长发育，甚至造成畸胎和死胎。发生在20世纪50年代初日本水俣湾的水俣病就是人食用了含有机水银污染的鱼贝类，使有机水银侵入脑神经细胞而引起的一种综合性疾病，患者手足协调失常，甚至步行困难、运动障碍、弱智、听力及言语障碍、肢端麻木、感觉障碍、视野缩小；重者例如神经错乱、感觉失调、痉挛，最后死亡。发病起3个月内约有半数重症者死亡。孕妇在孕前、孕期食用汞污染的鱼也可以导致胎儿畸形，引发患儿先天性疾病，表现为耳部严重畸形、斜视、智力低下等。这起事件提醒了人们，食品污染不仅危害成人的健康，而且还会影响后代的健康。

（三）影响胚胎发育的常见食品污染

1. 农药污染　农药污染对胎儿有致死和致畸作用的主要化学因素，是影响最大、后果最严重的化学污染物。主要包括杀虫剂、杀鼠剂、杀菌剂、除草剂和植物生长刺激素等。对后代有致畸作用的农药有 DDT、六六六、艾氏剂、狄氏剂、甲基对硫磷、西维因、除草剂 2,4-D 等，孕妇食用了被农药污染的食品，可导致胎儿发生唇裂、腭裂、脑积水、先天性肠出血、四肢和泌尿生殖系统先天畸形。其中有机杀虫剂的危害最大。人群流行病学研究表明，新生儿无脑、脊柱裂等神经系统畸形儿与孕期喷洒有机汞农药有关。如已经禁止使用的 DDT（有机氯农药），孕期反复接触可导致胎儿马蹄内翻足以及多指（趾）畸形。有机磷农药则可引起胎儿多指（趾）、唇裂、腭裂、脊柱裂、无脑儿以及心血管和泌尿系统畸形，而且这种畸形往往还可以延续到第二代甚至第三代才表现出来。

2. 重金属污染　重金属暴露与胎儿先天畸形密切相关，是导致胎儿畸形的危险因素。重金属在环境中的蓄积是伴随着现代化、工业化进程的加快而增多，导致胎儿畸形的发生率呈现逐年上升趋势，不仅危害患儿的身体健康，亦对其家人的心理造成无法弥补的创伤。

重金属在人体内的蓄积是通过食物或食物链的生物放大效应等途径实现的。重金属对胎儿的暴露是在孕妇病理状态或特殊生理状态下释放进入血液循环。食用铅、锰、砷、汞等含量超过卫生标准的食品，对胚胎可产生极强的毒性，不仅导致胎儿畸形，还可以造成死胎，胎儿出生后的死亡率也明显增高。如孕妇汞中毒后胎儿死亡率增高8倍，存活的胎儿亦存在多种极难完全恢复的畸形。

食品污染来源的重金属连同环境污染的重金属均可以进入人体，进入孕妇体内的重金属可透过胎盘传递给胎儿。孕早期是胎儿器官发育的关键时期，也是重金属暴露对胎儿的致畸作用更显著的时期，应在妊娠早期阶段加强孕妇重金属血液监测，加强妊娠胎儿畸形的早期筛查。

重金属中，镉具有较强的发育毒性，通过人体重要脏器进行体内蓄积，在孕妇血液中镉的含量相对稳定，对胎儿的毒害作用更严重，尤其是在脂肪含量高的肝脏、肾脏、胰腺等中含量更高，因而在多脏器官蓄积而产生严重的损害作用。镉对胚胎发育的毒性主要表现为可导致胚胎死亡和畸形，如掌骨骨化不全，腭裂，左右肾空泡形成，无眼、小眼畸形，生殖器和静脉畸形等。

3.铅污染　铅也是具有较强的发育毒性的重金属。研究发现，在没有明显的环境和职业铅暴露的前提下，妊娠中期的血铅含量显著高于妊娠早期，在妊娠晚期也维持在相对较高的水平，其原因可能为在妊娠期间，为了适应胎儿生长的需要，母体的骨骼代谢显著加强，从而造成长期贮存在骨骼中的铅重新释放进入血液，从而引起血铅的增加。铅与镉毒性具有一定的联合作用，增强了镉与铅的毒性。铅暴露可导致胎儿出现先天性心脏病、神经管畸形等，铅、镉含量增加是妊娠中期胎儿出现畸形的影响因素。

4.锰、砷污染　锰、砷也是导致胎儿畸形的金属元素，尤其是在妊娠中期、妊娠晚期的毒害作用更强。暴露于砷中的孕妇更容易增加妊娠并发症的发生风险，研究表明，砷具有明显的胚胎毒性和致畸性；砷在孕期的暴露可能会导致早产、死产、低体重儿的发生。

5.黄霉菌毒素污染　黄霉菌毒素具有极强的致癌性，早已引起人们重视。近年来，科学家们发现黄曲霉毒素还具有较强的致畸性。谷类食品极容易被真菌污染，已引起学界的高度重视。

6.食品放射性核素污染　食用被放射性物质污染的食品和饮水后，可致胎儿软骨营养障碍、先天性白内障、骨生成障碍、进行性肌肉萎缩症等。甚至导致生殖细胞的基因突变，使后代出现家族中没有的新发生的遗传病，发生严重后果和多发畸形。

（四）孕期单核增生李斯特菌病

1.发病率　单核增生李斯特菌病是一种罕见但严重的食源性传染病。单核增生李斯特菌的易感人群为孕妇、新生儿、免疫功能低下者和老年人。

其中孕产期感染占据了所有病例报道的 27%，由于孕激素水平的升高会削弱细胞免疫的天然免疫抑制状态，导致感染该菌的风险是一般人群的 18～20 倍。妊娠期感染单核增生李斯特菌的患者中有超过 30% 的患者最终导致死产、早产或者流产。

2. 发病原因　孕期通过单核增生李斯特菌污染的食品而感染。感染食品多为熟食和生冷食品，如煮熟的火腿、熏鱼和即食肉制品以及蔬果沙拉。单核增生李斯特菌是一种兼性杆状革兰氏阳性菌，在自然界中普遍存在，可以从土壤、水流、蔬菜、水果、生肉、奶制品、即食食品甚至是冷藏加工食品中分离出菌株，可以在大范围的 pH 值和温度以及高盐浓度下存活和生长。

孕妇感染单核增生李斯特菌感染的因素：一是饮食文化因素，在大型社交聚会和公共食物中进食，尤其是饮食文化多样性的进食场合，每个人都有自己与食物有关的习俗，是这种疾病的潜在发病风险。二是食品环境，即食食品、冷藏温度下储存的食品和货架期延长的食品是单核增生李斯特菌病的主要来源。三是社会经济发展因素，社会的快速发展，人们饮食文化、饮食方式的融合，食物的生产和摄入发生了变化，尤其是越来越多的冷冻和长保质期的即食食品，成为感染的风险。最后随着中国全面两孩政策放开，生育人口不断增长，生育率提高感染率也是孕期感染李斯特菌病的一个重要因素。

3. 母胎危害　多发于妊娠 26～30 周。孕产妇单核增生李斯特菌病的表现通常是轻微的，通常无症状或只有非特异性临床症状，如胃肠道症状和流行性感冒样症状。但对于胎儿、新生儿疾病往往是严重而致命的。如果胎儿感染，流产、早产或死产的风险极大，可出现严重的胎儿或新生儿并发症。

4. 临床表现及就医指征　孕产妇单核增生李斯特菌病的表现通常无症状或只有非特异性临床症状，如表现为胃肠道症状和流行性感冒样症状。胎儿感染单核增生李斯特菌病最常出现在妊娠晚期，此时母亲感染表现微弱，很少致命，通常为轻微发热、流行性感冒样表现等，胎儿感染、流产、早产或死产的风险极大，可出现严重的胎儿或新生儿并发症，表现为菌血症、呼吸窘迫、脑膜炎、肺炎等，通常在出生后 24～72h 内出现。新生儿在胎内获得感染，分娩后发病。表现为肝、脾、肺、肾、脑等脏器内播散性脓肿或肉芽肿。早期常为败血症，后期为足月产后两周发生新生儿脑膜炎。常伴有结膜炎、咽炎，躯干及肢端皮肤红丘疹。患儿可出现呼吸或循环衰竭，病死率高达 33%～100%，早期治疗可提高存活率。新生儿也可表现为迟发性单核增生李斯特菌病，一般出现在 1～4 周的婴儿中，通常表现为脑膜炎症状，致死率较高，高达 50%，在 40% 存活的新生儿中可以观察到严重的神经和发育后遗症。在具有一定免疫能力的儿童人群中，可表现为流行性感冒样症状，也可以表现为肠胃炎。

当孕妇出现以下情况需及时就诊：①孕期发热或者腹泻；②新生儿有发热久治不见好转，呼吸困难或者伴有口唇发紫，或者出现意识异常等，并且如果孕妇在发病前2～4周有进食熟食和生冷食品的进食史，建议到医院治疗。

5. 治疗方案　单核增生李斯特菌感染治疗的目的是抗感染治疗，以及防止并发症。早期抗感染治疗，多数抗菌药对李斯特菌具有抗菌作用，其中氨苄西林与青霉素疗效较好。红霉素、利福平、氟喹诺酮类、克林霉素、万古霉素、氯霉四环素孢噻吩等也有效。

6. 预防方法　个人及家庭层面要做到食品安全的五个要点：

（1）保持清洁：享用食品前需要洗手，准备食品期间经常还要洗手；便后洗手；清洗和消毒用于准备食品的所有场所和设备；避免虫、鼠及其他动物进入厨房和接近食物。

（2）生熟分开：生的肉、禽和海产品要与其他食物分开；处理生的食物有专用的设备和用具，例如刀具和切肉板；使用器皿储存食物以避免生熟食物相互接触。

（3）烧熟煮透：食物要彻底加热，尤其是肉、禽和海产食品；汤、煲等食物要煮开以确保达70℃，肉类和禽类的汁水要变清，而不能是淡红色，最好使用温度计；熟食再次加热要彻底。

（4）保持食物的安全温度：熟食在室温下不得存放2h以上；所有熟食和易腐烂的食物应及时冷却（最好在5℃以下）；熟食在食用前应保持滚烫的温度；即使在冰箱中也不能过久储存食物；冷冻食物不要在室温下化冻。

（5）使用安全的水和原材料：使用安全的水或进行处理以保安全；挑选新鲜和优质健康的食物；选择经过加工的食品，例如经过低温消毒的牛奶；水果和蔬菜要洗干净，尤其是如果要生食的食物；不吃超过保鲜期的食物。

【健康教育形式】

可以借助主题开展健康教育宣传，如每年度食品安全周设立孕期食品安全主题；在日常孕期保健工作中进行宣传；在特殊的环节中进行宣传，如结婚登记行政审批过程中宣传，结婚登记是每位年轻夫妇幸福的时刻，容易接受宣传教育，借助这个环节宣教效果很好。

健康教育范例：北京市以孕期食品安全为主题的健康教育。

多年来，北京市卫生系统每年度以食品安全周宣传为契机，开展孕期食品安全健康促进活动，保障孕期食品安全，积极向社会公众普及食品安全知识，提高市民食品安全参与意识与责任意识，增强社会公众的食品安全知识和自我防护能力，营造人人参与、社会共治的良好氛围，不断增强人民群众的获得感、幸福感、安全感。

　　孕期食品安全主题活动的开展是以北京市疾控中心为技术指导，全市各区同步开展的健康促进工作。每年度的食品安全周宣教期间，16个区同步开展多媒体联动引导居民科学膳食。市疾控中心统一发放孕期食品安全宣传材料，全市有关广播、电视、报纸、网络等多种媒体将全面报道食品安全专题。相关政府部门也将在各自官网，政务微博、微信广泛开展主题宣传，进行成果成效展示。

（李永进　李　宁　王　方）

第三节　口　腔　保　健

【健康教育重要性】

　　孕期的口腔健康教育非常重要。生活中有很多孕妇患有口腔疾病但自己不重视，拖延治疗，导致病情加重，产科医师只能对症处理，口腔医师顾及全身状况难以决定采取专业治疗措施，最终造成感染加重等非常严重的后果，包括流产、早产，甚至危及孕妇生命。出现这样的情况，很大一部分原因是我们的口腔健康教育没有做好。孕妇罹患口腔疾病，不但要治疗，而且要尽早治疗，因为大部分口腔疾病都是不可逆的，拖延治疗只会造成症状越来越重。当然，能预防是最好的，尤其是在备孕期就接受健康教育，是最理想的。总之，关于如何看待孕期的口腔疾病，我们提倡"预防好于治疗，早治好于晚治，治疗好于不治，千万别扛着"。孕妇处于特殊的生理时期，口腔治疗不但要考虑到不能对孕妇造成伤害，还要考虑到保护胎儿的安全，这也是孕期口腔治疗的特点和难点，应该推荐到已经开展了孕妇口腔治疗的医疗机构，或者是相关人员接受过孕期口腔治疗培训的医疗机构进行规范的诊治。

【健康教育内容】

（一）孕期口腔疾病危害

　　孕期是口腔疾病发生、发展的一个高峰时期，这一时期维护好孕妇的口腔健康非常重要。

　　1. 孕妇易患口腔疾病的原因

　　（1）孕期激素水平改变会加重孕妇口腔组织的炎症反应。

　　（2）很多孕妇喜欢酸甜可口的食物，喜欢软食，而且孕期进食的次数增多，不利于口腔卫生的维护。

　　（3）孕早期可能出现恶心、呕吐，胃酸反流，使口腔内酸的浓度升高，牙齿在酸性的环境中更容易脱矿而被腐蚀。

　　（4）孕妇可能因为呕吐明显、刷牙易出血或活动不便而减少或放弃刷牙，

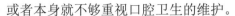

或者本身就不够重视口腔卫生的维护。

（5）最重要的一点，很多孕妇在孕前并没有进行很好的口腔检查和治疗，留下隐患。在孕期中间，口腔出现了问题也没有及时到医生处就诊，导致病情延误、加重。

2. 孕妇易患的口腔疾病及危害　孕妇易患的口腔疾病有龋病、牙髓炎和根尖炎、釉质酸蚀症、牙周疾病、智齿冠周炎等。

（1）龋病：也被称为蛀牙，是一种在细菌感染等多因素作用下导致的牙齿硬组织进行性破坏的疾病。怀孕本身并不会增加孕妇患龋病的风险。孕期容易发生龋齿与孕妇的口腔卫生状况不良有关。

危害：就孕妇自身而言，龋齿会导致食物嵌塞，龋齿加深会产生疼痛，如果未治疗的龋齿数目多会影响患者进食。孕期的营养需求量大，但咀嚼能力的下降、长期的进食不佳会导致孕妇的营养缺乏，缺钙严重的孕妇会出现骨质疏松。就胎儿而言，母体缺钙，会影响胎儿的生长发育、牙齿的发育矿化。就出生后的婴儿而言，母亲口腔的致龋细菌（如变形链球菌和乳酸杆菌）可以通过日常的亲密接触，从母体传播给孩子，影响婴幼儿的口腔菌群，增加婴幼儿早期龋的患龋率。

（2）牙髓炎和根尖炎：牙髓炎指位于牙齿内部的牙髓组织发生了炎症。根尖炎指发生在牙齿根尖周围组织的炎症性疾病。牙髓炎和根尖炎大多因龋齿没有及时治疗而发展来。

危害：最明显的问题就是疼痛和炎症。疼痛不仅会影响孕妇的进食和休息，严重的疼痛还会引发宫缩，导致流产或早产。炎症感染灶应及时诊治，如果延误治疗，发生急性脓肿，严重的会引起孕妇的全身反应，也可能会危及胎儿，导致孕妇流产或早产。

（3）牙齿酸蚀症：是牙齿硬组织受到酸的侵蚀而发生进行性丧失的一种疾病。孕妇的牙齿脱矿与酸有明确的关系，这部分酸主要来自妊娠反应的孕吐和孕期喜好酸食以及孕妇唾液偏酸性有关。酸蚀症主要表现为牙齿过敏、局部质地变软着色甚至发生牙体缺损。

危害：酸蚀症可导致孕妇进食无力，影响孕妇的营养摄入，进而影响胎儿的生长发育。在孕期发生的酸蚀症，由于很难控制孕妇与酸的接触，所以不易于治疗控制，导致孕妇的不适感会很明显。如果孕妇本身口腔卫生状况不好，则很容易发展为龋齿。

（4）妊娠期龈炎：牙龈炎是一种常见的牙龈疾病，是由牙齿表面牙菌斑引起的牙龈软组织非特异性炎症。妊娠期龈炎是在妊娠期出现特有症状的牙龈炎。妊娠期龈炎发病率为30%～100%。

危害：妊娠期龈炎刷牙时易出血，孕妇逃避刷牙，导致口腔卫生状况越来越差。严重时可影响孕妇的咀嚼、消化和吸收，进而影响孕妇及胎儿的健康。

（5）妊娠期龈瘤：指怀孕的第2～3个月，由于孕妇内分泌改变、雌激素增加，促使牙龈充血增生，严重者会出现牙龈瘤，发病率为1.8%～5%。牙龈局部迅速增大，色泽鲜红光亮，表面光滑，质地松软，极易出血。

危害：妊娠期龈瘤继续增大可能影响进食，严重的情况可引起牙齿的松动和移位。

（6）妊娠期牙周炎：牙周炎是牙菌斑中的细菌侵犯牙周组织而引起的慢性炎症，可导致牙周支持组织的破坏，牙周袋形成，附着丧失和牙槽骨的吸收。随着病情进展牙齿会慢慢松动，最终可导致牙齿脱落。妊娠期牙周炎是由原有的牙周炎、牙龈炎发展而来。孕期的激素变化、妊娠期孕妇维生素 D 的缺乏，以及孕妇本身的社会生活背景都与孕期牙周炎有关。妊娠期牙周炎的发病率高于30%。

危害：妊娠期牙周炎对孕妇和胎儿来说影响很大。牙周炎有可能导致流产、早产和出生低体重儿。而孕期进行牙周治疗能降低早产儿和低体重儿的风险。孕期牙周炎还可能增加孕妇患重症子痫前期的风险。牙周炎的致病菌及其毒素的扩散与心脑血管疾病、糖尿病等直接相关。牙周炎可影响孕妇进食，造成孕妇和胎儿的营养摄入不良。牙周致病菌也可能造成母婴口腔细菌的交叉感染。有报道孕妇相关焦虑症状也与牙周疾病紧密相关。

（7）智齿冠周炎：是发生在第三磨牙（也称为智齿）周围软组织的炎症，多是由于智齿萌出不全或阻生导致。孕前没有拔除的阻生齿，在孕妇孕期的生理和生活习惯发生改变后，更容易发生智齿冠周炎。

危害：局部炎症治疗如果不及时，孕妇会出现进食困难，开口受限。如果治疗延误，发生多间隙感染，会危及孕妇及胎儿的生命安全，后果严重。

（二）孕期口腔疾病治疗

1. 口腔治疗的特点　口腔疾病的治疗必须采用专业的措施，单纯的药物对症治疗效果非常有限。例如龋齿需要充填治疗，也就是补牙；牙髓炎需要根管治疗，也就是杀神经，牙痛的时候单纯给止痛药解决不了问题；牙周炎需要牙周洁治，也就是洗牙，给抗生素起不到作用；总之牙齿的疾病大部分是局部原因造成的，只有进行牙齿治疗才能去除病因，即使像智齿冠周炎这样的感染性疾病，如果不解决局部的问题，也会反复发作，甚至周期性加重。

大部分口腔治疗很少全身用药，常用的止痛药物用对乙酰氨基酚类就够了，使用周期一般不超过7d。偶尔预防感染或抗感染可以选用头孢类或青霉素药物。所以从使用药物的角度，口腔治疗是相对安全的。

口腔治疗技术发展非常快,各类局麻技术可以保证整个口腔治疗过程基本无痛,包括龋齿充填、根管治疗、牙周洁治和拔牙,患者在整个治疗过程中基本感觉不到疼痛。舒适化和微创是目前口腔治疗技术的热点,大部分口腔治疗,包括牙齿拔除,对患者的刺激都非常小。

　　2. 孕期口腔治疗的安全性

　　(1)麻醉药物使用:口腔治疗采用的都是局部麻醉,常用药物有利多卡因、阿替卡因和甲哌卡因等,剂量不大,一般不超过 2ml,有时利多卡因的用量多一些,也不会超过 5ml,因为是局部用药,极微量的药物作用于胎儿,所以非常安全。局部麻醉对于保证口腔治疗的无痛至关重要,告诉患者安心接受局部麻醉是患者获得顺利口腔治疗的第一步。

　　(2)X 线检查:最常用的口腔 X 线检查是牙根尖片和曲面断层 X 线片。现在的检查设备发展很快,放射剂量非常小,这类单次检查患者吸收的放射剂量只相当于数日的自然界吸收剂量,有文献报道在充分防护的情况下,患者吸收牙科 X 线检查剂量为 0.005～2.1 μGy,所以没有理由在怀孕期间避免或推迟必要的牙科 X 线检查。即使是口腔 CT 检查,由于视野小,放射剂量也远低于胸腹部等 CT 检查的放射剂量,所以在口腔治疗时的放射检查是非常安全的。必要的放射检查是获得正确诊断和适当治疗方案的先决条件,在进行口腔健康教育的过程中,告知口腔放射检查的安全性是非常重要的。

　　(3)充填治疗和根管治疗:充填治疗和根管治疗即大众所知的补牙和“杀神经”,是口腔科最常用的治疗方法。现代技术已经可以保证操作过程基本无痛,而且很少全身用药,所用的材料生物相容性高,可长期存在于人体内,孕妇完全可以像其他人群一样接受常规的充填和根管治疗。银汞材料对于孕妇的影响尚有争议,在我国,已经很少有人用银汞来充填治疗了。

　　(4)牙周洁治:因为采用的设备、人员技术水平等差异,有时孕妇在洁治时会感觉到酸痛,如果孕妇感觉不适,则可以选择孕中期进行操作,如果牙龈肿胀严重,可以先清除大块牙石,等到孕中期再进行仔细的洁治。

　　(5)拔牙:简单牙齿拔除的手术操作非常简单,效果明显,而且对孕妇的刺激很小。如果简单拔牙即可解决问题则建议孕妇选择牙齿拔除,例如松动牙反复肿痛、上颌智齿的牙髓炎或冠周炎等,反之如果选择根管治疗等其他方法,效果不确定、病人多次复诊并且费用高昂。

　　复杂牙的拔除要根据情况而定,因为复杂牙拔除后造成术后感染和疼痛的概率更大,需要评估牙齿拔除的迫切性和必要性,如果不得不拔除,否则无法控制感染,则需选择拔除,如果其他方法可以暂时止痛或控制感染,根据孕程的情况,可以选择对症治疗。

3. 孕期口腔治疗的时机　全孕程都可以进行口腔治疗,治疗时机的选择主要取决于治疗内容和孕妇全身情况,任何孕程都不存在绝对的禁忌证。

(1) 及时进行口腔治疗:口腔疾病避免在孕早期和孕晚期进行治疗的观念是不恰当的。很多口腔疾病(如牙髓炎),拖延治疗会增强患者的疼痛程度,疼痛的刺激可能诱发早产。部分口腔疾病不及时治疗,会出现不可逆进展,给孕妇造成更大的伤害,例如龋齿,若孕早期发现龋齿未及时治疗,孕晚期可进展为牙髓炎,孕妇需在活动不便的情况下反复就诊,增加意外发生的风险,而孕早期进行龋齿的充填治疗则相对安全。另外,孕早期的停孕多与染色体异常相关,尚无证据表明规范的口腔治疗会导致停孕。孕晚期进行部分口腔治疗,如复杂牙拔除或者治疗时孕妇紧张,有引起早产的风险,但孕晚期寻求口腔治疗的孕妇多是无法忍受感染和疼痛,若不及时处理也可能引发早产,所以即使是晚孕期,也应该采取必要的措施,控制感染和缓解疼痛。

(2) 充填的时机选择:常规的充填治疗,对孕妇及胎儿没有伤害,及时的充填治疗可以预防龋齿发展为牙髓炎,既缩短了治疗时间,又节省了治疗费用,在全孕程都应该及时实施。

(3) 根管治疗的时机选择:一般需要进行根管治疗时,都是患者感到剧烈疼痛的时候,也就是罹患牙髓炎的情况,这种情况下,其他治疗方法基本没有效果,所以不论任何孕程,都应该及时进行,而且在根管治疗的过程中,只要充分控制疼痛和患者的紧张情绪,基本不会对孕妇和胎儿造成负面影响。

(4) 拔牙的时机选择:前面讨论过,简单拔牙效果好、刺激小,所以全孕程都可以实施。复杂牙拔除,如果在孕晚期应该充分评估风险和效益,因为复杂牙拔除过程可能让患者感到不适,并且术后感染的概率也增大。

(5) 牙周洁治的时机选择:洁治对应的口腔疾病,一般来说症状不是特别紧急,可以根据患者的反应来调整治疗的时机,例如如果在孕早期患者恶心明显,可以先进行简单的洁治,复杂的洁治可以延后进行,孕晚期如果症状不是特别严重,也可以等到产后再进行。

4. 孕妇口腔治疗的特殊性　孕妇处于特殊的生理时期,不规范的口腔治疗会对孕妇及胎儿造成伤害。

为孕妇提供口腔治疗,必须考虑孕妇的全身情况,过度的刺激,例如剧烈疼痛、极度紧张可能引起早产。一些常规采用的药物例如碘甘油如果给孕妇使用会对胎儿造成较大伤害。

孕妇处于特殊的生理时期,进行口腔治疗时必须考虑孕妇的全身情况,例如孕妇是否合并孕期并发症,尤其是一些较为危险的并发症,以及孕吐反应是否明显,是否会影响口腔治疗,晚孕期行动不便,是否可能发生仰卧位低

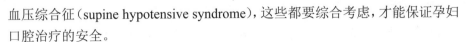

血压综合征（supine hypotensive syndrome），这些都要综合考虑，才能保证孕妇口腔治疗的安全。

5. 孕妇口腔治疗的安全性　孕妇口腔治疗的难点主要在对预后的判断和治疗风险的评估上。一般来说常规的口腔治疗例如充填治疗、根管治疗和简单的拔牙都是安全的，但是孕妇处在一个特殊的生理时期，对孕期生理状态的评估影响到治疗方案的制订，例如高龄产妇、采用辅助生殖技术的多胎孕妇、胎盘前置以及先兆流产等情况，需要对常规的治疗计划做出调整以保证治疗的安全。另外，对于孕晚期的患者，如何平衡治疗收益和风险也需要医师较丰富的口腔治疗经验和孕期相关知识的积累。

（三）孕期口腔疾病预防

孕期口腔健康教育的理念是"预防好于治疗，早治好于晚治，治疗好于不治，千万别扛着"，可见有关预防的健康教育的重要性，最好的预防是始于备孕期，备孕期应该尽量对口腔疾病进行治疗，甚至预防性的治疗，同时对孕妇进行口腔健康教育，具体的内容我们会详细讨论，最好的办法就是推荐孕妇就诊口腔门诊，接受专业的孕期口腔保健指导。

1. 备孕期口腔保健

（1）预防性检查与治疗：龋齿应尽量治疗，应常规进行洁治，尤其是应该预防性拔除阻生智齿。随着孕期雌激素的改变，孕妇的牙龈更容易肿胀发炎，更容易罹患牙周炎和智齿冠周炎，所以预防性的牙周炎治疗和拔除智齿非常必要。怀孕以后，随着饮食习惯的改变，孕妇更容易罹患龋齿和牙髓炎，所以预防性的充填治疗也非常必要。

（2）口腔保健咨询：怀孕以后，随着雌激素的变化和饮食习惯的变化，孕妇的口腔保健措施也应该随之调整，应该向口腔医师咨询孕妇口腔保健知识，包括特殊的刷牙方法和牙线使用方法。

2. 孕期饮食选择　从口腔保健的角度出发，原则上孕期可以进食任何孕妇期待的食物，但最好避免甜度、黏度高的食物和碳酸饮料，如果一定要进食类似的食物，则进食后要反复漱口，建议每次不少于 1min，睡前一定要避免进食类似食物。例如进食蛋糕、巧克力等食物后，一定要充分漱口或刷牙，最好不要选择可乐等碳酸饮料。

3. 口腔卫生

（1）刷牙和使用牙线：对于健康人群，目前国际公认的有效刷牙方法是巴氏（BASS）刷牙法（图 4-3-1），操作时选择软毛牙刷，将牙刷与牙长轴成 45°角指向根尖方向（上颌牙向上，下颌牙向下）。同时按牙龈 - 牙交界区，使刷毛一部分进入龈沟，一部分铺于龈缘上，并尽可能伸入邻间隙内，用轻柔的压力，使刷毛在原位作前后方向短距离的水平颤动4～5次。颤动时牙刷移动仅约1mm，每次刷2～3个牙。再将牙刷移到下一组牙时，注意重叠放置。而对孕妇来说，随着雌激素分泌的改变，怀孕后牙龈经常处于肿胀充血的状态，如果选择常规的牙刷或刷牙方法不当，不但起不到保健作用，还可能造成牙龈出血，加重牙龈炎症等情况，所以要选择更软毛的牙刷，咨询牙医根据不同的牙龈状况采用不同的刷牙方法。对于牙线的使用同理，不正确的牙线使用，同样可能会产生负面的作用，需要根据具体情况咨询牙医。

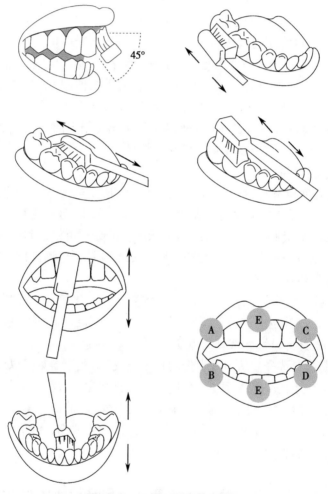

图 4-3-1　BASS 刷牙法示意图

（2）漱口：一般医用或超市中售卖的漱口液是不能长期使用的，为保证安全，孕妇可以在牙龈出血的情况下使用淡盐水漱口，并及时到口腔门诊就诊，由口腔医师给予专业的治疗和健康指导。

4．孕吐期口腔保健 较重的孕吐反应，很容易造成牙齿的釉质酸蚀症，这是一种同时侵及多颗牙齿的疾病，治疗起来非常困难，所以预防非常重要。建议每次孕吐反应后一定要充分漱口，不少于 1min，或及时刷牙，以防酸性物质侵蚀牙齿。尤其要提醒孕妇，夜间孕吐后，也必须遵循上述的健康指导。

【健康教育形式】

健康教育者可开展孕前及孕期口腔疾病防护的课程，主要讲解孕妇口腔疾病的病因及预防方法，并纠正广大民众对孕期口腔诊疗的误区，加强正确的认识，增强孕期治疗的配合度。教学过程中，健康教育者还应注重孕期高发口腔疾病的详细介绍，并有针对性的对孕前及孕期可参与性的活动及操作进行指导，如孕妇饮食的选择，刷牙、漱口及牙线的使用方法等。为了更好地达到教学效果，健康教育者可以准备孕妇刷牙等口腔维护的视频、宣传册、模型等，孕妇本人可自带牙齿清洁工具以便于提高现场教学的效果。

（万　阔　张　洁）

第四节 运 动 指 导

体力活动（physical activity）是指由骨骼肌收缩所引起的、导致在静止的能量消耗基础上增加耗能的任何身体活动，而运动（exercise）是一种有计划、有组织、可重复、结构性的、旨在促进或维持健康的体力活动方式。孕期运动则特指女性在妊娠期间进行的体育运动。

【健康教育重要性】

在国内对于孕期运动存在很多误区：大多数孕妇害怕运动会导致流产和早产；有些认为怀孕了就该躺着安胎，有些家庭把孕妇当成家里宝贝，不让工作，不让做家务，还要让使劲吃；很多孕妇想运动却不知道孕期如何运动才安全，不清楚孕期运动的适宜方式和持续时间，以及出现什么情况需要终止运动等，这些都需要我们进行孕期运动的健康教育，来帮助大家控制体重、提高耐力、调节心情，最终达到促进自然分娩的作用。

【健康教育内容】

（一）孕期运动益处

缺乏体力活动是全球早期死亡的第四大危险因素。世界卫生组织和美国运动医学会均指出运动对大部分成人是有益的，而且获益远超过风险。目前的研究结果表明，缺乏体力活动和体重增加过多，是孕期发生肥胖、产后体重滞留、妊娠糖尿病、妊娠期高血压、子痫前期和抑郁症等妊娠并发症的独立危险因素,而孕期适当运动可有效减少妊娠期相关并发症的风险。然而,由于普通大众甚至部分妇产科医生及产科保健人员对孕期运动的安全性仍有误解,担心孕期规律运动可能会引起流产、早产、胎儿生长不良以及骨骼肌损伤等不良后果,造成了我国孕期女性进行运动的比例远不及欧美等国家。事实上,对于无妊娠合并症和并发症和运动禁忌的正常孕妇,妊娠期适当运动是安全的,并且值得推荐作为减少妊娠期并发症以及优化母胎健康的重要预防及治疗措施之一。接下来,我们就从孕期运动对母体的益处和胎儿的益处分别来阐述。

1. 孕期运动对母亲的益处

(1)控制孕期体重增长和防止产后体重滞留:系统综述和 Meta 分析显示孕期运动干预有助于控制孕期体重增长,使孕期体重增长(gestational weight gain,GWG)和产后体重滞留(postpartum weight retention,PPWR)降低约1.0kg,并将孕期体重过度增长(excessive GWG,EGWG)的几率降低了 32%。

(2)促进自然分娩,降低剖宫产率:西班牙的一项随机对照研究结果显示妊娠期间进行有计划的中等强度的运动可降低剖宫产率和阴道手术助产率,促进自然分娩。

(3)降低妊娠相关并发症的发生风险:2018 系统综述和 Meta 分析显示与不运动的孕妇相比较,仅仅采用运动一种干预方案就可以有效减少妊娠期发生妊娠糖尿病、妊娠期高血压和子痫前期的几率。

(4)减轻产前抑郁症状,促进孕妇心理健康:多项随机对照研究显示与不运动的孕妇相比较,孕期运动可减轻孕妇产前抑郁症状的严重程度和降低产前抑郁发生的几率,但对产后抑郁症的发生几率和产后抑郁症状的严重程度却没有影响。

(5)减轻妊娠期和产后腰背部疼痛及盆骨痛的不适症状:孕期运动虽然不能降低孕期和产后腰背部疼痛及盆骨痛发生的几率,但可以减轻腰背部疼痛和盆骨痛的严重程度。

(6)减少产后尿失禁的发生风险:产前盆底肌训练(prenatal pelvic floor muscle training,PFMT)可降低妊娠期和产后尿失禁发生的几率,但对于在运动干预前已经发生尿失禁的孕妇就起不到作用。有限的随机对照研究表明产前运动可减轻妊娠期和产后尿失禁症状的严重程度。

2. 孕期运动对子代的益处

(1)降低巨大儿出生的几率:产前规律的孕期运动可以明显降低巨大儿出生几率,而且不会增加小于胎龄儿(small for gestational age,SGA)的出生风险。

(2)减少新生儿脂肪含量,增加瘦体重:坚持孕期运动的妈妈,出生的新生儿体内脂肪含量小于不运动妈妈出生的新生儿,瘦体重则相应增加。其中

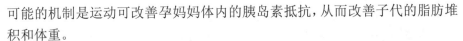

可能的机制是运动可改善孕妈妈体内的胰岛素抵抗，从而改善子代的脂肪堆积和体重。

（3）改善子代成年后的代谢健康：母亲积极锻炼与子代成长过程中保持较低的体重指数有关。孕期运动可以积极影响宫内环境，改善子代的葡萄糖耐量和胰岛素敏感性，从而改善子代成年后的代谢健康，预防及降低子代成年后肥胖和2型糖尿病的发生风险。另外，孕期运动还可以抵消孕妇高脂和低蛋白不良饮食给子代代谢健康带来的不利影响。

（4）促进子代神经认知的发展：虽然证据有限但已有观察性研究表明，孕期运动对子代的神经认知发展会产生积极影响，特别是在基本智力和语言能力方面。

3. 孕期运动符合中医孕期保健原则　中医学认为妊娠期间需劳逸结合，孕妇及家人、医护群体不必产生运动会导致流产、早产的恐慌。遵循辨证分析的原则，因人而异、因时而异，安排科学合理的运动对孕妇及胎儿都是有益的。中医古籍对运动是否损伤胎气的认识早有论述，《胎产护生篇》"妇人怀孕宜时常行动使血气周流，胞胎活泼，临盆自然、易产。若久坐、久睡则气不能通，亦不可勤于女工，以致气虚身弱，八九月尤忌"。《女科心法》"养胎"篇指出了孕期运动的好处："妊娠六月，……身欲微劳、无得静处，勿筋以养力，以坚背脊。妊娠七月，……劳身摇肢，无使定止，动作屈伸，以运气血"。可见妊娠中后期，适当运动、舒展筋脉气血，利于脏腑气血的运行，进而对胎儿生长所需的气血来源确有益处。中医称肾为"先天之本"，肾藏精气，"胎动不安"的主要病机是肾虚不固胎。另外，十二经脉、冲任督带四脉的气血运行与胎气的固护也密切相关。建议孕妇分体质、分时段的适量运动，关注保护肾精、防止运动过度损伤经脉气血，就可避免流产等不良事件发生。形体动作引动内气流动，即"引体令柔、导气令和"，运动能通畅经络气机，调整脏腑功能。脾主肌肉四肢，脾的清气升发利于人体营养精微输送至全身、健实肌肉。运动能促进脾胃的运化功能，帮助孕妇良好吸收营养精微物质、坚实肌肉、防止孕期发生贫血；妊娠期随着子宫增大，腹部压力增加使气机升降受阻，需要辅助适量运动辅助脾的升清功能，对于临近分娩者，腹部充实气血，营养任脉、带脉，使腰腹部肌肉得以滋补壮实，利于顺利分娩，并防止产后出现盆底肌松弛引发一系列不良病证。

（二）孕期运动安全控制

1. 孕期运动禁忌证　妊娠过程中了解运动过程中的运动禁忌证是非常重要的。在正常的妊娠状态下，规律进行中等强度的运动对孕妇及胎儿不会存在不良影响。但对于存在以下异常妊娠状况的孕妇，则不推荐自主开展孕期运动（美国运动医学学会 ACSM）。

（1）绝对禁忌证：有以下情况如严重的心脏病、限制性肺病、宫颈功能不全、多次早产史、妊娠中晚期出血史、26 周后前置胎盘，先兆早产、胎膜早破、子痫前期、妊娠期高血压等的孕妇不适宜运动。

（2）相对禁忌证：对于存在严重贫血、心律失常、慢性支气管炎、未有效控制的 1 型糖尿病、极度肥胖、极度低体重等情况的孕妇，运动前需经产科医生仔细评估身体状态，并由专业人士制订个体化运动方案，方可在孕期进行适量的相关运动。

（3）停止运动指征：若运动前或运动过程中存在以下状况时，应立即停止运动。包括下腹疼痛、气短、阴道出血、流液、疲劳、眩晕、心悸、气促、头痛、胸痛、疼痛的宫缩、视物模糊、胎动减少、腓肠肌疼痛肿胀等情况应立即停止运动。另外，还有最重要的一项停止运动的指征是，孕妇觉得该停止运动的时候就应该停止运动，孕妇运动时的主观感觉是判断是否继续运动的重要因素。

2. 孕期运动强度控制　孕期运动强度控制是孕期运动安全的核心，直接关系到孕期运动效果和运动安全。产科、运动医学科医护人员应为孕妇提供科学有效、简单易行的运动强度控制方法协助孕妇进行运动安全性的把控，而孕妇及家人应了解并掌握运动强度控制的方法，并自觉保证运动的安全性。运动中应注意选择适合自己的运动方式，同时要注意自己的运动强度是否不足或过量。运动强度不足，无法获得预期运动收益；运动强度超负荷，可能会造成损伤或其他风险。

运动强度监测常用方法包括谈话测试、脉搏计数法及 RPE 量表法。

（1）谈话测试：充分热身后，运动过程中孕妇觉得有点难度，但可以正常与人说话交流。如果运动过程中孕妇可以唱歌，表明运动强度过小，若运动过程中出现呼吸急促、大汗淋漓、酸痛抽筋情况等说明运动强度过高，应立即减小运动强度或进行适当休息。

（2）脉搏计数法：充分热身后，运动过程中数桡侧脉搏进行计数，10s 脉搏计数乘以 6，即为运动即刻心率。建议心率上限不超过 145 次 /min，而依据自身情况，最低心率应高于 110 次 /min，可以达到更理想的运动效果。

（3）RPE 量表自测疲劳水平：可以使用主观感觉运动负荷量表（rating of perceived exertion，RPE）测试运动强度。根据 RPE 自感劳累分级量表（表 4-4-1），中等强度运动应是 13～14 分（略有吃力），而 6 分表示完全不劳累，20 分表示劳累程度最高。研究表明，主观感觉运动负荷 RPE 与一些重要的生理指标（如心率、摄氧量、通气量、血乳酸等）存在高度相关性，可以作为监控有氧运动强度的有效方法。在运动过程中，孕妇可以看着 RPE 量表，不同颜色对应不同的主观感受及分值。对应的分值乘以 10，即可推算得出孕妇的心率。

表 4-4-1　主观感觉运动负荷量表

RPE		主观运动感觉特征
6		安静
7	very, very light	非常轻松
8		
9	very light	很轻松
10		
11	fairly light	轻松
12		
13	somewhat hard	稍吃力
14		
15	hard	吃力
16		
17	very hard	很吃力
18		
19	very very hard	非常吃力
20		

运动过程中,应以遵循孕妇的主观身体感觉、安全第一为原则,决定适宜的运动量和运动强度,出现任何身体不适,都应该暂缓运动,待症状缓解后,继续参加运动。

(三)孕期运动适宜形式

1. 孕期有氧运动　孕期有很多种有氧运动方式可供孕妇选择,如步行、瑜伽、游泳以及一些休闲体力活动如上楼梯、打扫家务等。健康孕妇在身体评估后,可从事孕前经常或善于从事的运动项目。

(1)步行:是可以贯穿整个孕期、安全、乐于被广大孕妇接受并坚持的运动方式。有效的步行应达到中等运动强度 4.5km/h 或更高,步行时间为每天 45min 以上。然而,单独依靠提升速度而达到中等运动强度,孕妇很难实现。

孕妇可通过"六步法"实现步行的运动强度,提升运动效果。第一步:简单的轻松走——"散步溜达";第二步,增大步幅;第三步:增大摆臂;实现前三步,就可以在同样的步速情况下,显著增加了运动效果,同时锻炼了腿部、髋部肌群、上肢及肩背肌群。第四步:配合呼吸,可以两步一呼,两步一吸,较为深、缓慢的呼吸,可以锻炼呼吸肌,配合分娩时用力;第五步:配合上肢的运动,如走路时,做扩胸运动、振臂运动,双臂侧平举、肩绕环等运动;第六步:配合上肢的负重运动,如孕妇手持两瓶矿泉水或手持弹力带做扩胸、侧平举等运动。第五步、第六步可以加强孕妇的肌肉力量,上肢运动可以在步速一定的情况下显著增强运动效果，增大运动量，锻炼上肢、肩背部肌肉，缓解因怀孕体重增大、姿势不良等造成的肩背痛、腰背痛等。孕妇可以在孕早期、中期、晚期根据身体的情况和运动感受，按照1~6步骤，适当选择以上六步法走路方式。同时提醒较远步行最好有伴侣陪伴，既可保证孕妇安全，又可延长步行时间。步行时间可分次累积达到推荐目标运动时间。

六步法（视频）

（2）游泳：孕期游泳是具有安全性、高效性的有氧运动方式。水中的压力可以使组织液更多地进入血管而减轻组织水肿，增加循环血量而相对增加子宫的血供，游泳可以利用水的浮力分担身体的重力，减少肌肉骨骼的负荷，同时也可保护关节和肌肉组织。也可以水中行走的方式进行运动。另需注意，孕37周以后尽量避免水中运动，以免胎膜早破而感染，注意防滑，游泳后及时清洁。

（3）瑜伽：瑜伽运动主要通过动作、呼吸配合、不同体位、冥想等，是一种可动员全身肌群的运动方式，可以改善孕妇焦虑情绪，缓解孕期常见的不适症状，如腰骶部痛、乏力、静脉曲张、下肢水肿、改善情绪波动、失眠症状等。孕早期建议以轻松、柔和的练习方式为主；孕中期建议适当加大运动强度，增强腿部、腰部力量的体位法练习方式；孕晚期建议练习辅助分娩的动作，增加腰背部、盆底肌肉的弹性和力量，可以配合使用瑜伽球等。瑜伽可以增强孕妇的肌肉力量，缓解压力和焦虑情绪。应避免热瑜伽，并根据自己的判断来调整或避免不舒适或可能导致失衡和跌倒的瑜伽姿势。

2. 孕期的肌肉力量练习　怀孕后，受孕激素影响，机体的泌尿系统、呼吸系统、循环系统、运动系统发生诸多变化，致使体重增加、臀部变宽变厚，引起妊娠糖尿病、妊娠期高血压等一系列孕期症状的发生。在关于孕期运动的指南中均强调孕期应进行肌肉力量练习，可以改善孕期体重增长过快，增加组织对胰岛素的敏感性来改善血糖控制，保持或改善心肺耐力、肌肉力量和耐力、柔韧性和身体成分维持或改善灵敏性、协调性、平衡性、力量，改善孕期疼痛不适症状等。

中医理论认为五脏中肾为"先天之本"，脾为"后天之本"，孕妇肾气充足利于固护胎儿先天元气，脾气旺盛则利于饮食消化和肌肉健壮。孕妇适量的运动、锻炼肌肉力量，利于人体气机升降平衡、营养精微物质良好吸收，"后天之本"可补充"先天之本"，对胎儿生长发育有益。反之，如《黄帝内经》所说"久卧伤气、久坐伤肉"，孕妇慵懒卧床、缺乏运动，必然使经脉气血运行壅滞，气机"升降"失调；少动积食还易滋生痰湿体质，潜伏肥胖、高血压、糖尿病、高脂血症、高尿酸血症等发病高风险。因此，建议孕期配合科学合理的运动，需注意之处，对于宫颈口松弛，胎盘位置低、先兆流产等中医辨证属于肾气不固、血随气脱的孕妇，适合静卧休息，减少运动。

（1）运动强度和运动量：运动强度和运动量用 RM 表示。RM 是"Repetition Maximum"的缩写，即"最大重复次数"，实际表示"单一肌肉一次收缩所能够产生的最大肌力"。例如，孕妇手持 1kg 哑铃进行肱二头肌的弯举训练，最多只能连续弯举 12 次，那么 1kg 哑铃的重量对于该孕妇的肱二头肌练习而言，就是 12RM。

为了维持孕妇肌肉力量，缓解孕期腰骶、肩背等疼痛感，建议孕妇采用多次中等强度，对应练习的 RM 值建议为 12～15RM（每组重复 12～15 次），依据此 RM 值选择适合的的重量或拉力等，每组练习到中度疲劳感。肌肉力量练习中应避免肌肉等长收缩方式，并避免运动过程中用力憋气情况的发生。

（2）弹力带力量练习：弹力带训练作为一种特殊的阻力训练，能有效增加肌肉力量、维度、耐力和爆发力，并提高速度、柔韧等素质，广泛应用于竞技训练、康复治疗和大众健身领域，对于孕妇也是适用的，也较为安全，便携。可以使用弹力带进行颈部肌群、上肢肌群、肩背部肌群、髋部、下肢肌群的多种力量练习方式。可按图示进行弹力带颈部练习（图 4-4-1）、弹力带上肢练习（图 4-4-2）、弹力带肩关节练习（图 4-4-3）、弹力带肩背部练习（图 4-4-4）、弹力带下肢练习（图 4-4-5），每个动作重复 12～15 次为一组，每次做 3 组，建议一天做 3 次。

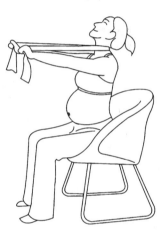

图 4-4-1　弹力带颈部练习

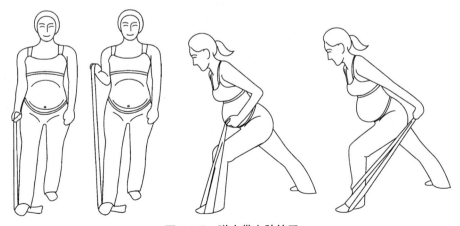

图 4-4-2　弹力带上肢练习

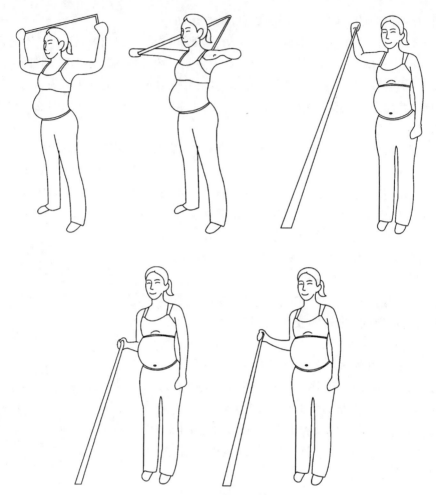

图 4-4-3 弹力带肩关节练习

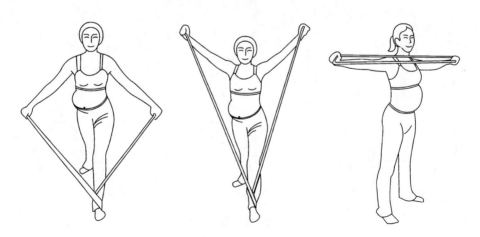

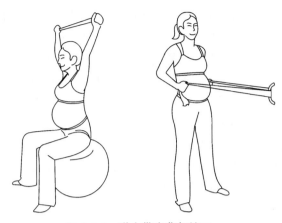

图 4-4-4 弹力带肩背部练习

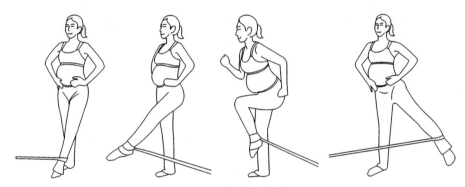

图 4-4-5 弹力带下肢练习

（3）核心肌群力量练习：核心肌群力量锻炼可以帮助孕妇改善脊柱状态、增强腹肌力量、提升骨盆活动度，从而能够更好地适应妊娠所带来的肌肉骨骼的改变。核心肌群主要由腹肌群、背肌群、横膈肌、腰骶、盆底肌等组成，这些肌群是分娩时主要用力肌群。增强核心肌群的收缩力和弹性，减轻腰骶疼痛，促进自然分娩，也有助于产后恢复身材。

推荐孕妇用端坐瑜伽球的方式锻炼核心肌群（图 4-4-6）。瑜伽球的不稳定性作用可以刺激核心肌群，增强核心力量，改善孕妇腰背、腰骶疼痛的情况。其弹性作用可以进行肌肉拉伸放松，改善疲劳状态。

孕妇应腰背挺直，双手放松，坐在瑜伽球上，大

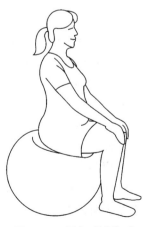

图 4-4-6 孕妇坐瑜伽球

185

腿可与地面平行或略高。由于瑜伽球的不稳定作用，需要身体核心肌群的不断调整、用力和控制，起到锻炼效果。孕妇使用瑜伽球应循序渐进，注意安全，熟练使用后，可以在上班、居家中用瑜伽球代替座椅，在不知不觉中起到锻炼效果。

（4）徒手力量练习：是指不使用运动器械，依靠身体姿势、位置改变、抗重力等作用方式而实现肌肉力量训练的方式。对于孕妇而言，可采用徒手力量练习方式维持和增强肌肉力量。

1）肩背徒手力量练习

①M式（招财猫式）：上臂水平，肘关节弯曲90°，两肩胛骨向后收紧。前臂从上缓慢持续向下移动到最大幅度。做12次，为一组，每次做3组，建议一天做3次。具体运动方式见图4-4-7。

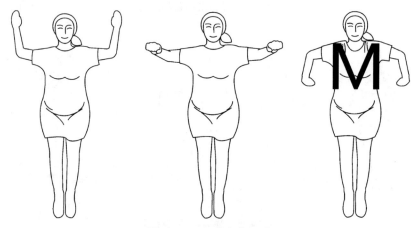

图4-4-7　M式肩背运动

②L式：上臂加紧胸廓，肘关节弯曲90°，两手握拳贴合，两肩胛骨向后收紧。上臂保持，前臂向身体两侧水平拉开到最大幅度。做12次，为一组，每次做3组，建议一天做3次。具体运动方式见图4-4-8。

③W式：上臂加紧胸廓，肘关节屈曲到最大幅度，两肩胛骨向后收紧。由双手引导前臂和上臂在冠状面上向上移动到最大幅度。做12次，为一组，每次做3组，建议一天做3次。具体运动方式见图4-4-9。

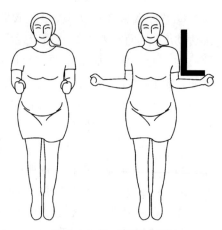

图4-4-8　L式肩背运动

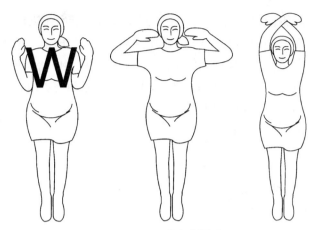

图 4-4-9 W 式肩背运动

2）下肢肌肉徒手力量练习

①120°静蹲：头部、背部和腰骶部倚靠墙面，双脚分开与肩同宽，逐渐向下半蹲至膝关节 120°角，保持 30s，做三组。具体运动方式见图 4-4-10。

②90°静蹲：相比 120°静蹲，难度更大。头部、背部和腰骶部倚靠墙面，双脚分开与肩同宽，逐渐向下半蹲至膝关节 90°角，保持 30s，为一组，每次做 3 组，建议一天做 3 次。具体运动方式见图 4-4-11。

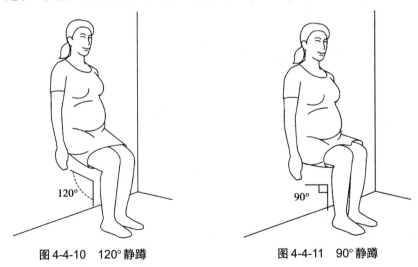

图 4-4-10 120°静蹲

图 4-4-11 90°静蹲

以上两个动作可同时锻炼腰骶部、髋部及下肢肌群力量，可依据孕妇适应程度，循序渐进逐渐延长单次运动时间和组数。

3. 放松拉伸练习 肌肉力量练习后，应进行放松拉伸运动。拉伸运动的作用是舒缓肌肉、关节紧张、缓解疼痛；增加关节活动范围；纠正肌肉的不平衡；促进血液循环、减少水肿。推荐居家中，使用长毛巾作为放松拉伸练习的工具，简易，有效。可以对全身上下各肌群起到放松作用。可参照图 4-4-12 中的姿势进行拉伸，每个拉伸动作保持 20～30s，为一组，每次做 3 组，建议一天做 3 次。居家可使用一条长毛巾按图 4-4-13 所示进行拉伸，效果更佳。建议孕妇每天能进行放松拉伸 30min。

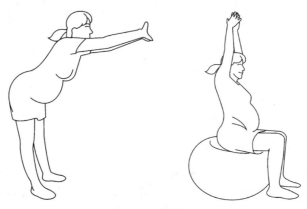

图 4-4-12　孕妇拉伸

4. 生育舞蹈　2020 年美国妇产科医师协会对《孕期和产后体育活动和锻炼》做出了更新，其中"舞蹈"被推荐是一项应该被鼓励进行的安全的孕期运动方式。妊娠期舞蹈没有一个绝对的定义。随着专业人士对妊娠期和分娩期的舞蹈的密切关注，多学科的融入，伴随优美音乐的舞蹈运动与促进自然分娩的助产技术有机结合，"生育舞蹈"（dancing through pregnancy or dancing for birth）便应运而生。在促进自然分娩的大趋势下，生育舞蹈因其融入了健康教育、音乐胎教、有氧运动和自由体位这四大元素越来越受到产科医生、助产士、产科相关护理人员和孕妈妈们的欢迎和热捧。同时，也成了非药物性分娩镇痛的方法之一。

（1）生育舞蹈的作用：生育舞蹈除了具有常规孕期运动的益处，国内外相关研究证明生育舞蹈包括了有节奏的身体运动、骨盆运动、直立姿势和自由体位，在孕晚期及产时应用可促进自然分娩、降低剖宫产率。除此之外，因其伴随音乐的韵律及舞蹈的特性，具有以下特殊的作用：

1）有趣的团体运动感知积极的人生态度：美国一项涉及 120 万人的关于"体育锻炼与心理健康关系"的横断面研究显示，团体运动是最有效的改善心理健康状态的运动方式。生育舞蹈既是一门集体课程又是一项团体运动，孕妈妈们在趣味性和韵律性强的团体舞蹈运动过程中可以营造良好的人际互动氛围、分享兴趣爱好、交流孕期心得、感知和培养积极的人生态度，从而相

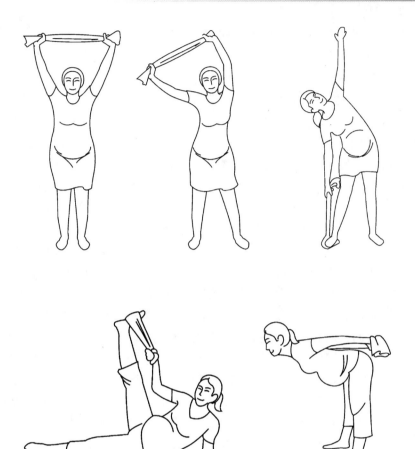

图 4-4-13　孕妇毛巾操

信女性的魅力及分娩的本能、坚定自然分娩的信念、享受幸福而美丽的孕育过程。

2）控制焦虑情绪和减轻孕期及分娩疼痛：音乐是减少疼痛、压力和焦虑的经济有效的干预手段。Meta 分析显示音乐干预可以降低初产妇分娩时疼痛的严重程度以及改善分娩焦虑情绪。现有证据表明生育舞蹈在第一产程可以减少疼痛的持续时间和强度，提高孕产妇的分娩满意度，但仍需进一步前瞻性或随机对照研究。生育舞蹈动作可以锻炼全身肌肉力量，拉伸韧带，有效缓解因久坐、久站或宝宝增大而导致的腰酸背痛、骨盆痛、耻骨痛、手脚胀痛、胃部胀痛等不适症状。

3）音乐对子代发育和行为的正向促进作用：生育舞蹈其实是音乐胎教的过程，是妈妈和宝宝两个人的"共舞"。Brillo 等研究结果胎儿对未知音乐的反应不明显，而在听到熟悉的音乐后胎儿的心率加速、运动明显增加。产前声音刺激可以触发学习过程，积极的听觉训练有利于促进大脑的早期成熟和神经发育；音乐活动还可以促进孩子文化适应和适应自我调节。

（2）生育舞蹈的方法：国内外生育舞蹈以媒体和互联网报道居多，还没有官方公认的系统的生育舞蹈教程。较有代表性的是 Stephanie Larson 创建的以"肚皮舞和拉丁舞"为基础的、以腰链和墨西哥长围巾作为配饰的生育舞蹈教程。国内学者范尧总结出四种不同类型的生育舞蹈：基础舞韵（图 4-4-14）、体位舞韵（图 4-4-15）、夫妻舞韵（图 4-4-16）、成品舞蹈（图 4-4-17），适合不同舞蹈基础与不同舞蹈需求的孕妇。基础舞韵以身体各部位为主，旨在训练肌肉力量、缓解身体不适、提升分娩耐力；包括肩颈舞韵、手臂舞韵、胸部舞韵、胯部舞韵、盆底舞韵、腿部舞韵、手指脚趾舞韵、四肢综合舞韵。体位舞韵是基于分娩自由体位理论而编排，放松身体肌肉、缓解宫缩疼痛、促进自然分娩，适合孕妇及其丈夫在孕期练习、产时应用，包括站之韵、坐之韵、跪之韵、卧之韵。夫妻舞韵常选取具有男女声二重唱的、表达爱情或具有古曲风韵的歌曲，配以夫妻之间的对视、抚触、拥抱等肢体接触，能够增进夫妻间的亲密关系、为孕妇给予更多情感支持、提升丈夫在孕育中的角色意识。成品舞蹈常选取与季节、时令相关的音乐，编排完整的舞蹈，由多个孕妇协同完成，旨在调动全身肌肉、提升身体的协调性，增加孕妇分娩控制感，加强交流合作，提升自我愉悦感。无论哪种类型都应遵循开幕音乐圈 - 热身 - 跳舞 - 拉伸 - 闭幕音乐圈的流程，开幕或闭幕音乐圈配置的音乐多采用与孕育相关的歌曲音乐如《妈妈的城堡》《月亮的孩子》等。

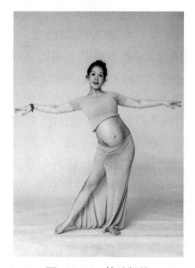

图 4-4-14　基础舞韵

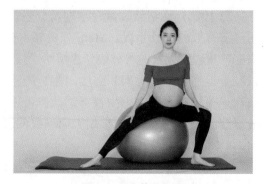

图 4-4-15　体位舞韵

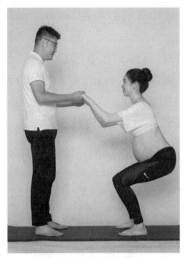

图 4-4-16　夫妻舞韵

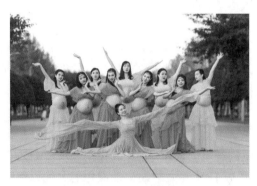

图 4-4-17　成品舞韵

（3）生育舞蹈的注意事项：①遵循孕期运动的基本原则；②建议选择适合自己的或者自己喜欢的舞蹈音乐进行重复训练；③在专业的生育舞蹈老师的带领和指导下进行，防止晕厥跌倒、运动损伤以及流产早产等不良事件发生；④跳舞过程中不要做高踢腿；⑤不要做宽而深的膝盖处的弯曲；⑥不要长时间平躺锻炼；⑦别让自己筋疲力尽；⑧别忘了多喝水；⑨不要忽视疼痛。

【健康教育形式】

美国妇产科医师协会、加拿大运动生理学会发布的孕期和产后运动锻炼指南中均明确提出孕期运动处方要素，即 FITT 原则（表 4-4-2）：为孕妇设计运动课程应按照 FITT 原则和相关指南推荐，并充分考虑运动者的目标、体能、健康状况、日程安排、环境、运动器材和设施的可用性。

表 4-4-2　孕期运动 FITT 原则

	含义	推荐
F	Frequency，运动频率	每周 3～7d
I	Intensity，运动强度	中等
T	Time，运动时间	总 150min
T	Type，运动类型	有氧和抗阻运动

孕期运动课程的实施应包含三部分内容：热身运动/准备活动、正式运动、整理活动/放松拉伸。

1. 热身运动/准备活动　由 5～10min 的小到中等强度的有氧和肌肉耐力运动组成。具体方式可以为走路、原地踏步、上肢运动（肩绕环、侧平举等）。热身运动／准备活动可以提升心肺功能，增加关节活动度，减少运动损伤风险，为正式运动阶段做准备。

2．正式运动阶段　应包含中等运动强度的有节律的大肌肉群参与的有氧运动、肌肉力量（抗阻运动）练习。运动时间为20～30min，中间可适当有间歇。运动方式应包含有氧运动和肌肉力量（抗阻运动）。有氧运动可以为步行、孕妇操、瑜伽、游泳、蹬车等。肌肉力量（抗阻运动）可分为徒手力量练习即依靠抗自身重量的练习方式如静蹲、弓步、上臂抗重力练习等，也可使用器械练习如弹力带、小哑铃、居家用品（手持矿泉水等）。

3．整理活动／放松拉伸　5～10min有氧运动练习。如慢速走、拉伸、呼吸调节等。整理活动／放松拉伸可恢复功能到正常水平，代谢运动中产生的肌肉产生的代谢产物，放松肌肉群，减少酸痛感，缓解孕期不适等症状。

另外，开展孕期运动课程需关注以下注意事项：

（1）运动强度和运动量应循序渐进：依据孕妇的运动基础、对运动计划的依从性和坚持性进行设计。建议由小强度到中等强度开始实施运动计划，循序渐进地增加运动强度和运动量。运动强度与获得健康的益处有着明确的量效反应关系。低于最小强度运动无法刺激机体产生有益改变。孕妇在适应运动方案后，建议孕妇的正式运动过程中的运动强度是中等强度。避免运动初期或单次运动负荷过大的情况，易产生疲劳感或抵触感。同时鼓励孕妇不断完成目标运动量，获得运动的成就感和自信心。

（2）运动方式应个性化选择：运动方式要贴合孕妇的生活、运动习惯，设定简易、多样，孕妇感兴趣的运动方式，如有氧运动、抗阻运动、柔韧性或放松拉伸等形式，并定期给予鼓励和建议以帮其克服障碍。同时应以孕妇可以依据自身环境、爱好等具备实际完成并坚持运动的条件来进行设计安排。

（3）最理想的运动时间是妊娠13周之后，妊娠的不适感和风险相对较少。

（徐龙雨　俞丽丽　宣　磊　白林玉　周明芳　范　尧　周　戈）

第五节　心理保健

怀孕是一种复杂的生物-心理-社会现象，孕产期的女性不仅面临着身体的变化，还有心理特征的变化，以及其与社会环境交互作用而发生的改变，也就形成了孕产妇独特的、复杂多样的心理特点和心理问题，如紧张、焦虑、抑郁、多疑敏感、睡眠障碍等。孕产妇心理异常不仅对孕产妇本人的健康有影响，而且对子代的健康发育也将产生重大而深远的影响。

一、心理对妊娠、分娩的影响

【健康教育重要性】

随着医疗水平的发展，怀孕和分娩带来的生命风险逐渐减少，而孕产期女性的心理健康状况重要性较高，但关注度较低。孕产期精神疾病的患病率在不同人群研究中具有很大的异质性，高收入国家的患病率较低，低收入或中等收入国家则相对高发。其中发达国家产后抑郁的发病率为10%～15%，低收入国家则为5%～35%。我国产后抑郁筛查阳性率为20%～68%，略高于世界平均水平。众多研究已表明对于孕产期妇女进行孕产期心理干预、健康教育，可明显改善分娩结局，提高分娩质量。孕产期妇女若能在产前得到合适的心理干预治疗，对于母婴健康及子代的发展都有极大的帮助。

【健康教育内容】

（一）孕产期心理状态的常见影响因素

1. 自身个性及性格特征　不同个性特征的孕产妇出现心理问题的风险有所差异，神经质、自我中心、情绪不稳、性格内向、固执、保守、社交能力不良的人较乐观、情绪稳定、外向的孕产妇在孕产期出现心理问题、精神障碍的风险更高。

2. 社会因素

（1）社会支持因素：产妇的家庭亲密度、家庭关系、夫妻关系（包括孕前、孕产期、产后）、分娩时医务人员态度等；

（2）生活压力事件：长期生活压力、家庭问题特别是发生在孕产期或产后6个月内的重大生活事件等，如工作压力、婚姻失败、失业、亲人去世或重病等负性生活事件。

（3）人口经济学因素：经济状况、居住环境、受教育水平、职业（包括丈夫的职业）等。

3. 生物学因素

（1）神经内分泌因素：产后雌激素、孕激素水平过低；产后低催乳素、黄体酮水平；血浆中高儿茶酚胺浓度等。

（2）产科因素：产妇身体状况较差、非计划妊娠、不良孕产史、流产次数大于3次、剖宫产等产科创伤性因素、妊娠合并症和并发症等。

4. 遗传因素　有精神病家族史，特别是家族抑郁症病史的妇女，患孕产期抑郁的风险较高。

5. 传统文化因素　婴儿性别因素，其中，女婴母亲产后抑郁患病率为24.6%，男婴母亲产后抑郁患病率为12.2%，两者的发病相对风险为2.89；是

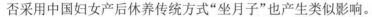

否采用中国妇女产后休养传统方式"坐月子"也产生类似影响。

6. 其他因素　孕产期听课次数、产前检查次数、年龄（偏大或偏小）、对妊娠分娩的态度等。

（二）孕产期不良心理状态的影响

1. 对孕产妇的影响　既往研究显示，排除器质性疾病和产科风险因素，孕产妇心理问题可通过诱发自主神经及内分泌等生理系统紊乱或失调，造成或者加剧孕产期多种心身躯体症状。可与产科风险因素导致的躯体功能障碍症状交叉。主要表现为多梦、易醒、入睡困难，恶心、呕吐等早孕反应严重，便秘、胃胀、口干，胸闷、心悸、肌肉酸痛等症状。

2. 对分娩结局的影响　由于心理因素、情绪障碍、异常紧张，容易发生妊娠高血压，研究发现，患妊娠高血压的孕产妇中有 28.17% 可归因于不良的情绪心理问题。

产前/产时精神障碍使得产妇在分娩过程中易发生"恐怖 - 紧张 - 疼痛"综合征。孕产妇产前过度紧张、恐惧等情绪对三个产程都有不利的影响，产程延长可进而影响胎儿娩出等过程，从而增加阴道手术产及剖宫产率，增加产后出血量，还增加了发生泌尿生殖瘘及子宫脱垂的可能。

胎盘中存在大量皮质类固醇和儿茶酚胺等激素的受体，孕产妇的焦虑抑郁情绪会激活交感神经系统，使流向胎儿和子宫的血流减少，从而导致胎儿窘迫、生长受限、死胎、死产。特别是第二产程延长对于孕产妇及胎儿有极大的危害，极易诱发胎儿缺氧缺血，从而导致新生儿窒息及死亡。

3. 对子代的影响　根据 Barker 的"编程假说"，母亲在孕产期若出现压力和精神心理障碍会导致胎儿神经发育的改变，从而影响后代的发育，已被确认的有对子代身体、行为、社交、情感和认知有负面影响。

（1）对胎儿生理发育和畸形的影响

1）胎儿行为：研究发现，超声影像观察到的胎儿行为与母亲产前心理状态是相关的，母亲焦虑抑郁程度与胎儿行为活动成正比，即母亲焦虑抑郁则胎儿活动频繁。

2）免疫发育：免疫发育始于胎儿早期，在子宫内和出生后易受环境因素的影响。首先，焦虑、抑郁的母亲自身的免疫功能可能会受到影响，通过减少经胎盘转移直接影响胎儿的被动免疫功能。

3）生理畸形：胎儿时期和婴幼儿时期是脑发育的关键时期，母亲的心理健康，特别是焦虑症状与胎儿头部发育减退之间存在显著的相关性。研究发现，在孕期遭受过辱骂虐待的母亲，胎儿可能出现头围小等生理方面的畸形。母亲在孕产期经历严重负性心理事件的胎儿出现脑神经嵴畸形的概率是心理

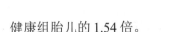

健康组胎儿的 1.54 倍。

（2）对出生体重的影响：母孕期遭受一系列社会心理压力是低体重儿等不良妊娠结局的独立危险因素，孕期遭受辱骂或虐待与低体重儿的出生显著相关，且低体重儿是成年后患各种疾病的高危因素。

（3）对子代精神心理发育的影响

1）对子代精神健康的影响：一些前瞻性研究显示母孕期经历创伤性应激事件或存在慢性焦虑和抑郁情绪，后代发生情绪障碍、注意缺陷多动障碍（attentive deficit hyperactivity disorder，ADHD）、品行障碍等精神疾病的风险明显增加。研究显示，61% 的患有慢性抑郁症母亲的孩子表现出明显的精神病理问题，而非抑郁母亲的孩子只有 15% 表现出明显的精神病理问题。

2）对子代情绪和行为的影响：母亲在怀孕期间是否经历的高水平的主观抑郁、焦虑和压力症状可以预测儿童甚至青年时期的情绪和行为问题，儿童会出现的各种问题及其患病率依次为情绪问题（10.1%）、品行问题（29.5%）、多动问题（35.8%）和与同伴关系问题（7.6%）。有充分的证据表明，各种形式的产前压力会导致儿童长期的神经发育变化。母孕期应激改变胎儿大脑的海马结构，不仅对胎儿和儿童时期的学习和记忆造成影响，对其成年后的学习和记忆仍存在持久影响。

（4）对子代非精神心理性疾病的影响

1）对子代患慢性病的影响：大部分关于母孕期应激与心身疾病研究中，均发现早年暴露于自然灾害及人为灾难事件后成年期高血压和冠心病等心血管疾病的患病率及患病风险增加，表明母孕期心理应激对胎儿及出生后心血管系统发育可能存在潜在的持续影响。

2）对子代患呼吸系统、胃肠道疾病的影响：母亲若在孕产期经历严重的负性心理事件，她的孩子在出生后到 6 岁期间可能会患上更多的呼吸道疾病、全身疾病和皮肤疾病，并接受更多的抗生素治疗，被诊断传染病和寄生虫病的风险增加。

【健康教育形式】

根据孕产妇心理特点和常见问题，有针对性地开展孕产期心理健康教育，可有助于跟孕产妇建立良好的信任关系，缓解孕产妇压力和情绪问题，以积极心态面对怀孕和分娩。具体健康教育形式如下：

1. 孕产期常规教育　向孕产妇讲解关于妊娠及分娩的相关知识，有助于孕产妇减轻由于对孕产期保健知识不了解带来的恐惧和心理压力。具体形式如：板报、宣传手册、讲座、视频等方式普及孕产期健康教育

2. 孕产期心理健康教育　讲解孕产期心理健康问题、了解孕产期心理问

题的危害性、学习预防和应对措施，鼓励孕产妇及家属积极参与，并通过积极有效沟通、传递孕产期和分娩经验，缓解孕产妇心理压力和情绪问题，促进自然分娩。鼓励除了讲座等常规教育方式，可以增加孕产期家庭成员共同参与的心理教育方法。

3. 孕产妇同伴教育　充分的社会支持有助于女性获取孕产期和分娩信息、缓解不良情绪。可以建立同伴支持小组。研究发现，同伴支持可以有效缓解女性分娩前后产生的低自尊感和孤独感。因为经历相似，彼此理解，同伴支持能有效帮助孕产妇打开心扉，同时还可以提供情感源泉和建立信息支持的渠道，可以使其在交流相似的恐惧经验中获得自我认同感，缓解内疚和孤独感；在分享中学习克服孕产期困难挑战的方法和勇气。

4. 团体心理辅导　孕产期妇女可以采取团体心理辅导的方法，让孕产妇在团体中进行自我认识和进一步成长，以及学习心理调适方法和技巧。此外，团体之间的亲情感和信任感，可帮助孕产妇消除紧张、焦虑、恐惧的不良心理。例如对妊娠晚期妇女进行"产前情绪自我管理团体训练"，提高围产期妇女自我情绪管理的能力，改善分娩及产后的心理健康状况，从而改善分娩结局，提高分娩质量。

5. 其他　研究表明，除了面对面的健康教育方式之外，提供相关信息、教育/课程或培训的在线干预网站也可能是妇女及其家庭成员促进其福祉和培养更积极的家庭氛围的一个好选择。

二、孕期常见心理问题与应对

（一）抑郁

抑郁症是指持续 2 周以上，每天大多数时间感到情绪低落，对生活中感兴趣的事情失去了愉悦感，伴有注意力不集中、记忆力下降等认知功能下降、疲乏、食欲减退、失眠等生理症状，对自己、对未来、对世界的观念消极悲观。

【健康教育重要性】

根据最新中国精神卫生调查（CMHS）的数据，抑郁症的 12 个月患病率和终生患病率为 2.1% 和 3.4%。一项 Meta 分析结果表明，孕期抑郁症的发生率为 6.5% 至 12.9%，产后 3 个月的抑郁症发生率为 19.2%，高于普通人群。孕期抑郁会导致孕妇进食减少，营养不良，睡眠不足，容易导致低体重和难产，婴儿容易出现冲动障碍和注意缺陷障碍。孕期抑郁增加了产后抑郁的风险，尤其在二胎或多胎家庭中。

【健康教育内容】

1. 症状表现　①情绪低落，容易流泪；②丧失对生活的兴趣，甚至不愿为迎接宝宝准备物品和衣服等；③睡眠紊乱，包括入睡困难，睡眠质量下降，或者睡得多；④反复出现无助感，对未来没有希望，甚至想到死亡和自杀；⑤感到人生没有价值，容易自责；⑥思维反刍，反复思考胎儿的健康或孕妇自身的健康；⑦没有精力和体力，懒动；⑧脑力下降，反应慢，注意力不集中，体力下降。

2．就医指征　如果孕妇出现以上症状中的两项以上，建议咨询医生。情绪低落和兴趣下降是抑郁症的核心症状，如果存在这两项症状建议咨询医生。如果出现自杀观念，建议在家人陪伴下咨询医生。基层医院医生也可以采用抑郁筛查量表对孕妇的情绪进行评估，如抑郁自评量表（self rating depression scale，SDS）、医院焦虑抑郁量表（hospital anxiety and depression scale，HADS）、抑郁自评量表（patient health questionnaire，PHQ-9）（表4-5-1）等，及时发现情绪异常。当PHQ-9总分高于10分，建议就医，或者心理咨询干预；若总分高于15分，或第9题提示高于1分，建议及时就诊。

表4-5-1　抑郁自评量表（PHQ-9）

	完全没有	有时	超过一半天数	几乎每天
1．没有兴趣做事情或做事情没有乐趣	0	1	2	3
2．感到情绪低落、沮丧，或者生活没有希望	0	1	2	3
3．难入睡、或易醒、或睡得过多	0	1	2	3
4．感到疲倦或没有精力	0	1	2	3
5．胃口差或吃得过多	0	1	2	3
6．觉得自己很差，或是个失败者，或让自己和家人失望	0	1	2	3
7．很难集中注意力，如看报纸或看电视	0	1	2	3
8．别人注意到你的行动或者说话很缓慢，或相反，你变得比平日更心烦、坐立不安、静不下来	0	1	2	3
9．有过或者还不如死了好或以某种方式伤害自己的想法	0	1	2	3

3．治疗干预

（1）药物治疗：由于抗抑郁药可能影响胎儿的发育，对于轻中度抑郁症状孕妇多采用非药物干预。对于严重抑郁症状，伴有自杀风险高、精神病性症状等，建议权衡利弊后考虑抗抑郁药治疗。

（2）非药物干预：①光照治疗对于改善季节性抑郁有效，也可以在一定程度上缓解孕期的抑郁症状，可以建议孕妇有充足的光照，鼓励孕妇多一些户外活动时间；②运动可以通过增加大脑中的五羟色胺、多巴胺和内啡肽来改善情绪；③生活规律，在孕期会出现失眠，如易醒、睡眠时间短或睡眠过多等，建议以平静地卧床休息，恢复精力和体力即可；④充足的营养，比如ω-3脂肪酸、维生素D与情绪有关，完善孕前和孕期检查，适当补充可在一定程度上改善情绪，益生菌可缓解情绪，适当补充酸奶可以改善情绪；⑤心理治疗可以改善轻中度抑郁症状，比如认知行为治疗是有效的治疗方案；⑥积极寻找乐趣，充实生活，可以通过"饼干罐子"，即将简单、易行、省钱的乐趣和爱好写在纸条上，储存在饼干罐子里，当不知道做什么事情时，可以从饼干罐子里取出一张纸条，做纸条上的事情；⑦中医中药可以在安全范围内缓解抑郁情绪，需要咨询中医科医生。

4. 预防方法　可以通过如下方法预防孕期抑郁：家庭的支持和准爸爸的参与；尽管在怀孕期间，生活和活动发生变化，适度的运动、充足的营养和足够的休息；充实孕期的生活，保留一些兴趣爱好；也可以参与一些心理互助团体，或者团体心理咨询，掌握放松方法等。

【健康教育形式】

健康教育可以采用多种形式。如宣传材料，通过视频、文字或书籍帮助孕妇理解抑郁症状、非药物干预方案，积极主动调整健康的生活方式；孕妇学校，通过组织孕妇和家庭参与孕妇学校的心理课程，理解情绪、睡眠和放松方法；团体咨询，通过组织6～12对夫妻参与团体，开放地讨论、分享和深入理解情绪的原理和调整技巧等。

（二）焦虑

焦虑是指担心或预感未来有危险或不幸，伴忧虑的情绪、紧张不安的外在表现或紧张相关的躯体症状。预感的危险可能集中在外部环境，也可能集中在身体内部。孕期焦虑常见的是聚焦于胎儿健康、流产、分娩、新生儿照料等。

【健康教育重要性】

根据中国精神卫生调查（CMHS）的数据，焦虑障碍的12个月患病率和终生患病率分别为5.0%（4.2～5.8）和7.6%（6.3～8.8）。孕期焦虑的发生率为8%～27%，高于普通人群。孕期焦虑常见的表现包括：

孕期焦虑可能是产后第8周和第8个月发生产后抑郁的风险因素（OR=3.22）。同时孕期焦虑可能会影响到孕妇的生活质量和胎儿的发育。对胎儿的影响是：低体重、早产、呼吸抑制、APGAR评分低、易哭闹等。对母亲的影响是：终止妊娠、产后焦虑、与婴儿很难建立联结、不能照料孩子、早产等。

有研究表明孕期健康教育可有效缓解孕妇的焦虑抑郁情绪，降低剖宫产率，减少新生儿窒息率、缩短产程时间，减少产时出血。

【健康教育内容】

1. 症状表现　①持续地对怀孕或胎儿健康的忧虑；②感到易激惹、紧张不安、肌肉紧张；③失眠，如入睡困难，易醒，睡眠质量下降；感到疲倦；④很难集中注意力。

2．就医指征 当焦虑症状影响到日常生活时，如睡眠障碍、躯体症状或容易紧张不安等，建议精神心理科就诊。基层医院医生也可以采用焦虑筛查量表，如 zung- 焦虑自评量表（self rating anxiety scale，SAS）（表 4-5-2）、医院焦虑抑郁自评量表（hospital anxiety and depression Scale，HADS）、广泛性焦虑障碍量表（generalized anxiety disorder scale，GAD-7）等。以 SAS 为例，其中 5、9、13、17 和 19 题为反向记分。总分粗分 ×1.25 取整数部分为标准分。SAS 标准分的分界值为 50 分，其中 50～59 分为轻度焦虑，60～69 分为中度焦虑，69 分以上为重度焦虑。建议焦虑症状的严重程度为中度及以上，建议就医，或者心理咨询。

表 4-5-2　焦虑自评量表（SAS）

请您根据近一周的实际感觉选择最适合您的选项			
	没有或很少时间	少部分时间	相当多时间	绝大部分或全部时间
1. 我觉得比平常容易紧张或着急	1	2	3	4
2. 我无缘无故地感到害怕	1	2	3	4
3. 我容易心里烦乱或觉得惊恐	1	2	3	4
4. 我觉得我可能将要发疯	1	2	3	4
5*. 我觉得一切都很好，也不会发生什么不幸	4	3	2	1
6. 我手脚发抖打战	1	2	3	4
7. 我因为头痛、颈痛和背痛而苦恼	1	2	3	4
8. 我感觉容易衰弱和疲乏	1	2	3	4
9*. 我心平气和，并且容易安静坐着	4	3	2	1
10. 我觉得心跳得很快	1	2	3	4
11. 我因为一阵阵头晕而苦恼	1	2	3	4
12. 我有晕倒发作，或觉得要晕倒似的	1	2	3	4
13*. 我吸气呼气都感到很容易	4	3	2	1
14. 我的手脚麻木和刺痛	1	2	3	4
15. 我因为胃痛和消化不良而苦恼	1	2	3	4
16. 我常常要小便	1	2	3	4
17*. 我的手脚常常是干燥温暖的	4	3	2	1
18. 我脸红发热	1	2	3	4
19*. 我容易入睡并且一夜睡得很好	4	3	2	1
20. 我做噩梦	1	2	3	4

3. 治疗干预　团体心理咨询、个体心理咨询是常见且有效的干预方式，如认知行为治疗，通过调整对事件的认知方式，挑战负性自动思维，可以在一定程度缓解焦虑情绪。放松训练、正念等可以减轻焦虑情绪。充实日常生活，减少对怀孕和胎儿的过度关注，可以减轻焦虑情绪。

4. 预防方法　由于怀孕给身体、心理和社会生活带来改变，容易因不确定性产生焦虑情绪，尤其对于初产妇而言。日常生活充实，减少独处或空闲的时间，可以减少"白日梦"状态，会减少对怀孕和胎儿的关注。因此如果身体条件允许，建议孕妈妈保持工作或充实的生活。适度的运动，可以通过调整大脑的功能状态预防焦虑情绪。家人、朋友的支持，孕妈妈之间的分享和支持，都可以减少焦虑的发生。孕妇课堂或孕妇学校，帮助孕妈妈、准爸爸和家人了解怀孕过程中生理、心理和社会生活的变化，也可以预防孕期焦虑。

【健康教育形式】

增加对怀孕过程和产后相关问题的宣传和讲解，减少不确定感，可以在一定程度上减轻孕期焦虑。孕期焦虑的健康教育的形式包括：宣传册、视频；团体咨询；孕妇学校等。

在健康教育的过程中，可以增强如下几个方面的内容，如：①通过健康教育帮助孕妇接纳焦虑，焦虑和恐惧是人之常情，是对不确定性的正常反应。怀孕过程中，孕妇和胎儿的身体，以及家庭和工作环境存在不确定性，同时激素水平波动，都可能增加焦虑体验。②焦虑情绪的产生与负性认知有关，如恐惧分娩的孕妇容易在临近分娩时焦虑加重，然而将分娩恐惧转化为对孩子的期待和希望，紧张感会随之减轻。通过讲解围产期心理和生理变化，以及团体中孕妇相互支持和理解，以及准爸爸的参与，都可以缓解孕妇的焦虑。③掌握放松技术，如呼吸放松、冥想、正念和肌肉放松等。

（三）失眠

失眠的定义是尽管有充足的睡眠机会和睡眠条件，但入睡困难，难以维持睡眠，睡眠质量差，并导致白天疲倦、烦躁、情绪低落、全身不适和认知障碍。

【健康教育重要性】

一项荟萃分析研究表明，46% 的孕妇报告睡眠不好，匹兹堡睡眠质量指数为 6.4%（95%CI：5.3～6.85），睡眠质量差和睡眠时间缩短增加了妊娠糖尿病的风险。孕期主观睡眠质量下降，日间过度嗜睡也会增加，严重影响孕妇的生活。主观睡眠障碍可以预测产后抑郁的风险。由于苯二氮䓬类药物为 D 类药物，在妊娠期服用对胎儿存在不利影响，故孕期服用助眠药受到限制。基于 Spielman 模型和 Bootzin 失眠刺激控制理论，认知行为治疗可以

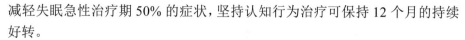

减轻失眠急性治疗期 50% 的症状，坚持认知行为治疗可保持 12 个月的持续好转。

【健康教育内容】

1. 睡眠障碍筛查　睡眠障碍的筛查包括匹兹堡睡眠质量指数（Pittsburgh sleep quality index，PSQI）（表 4-5-3），PSQI 用于评定被试最近 1 个月的睡眠质量。18 个条目组成 7 个成分，每个成分按 0～3 等级计分，累积各成分得分为 PSQI 总分，总分范围为 0～21，得分越高，表示睡眠质量越差。PSQI 总分 = 成分 A + 成分 B + 成分 C + 成分 D + 成分 E + 成分 F + 成分 G 分。PSQI 总分 ≥16 分，为睡眠质量很差，建议就诊。

表 4-5-3　匹兹堡睡眠质量指数（PSQI）

指导语：下面一些问题是关于您最近 1 个月的睡眠状况，请选择或填写最符合您近 1 个月实际情况的答案。请回答下列问题：

1. 近 1 个月，晚上上床睡眠通常是□□点钟

2. 近 1 个月，从上床到入睡通常需要□□分钟

3. 近 1 个月，通常早上□□点起床

4. 近 1 个月，每夜通常实际睡眠□□小时（不等于卧床时间）

对下列问题请选择 1 个最适合您的答案

5. 近 1 个月，因下列情况影响睡眠而烦恼

a. 入睡困难（30min 内不能入睡）	(1)无	(2)＜1 次/周	(3)1～2 次/周	(4)≥3 次/周
b. 夜间易醒或早醒	(1)无	(2)＜1 次/周	(3)1～2 次/周	(4)≥3 次/周
c. 夜间去厕所	(1)无	(2)＜1 次/周	(3)1～2 次/周	(4)≥3 次/周
d. 呼吸不畅	(1)无	(2)＜1 次/周	(3)1～2 次/周	(4)≥3 次/周
e. 咳嗽或鼾声高	(1)无	(2)＜1 次/周	(3)1～2 次/周	(4)≥3 次/周
f. 感觉冷	(1)无	(2)＜1 次/周	(3)1～2 次/周	(4)≥3 次/周
g. 感觉热	(1)无	(2)＜1 次/周	(3)1～2 次/周	(4)≥3 次/周
h. 做噩梦	(1)无	(2)＜1 次/周	(3)1～2 次/周	(4)≥3 次/周
i. 疼痛不适	(1)无	(2)＜1 次/周	(3)1～2 次/周	(4)≥3 次/周
j. 其他影响睡眠的事情	(1)无	(2)＜1 次/周	(3)1～2 次/周	(4)≥3 次/周

如有，请说明：

6. 近 1 个月，总的来说，您认为自己的睡眠质量	(1)很好	(2)较好	(3)较差	(4)很差
7. 近 1 个月，您用药催眠的情况	(1)无	(2)＜1 次/周	(3)1～2 次/周	(4)≥3 次/周
8. 近 1 个月，您常感到困倦吗？	(1)无	(2)＜1 次/周	(3)1～2 次/周	(4)≥3 次/周
9. 近 1 个月，您做事情的精力不足吗？	(1)没有	(2)偶尔有	(3)有时有	(4)经常有

2. 预防缓解方法 睡眠健康教育主要是宣传和讲解睡眠卫生知识, 根据睡眠卫生教育指南如下:

(1) 睡眠目标是恢复精力: 限制在床时间能帮助整合和加深睡眠。在床上花费过多时间, 会导致片段睡眠和浅睡眠。不管你睡了多久, 第二天规律的起床。

(2) 每天同一时间起床: 早晨同一时间起床会带来同一时刻就寝, 能帮助建立"生物钟"。

(3) 规律锻炼: 锻炼可以帮助减轻入睡困难并加深睡眠, 不要在睡前 3h 进行体育锻炼。

(4) 舒适的卧室环境: 舒适、安静的睡眠环境能帮助减少夜间觉醒的可能性。不把人吵醒的噪声也有可能影响睡眠质量。铺上地毯、拉上窗帘及关门可能会有所帮助。

(5) 适宜的卧室温度: 睡眠环境过冷或过热可能会影响睡眠, 卧室温度以薄被为宜。

(6) 规律进餐, 且不要空腹上床: 饥饿可能会影响睡眠。睡前进食少量零食(尤其是碳水化合物类)能帮助入睡, 但避免过于油腻或难消化的食物。

(7) 夜间避免过度饮用饮料: 为了避免夜间尿频而起床上厕所, 避免就寝前喝太多饮料。

(8) 减少所有咖啡类产品的摄入: 咖啡因类饮料和食物(咖啡、茶、可乐、巧克力)会引起入睡困难、夜间觉醒及浅睡眠。即使是早些使用咖啡因也会影响夜间睡眠。

(9) 别把问题带到床上: 晚上要早些时间解决自己的问题或制订第二天的计划。烦恼会干扰入睡, 并导致浅睡眠。

(10) 限制卧床时间: 卧床超过 20min 可以离开床, 做一些放松的事情。

(11) 把闹钟放到床下或转移它, 不要看到它: 反复看时间会引起挫败感、愤怒和担心, 这些情绪会干扰睡眠。

(12) 避免白天打盹: 白天保持清醒状态有助于夜间睡眠, 避免在沙发上打盹。

【健康教育形式】

健康教育的形式包括宣传手册、视频讲座、孕妇学校课程等, 部分具备条件的医院或妇幼保健院, 可以组织失眠认知行为治疗团体, 具体操作可以参见《失眠的认知行为治疗 - 逐次访谈指南》。

(四) 分娩恐惧

分娩恐惧是孕产妇面对分娩时、经历分娩的过程中, 对分娩应激及分娩

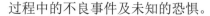

过程中的不良事件及未知的恐惧。

【健康教育的重要性】

分娩恐惧是国内外重点关注的孕产期心理问题之一，据估计80%左右的孕产妇对分娩疼痛，产程生理变化如宫缩等有不同程度的恐惧、焦虑。全球孕产妇的明显分娩恐惧发生率为3.7%~43%，总体上的发病率为14%。初产妇分娩恐惧的发生率为4.5%~15.6%。经产妇分娩恐惧的发生率为7.6%~15.2%。我国相关研究显示，分娩恐惧的发生率在40%~60%，高于国际水平。

研究表明，分娩恐惧不仅危害孕产妇个人身心健康，导致先兆子痫、产程延长、产后抑郁症，影响后续的生育意愿等；也会影响胎儿的生长发育，使早产儿、低出生体重儿的发生率增加；甚至会导致剖宫产率大幅上升，因而成为一项突出的社会问题。

【健康教育内容】

1. 影响因素

（1）个性特质：一般而言，性格脆弱、神经过敏、焦躁易怒、依赖性高、控制性性格、低自尊、低自我效能、患有血液或动物恐惧症的孕产妇更易发生分娩恐惧。

（2）疼痛：宫缩痛是女性分娩过程中最重要的应激原。调查研究显示，49.86%的孕产妇因为害怕疼痛拒绝自然分娩，93.6%的中国孕妇盼望有分娩镇痛措施。一方面，产痛是分娩恐惧产生的原因之一，另一方面，分娩恐惧也可加重产时疼痛体验。

（3）焦虑：研究发现有49%的孕妇会担心胎儿发生死亡等意外而产生焦虑情绪。适度的焦虑可以提高孕产妇的应急能力，积极应对，促进健康分娩，而过度的焦虑会增加孕妇发生分娩恐惧的风险，使难产的概率增加。

（4）知识、信念和支持系统缺乏：研究发现，缺乏知识、缺乏社会支持和配偶支持是分娩恐惧发生的重要原因。

（5）产时服务模式：住院分娩模式下，女性控制角色的弱化导致分娩恐惧的产生。对医务人员缺乏信任加剧了分娩恐惧的发生，大于56%的孕妇害怕在分娩过程中遇到不友好的医护人员，怕得不到足够的支持，怕分娩过程中孤独无助等。

（6）分娩经历：研究显示，初产妇严重的分娩恐惧与既往的创伤事件和虐待经历相关，如生活暴力、性虐待经历、儿童期被虐待经历。而经产妇的分娩恐惧更多的与前次消极分娩经历有关.如紧急剖宫产和工具助产（如胎头吸引）。

2. 症状表现 分娩恐惧是影响女性在整个孕产期健康和幸福感的一个

常见问题,对孕产妇、婴儿和家庭都带来了一定的影响。有研究表明,分娩恐惧会导致分娩时长增加,选择性剖宫产率的增加,产后抑郁的发病率增加,并与负性分娩体验,分娩创伤有关,进而影响母亲与婴儿的依恋关系。

被严重分娩恐惧困扰的孕产妇可出现明显的躯体症状,如噩梦、躯体不适、睡眠障碍、在工作及生活中难以集中精力。孕产期更易发生血压高、先兆子痫、早产。分娩过程中更易发生产程延长、难产和紧急剖宫产,有更多的分娩镇痛需求和选择性剖宫产需求。分娩恐惧程度严重的孕产妇发生产后抑郁和分娩创伤后压力综合征的风险增加,且孕产妇及其家庭也将受到长期的消极影响,如影响母乳喂养、亲子关系、夫妻关系及导致将来对再孕计划的推延和逃避。

3. 就医指征　Wijma 分娩预期与经历问卷(Wijma delivery expectancy/experience questionnaire,W-DEQ)问卷可在孕期任意时间使用,便于明确孕妇是否有严重的分娩恐惧,并予重视和干预。W-DEQ 问卷作为专门测量分娩恐惧的问卷,其良好的信效度及适用性已得到广泛认可。评分方法:W-DEQ 量表总分为 0～165 分,分数越高代表分娩恐惧的程度越严重。现有研究多以 W-DEQ 评分≥85 分作为有分娩恐惧的判断标准,且认为 W-DEQ 评分≥100 为严重分娩恐惧,暗示孕妇可能出现临床问题,如伴有极度恐惧的分娩经历、分娩应对困难、紧急剖宫产等。该问卷内容详见表 4-5-4。

表 4-5-4　Wijma 分娩预期与经历问卷(W-DEQ)

指导语:这是一份关于生孩子过程中内心感受的问卷。请预测您生孩子过程中感想如何,而不是您希望它会怎样。每个问题的答案分从 0 到 5 六个等级。最外侧的数值(0 或 5)为极值,从两端到中间的程度逐渐减弱。请画圈标出意思最接近的数字。

1 你如何看待生孩子的整个过程?
非常神奇　　0　　　1　　　2　　　3　　　4　　　5 一点也不神奇

2 你如何看待生孩子的整个过程?
非常可怕　　0　　　1　　　2　　　3　　　4　　　5　一点也不可怕

3 在分娩阵痛过程中,你大多时候会感觉如何?
非常孤独　　0　　　1　　　2　　　3　　　4　　　5　一点也不孤独

4 在分娩阵痛过程中,你大多时候会感觉如何?
非常坚强　　0　　　1　　　2　　　3　　　4　　　5 一点也不坚强

5 在分娩阵痛过程中,你大多时候会感觉如何?
非常有信心　0　　　1　　　2　　　3　　　4　　　5 一点信心也没有

6 在分娩阵痛过程中,你大多时候会感觉如何?
非常害怕　　0　　　1　　　2　　　3　　　4　　　5 一点也不害怕

续表

7 在分娩阵痛过程中,你大多时候会感觉如何?						
完全被遗忘	0	1	2	3	4	5 一点也没有被遗忘
8 在分娩阵痛过程中,你大多时候会感觉如何?						
非常脆弱	0	1	2	3	4	5 一点也不脆弱
9 在分娩阵痛过程中,你大多时候会感觉如何?						
非常安全	0	1	2	3	4	5 一点也不安全
10 在分娩阵痛过程中,你大多时候会感觉如何?						
非常独立	0	1	2	3	4	5 一点也不独立
11 在分娩阵痛过程中,你大多时候会感觉如何?						
完全被冷落	0	1	2	3	4	5 一点也没有被冷落
12 在分娩阵痛过程中,你大多时候会感觉如何?						
非常紧张	0	1	2	3	4	5 一点也不紧张
13 在分娩阵痛过程中,你大多时候会感觉如何?						
非常高兴	0	1	2	3	4	5 一点也不高兴
14 在分娩阵痛过程中,你大多时候会感觉如何?						
非常自豪	0	1	2	3	4	5 一点也不自豪
15 在分娩阵痛过程中,你大多时候会感觉如何?						
安全被抛弃	0	1	2	3	4	5 一点也没有被抛弃
16 在分娩阵痛过程中,你大多时候会感觉如何?						
非常冷静	0	1	2	3	4	5 一点也不冷静
17 在分娩阵痛过程中,你大多时候会感觉如何?						
非常放松	0	1	2	3	4	5 一点也不放松
18 在分娩阵痛过程中,你大多时候会感觉如何?						
非常幸福	0	1	2	3	4	5 一点也不幸福
19 在分娩阵痛过程中,你会是什么感受?						
非常恐慌	0	1	2	3	4	5 根本不恐慌
20 在分娩阵痛过程中,你会是什么感受?						
非常绝望	0	1	2	3	4	5 根本不绝望
21 在分娩阵痛过程中,你会是什么感受?						
非常渴望这个孩子	0	1	2	3	4	5 根本不想要这个孩子
22 在分娩阵痛过程中,你会是什么感受?						
非常自信	0	1	2	3	4	5 根本不自信
23 在分娩阵痛过程中,你会是什么感受?						
非常信任	0	1	2	3	4	5 根本不能信任
24 在分娩阵痛过程中,你会是什么感受?						
非常痛	0	1	2	3	4	5 根本不觉痛
25 当宫缩最剧烈的时候,你觉得会发生什么?						
我表现得非常糟糕	0	1	2	3	4	5 我根本不会表现得糟糕

续表

26 当宫缩最剧烈的时候,你觉得会发生什么?						
我完全顺应身体的不由自主	0	1	2	3	4	5 我根本接受不了身体的不由自主

27 当宫缩最剧烈的时候,你觉得会发生什么?						
我完全失去自我控制的能力	0	1	2	3	4	5 我根本不会失去自我控制能力

28 在你想象中,宝宝出生那一刻,你感觉……?						
非常有意思	0	1	2	3	4	5 根本没意思

29 在你想象中,宝宝出生那一刻,你感觉……?						
非常本能	0	1	2	3	4	5 根本不是本能

30 在你想象中,宝宝出生那一刻,你感觉……?						
完全应该如此	0	1	2	3	4	5 根本不该如此

31 在你想象中,宝宝出生那一刻,你感觉……?						
非常危险	0	1	2	3	4	5 根本没有危险

32 在过去1个月内,你有没有想过例如……? 是否想过:生孩子过程中孩子死亡?						
从来不想	0	1	2	3	4	5 经常想

33 在过去1个月内,你有没有想过例如……? 是否想过:生孩子过程中孩子受伤?						
从来不想	0	1	2	3	4	5 经常想

4. 干预方法 主要是非药物干预方法,如产前教育、基于正念的分娩教育、心理教育、自我催眠、认知行为疗法干预以及产前瑜伽课程等。

【健康教育形式】

分娩恐惧健康教育形式主要有:

1. 产前健康教育 产前教育可以有效缓解孕产妇及家属对妊娠、分娩的恐惧情绪,促使妊娠和分娩过程更加顺利。因此,可通过普及社区健康教育、加强产前健康教育,转变社会传统观念、给予产妇充分的理解与支持、帮助其从心底接纳自己并积极克服恐惧。

可通过黑板报、发放手册、开展讲座、播放视频等方式普及孕产期健康教育,讲解分娩恐惧的危害性、学习预防和应对措施;医疗机构应加强对产前教育的投入与宣传工作,通过多样形式开展产前培训,鼓励孕产妇及家属积极参与;医务人员应早期对孕产妇进行心理评估,及时发现心理问题,并通过积极有效沟通、传递分娩经验、分娩行为训练(如分娩呼吸放松、渐进式肌肉放松等技术)等,提高孕产妇的分娩自控能力,增强对分娩的信心,有效缓解分娩恐惧,促进自然分娩。

2. 情景模拟健康教育 情景模拟健康教育将初产妇置身于特定的情景中接受分娩相关知识的传授,集情景演示、现场指导为一体,弥补了常规产前健康教育形式单一、枯燥乏味的不足,能提高初产妇的分娩认知和分娩经验,

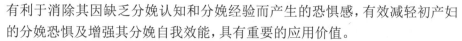

有利于消除其因缺乏分娩认知和分娩经验而产生的恐惧感,有效减轻初产妇的分娩恐惧及增强其分娩自我效能,具有重要的应用价值。

3. 团体心理辅导课 该模式以小组的形式集中实施孕期检查、健康教育和社会支持,在此过程中,孕妇被赋予权力来增强自控感和自信心,如自主完成部分孕检项目,小组讨论特定主题,分享彼此的想法和经验等。

4. 基于正念的分娩教育课程 该课程将基于正念的心身减压技能与分娩教育相结合,旨在减少孕妇的分娩恐惧。我国本土化的正念分娩与养育课程——幸福孕育课程有效地降低了有分娩恐惧的孕妇对分娩失去控制的恐惧、对独自面对分娩过程的恐惧及对有关分娩的焦虑水平。

5. 远程健康教育 可以充分利用新媒体技术,采用有趣多样的多种形式,远程健康教育的渠道传播相关保健知识,帮助广大孕产妇积极应对分娩恐惧等孕期常见心理问题。

三、心理调适与放松技巧

心理调适和放松技巧是孕产妇心理保健和情绪管理的重要方法之一,医务人员除了对孕产妇直接进行干预指导外,还可以鼓励孕产妇学习后经常自我练习,做到熟悉和掌握练习方法,并能在适合的时机使用。目前常用的方法包括基于正念的心身减压方法、放松冥想方法等。

(一)基于正念的心身减压方法

随着医学模式的转变,生物-心理-社会医学模式中的心理和社会成分对于人类健康的意义越显重要,其中基于正念的心身干预技术是在现代心理学中发展出来的一种系统的心理疗法,是近年来国内外公认的心身健康技术,并且大量科学研究支持其疗效和作用。并被应用于孕产妇、儿童青少年等妇幼人群中。

2016年起,中国疾病预防控制中心妇幼保健中心牵头开展了"多中心孕产妇心身健康干预效果随机对照评价研究",在研究中将国外引进的孕产妇正念心身干预课程进行了本土化调整,研究结果显示该方法对于中国孕产妇有降低抑郁、焦虑、分娩恐惧情绪,提升幸福感、母婴依恋水平等方面均有明显效果,与国外研究结果类似。目前,基于正念的中国本土化心身保健课程——幸福孕育课程作为孕产妇心身健康技术也相继在全国妇幼系统内逐步开展推广。

基于正念的心身减压方法其主要操作原则是:通过有意识地觉察当下,并对每时每刻所觉察的体验不加评判,从而产生的一种觉察力。学习方法:主要为团体干预形式,包括课堂讲授、自我练习和体验、探寻和深化等。课堂学习后，学员可以自我练习，方便实施，且对大多数孕产妇女性人群均可使用。主要的练习方法有：觉察呼吸、葡萄干练习、身体扫描、行走和伸展练习、觉察情绪和想法、三分钟呼吸空间等正式练习，以及愉悦事件及非愉悦事件、人际交往、觉察进食练习等非正式练习。练习中需要培训的基本态度，包括"非评判""耐心""初心""信任""不争""接纳"及"放下"。这些态度需要有意识地在课程练习中培养。它们并非各自独立，而是相互依赖、相互影响的。

主要练习方法示例：觉察呼吸

觉察呼吸是正念分娩的基本核心技术之一，在练习中，有意地、不加评判地察觉伴随呼吸时身体感觉最明显的部位感觉，将注意力锚定在呼吸感觉上，注意呼吸的来了又去、一起一伏。呼吸之间的间隙。

练习指导语：

请坐在一个舒服的位置上，比如靠背椅或是表面柔软的地板上。要是坐在椅子上，最好背不要靠在椅背上；坐在地板上的话，双膝最好能碰到地板。调整一下高度直到你坐稳、坐舒服了。

脊柱挺直但是不要太僵硬，保持一个舒适而优雅的姿势。如果坐在椅子上的话，就把脚放在地板上，两腿不要交叉。你的注意力放到触觉，以及你的身体与地面或椅面接触所感觉到的触感上来。花一点时间来探索这种感觉。慢慢闭上眼睛或者将目光放在身前1~2m之处。

自然地去呼吸，并随着吸气和呼气的进行，尽力去觉察腹部的变化。每一次吸气时，感觉到小腹在鼓起；每一次呼气时，腹部会收缩。

或早或晚，你会发现自己的注意力开始游移，从腹部的起伏跑到了想法、计划、回忆或者其他任何东西。这很正常，这就是我们的头脑经常会做的，并不是什么错误或失败。其实，这恰恰是练习的好机会。当你注意到你的意识不再在呼吸上时，在心里小声地祝贺一下，因为这时你已经回来并且意识到了你此时此刻的体验。你可以简单了解一下自己的意识刚才去了哪儿，然后慢慢再回到小腹的感觉变化上，将注意力温柔而坚定地放到正在进行的吸气和呼气上来。

分心往往会不断地重复发生。尽可能地保持友善地关注并且及时发现自己一次次的分心。无论多少次你注意到自己分心了，每次祝贺一下你已经回来，然后尽最大的可能，温柔而坚定地让你的注意力回到腹部的感觉变化上，将注意力集中并保持在正在进行的吸气和呼气上。

练习5~30min都可以，或者你希望的更长时间。不时提醒自己只要去关注此刻正体验到的就可以了。尽可能地去做，每当你的意识发生游移时，用呼吸作锚点再次连接到此时此刻上来，带着觉察继续呼吸。

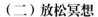

（二）放松冥想

1. 减慢呼吸练习

横膈膜呼吸的步骤	技巧
①将一只手放在你的胃部（肚脐以上）另外一只手放在胸部	这种呼吸运动主要是由腹部区域的一块称为横膈膜的肌肉产生
②屏住呼吸并且数到5	不要做深呼吸
③当你数到5的时候开始呼气并且对自己说"放松"	说"放松"的时候要用安静平和的方式
④通过你的鼻子缓慢的呼吸，每6s一个循环	吸气数到3（3s）呼气也数到3，这样呼吸频率是每分钟10次每次呼气结束时都要对自己说放松
⑤1min后（10次呼吸）再次屏住呼吸5s，并且继续呼吸，6s一个循环。可一直持续到过度换气的症状都消失为止	
注意：找一个你不容易被打扰且安静舒适的地方。然而当你变得能很好地控制呼吸时，你将能够在任何地方和任何时候做当你做这个练习的时候清除你脑中其他的任何想法，将注意力集中在你的呼吸上面	

2. 内心的安全之所

练习指导语：

现在，请您朝您内心一个安全的地方望去，一个让您感到非常舒适，只有自己才能踏入的地方。也许您会看到一些画面，或者感受到一些什么，再或者，您一开始就想到了这个地方。就让那些一直出现的东西出现，然后接受它。

也有可能，这时候出现了让您不舒服的画面。请继续向前。我会向您保证，肯定会有其他安全的地方存在。有时候您会找到安全之所，却不知道如何到达。这时可以推荐寻找助行工具，比如说一艘船或一架飞机，或者有魔力的物体，诸如魔杖。

如果您感觉现在到达了安全之所，请告诉我，如果您愿意，您可以描述一下这个地方。如果您不想告诉我，那也可以。

此刻请全身心的感受，待在这个安全的地方，

您的身体感觉怎样？

您看到什么？

您听到什么？

闻到什么？

您感到自己的皮肤上有什么？

您的肌肉感觉怎么样？

您的呼吸呢？

还有您的腹部呢？

请准确的体验这种感觉，让自己知道，处在这里，自己的身体是一种什么样的感觉……同自己约定一个姿势，借助它，您就能到达这个安全之地。比如说，您可以握紧拳头，或者伸出双手。只要您愿意，一做这个姿势，您就能到达。现在请您做一下这个姿势，已让您的身体对此有所记忆。您可以让我看到这个姿势，也可以，只让自己知道……现在，请再次感受在这个安全之处的良好感觉，然后回到我们的房间里来。

3. 生命之河冥想

练习指导语：

现在你可能为自己找到一个安静、舒适的空间，可能是坐着，也可能是躺着。

你决定把干扰你的事情放在脑后，把现在这段时间完全留给自己，让自己进入内在，和来自生命根源的爱和祝福的力量联接。

慢慢地，我们把注意力放在自己的身体上。我们注意到，我们就是用现在的这个姿势坐着或者躺着，休息着。

接下来，在我们想象的眼睛里，在内在的眼睛里看到我们的父亲和母亲站在我们的面前。

接下来，我们看到，在我们的父母亲的后面站着他们的父母亲。也就是我们的祖父、祖母，外祖父和外祖母。他们站在我们父母亲的后面，开心地望着我们。

接下来，我们看到在我们的祖父母和外祖父母的后面站着他们的父母亲。

接下来，我们看到在我们曾祖父母后面还有他们的父亲还有母亲，在他们的后面还有他们的父亲，还有他们的母亲。

就这样一代一代的，一层一层地往上推移。

我们看到祖先们一代一代的，后面的，无限地延伸出去。

我们发现，原来我们站在一个广大无尽看不到底边的金字塔顶端。原来，我们的生命来自一个看不到边际，看不到起源，看不到尽头的生命之河。原来，这一个我，从时间的起点，从生命的起源，经由祖先们源源不绝的，一代一代的，将生命传递到我们这里来。

让我们在这里，把生命的力量深深地吸进来。同时，把我们的感谢，尽情地吐出去。随着呼吸，把祖先对我们的祝福深深地吸入到每一个细胞里。也把我们对生命的赞叹从内在最深的地方，随着吐气，深深地吐出来。吸气，吐气,深深地吸气,深深地吐气。

让我们在想象当中,让父亲和母亲分别站在我们身后的左边和右边,我们甚至感觉到他们把手搭在我们的肩膀上。通过他们,所有历代祖先对我们的祝福都传递到他们身上。让我们允许待在这里,吸气,吐气。

接下来,我们可以想象,我们的伴侣出现在自己身边。在我们想象的眼睛里,我们想象自己看到了我们的孩子站在我们的面前。我们可以很高兴地对孩子们说,我把生命传递给你了。

接下来在想象的眼睛里,我们看到孩子们转过身去,面对他们的孩子。

接下来,我们看到,他们的孩子,孙子,子孙们。

在我们想象的眼睛里面,我们看到生命自有它的方法扩展到无边无界。直到看不到底边,一直到时间的终点。

我们恍然大悟,原来生命起自时间的起点,透过我们,也将穿越到时间的终点。我们了解到,就在我们自己的身上,就在我们想象的眼睛里,整个的时间就在里面贯穿着。所有的生命就在里面流动着。

让我们一起再一次地深呼吸,做做伸展,让身体动一动,慢慢地让自己回到这里来。再一次地呼吸,让身体整个地扩张开来,感受身体打开来,放轻松的感觉,现在你可以把眼睛张开来,回到这个地方了。

让我们完成这一次生命之河的旅程,这份爱和祝福会伴随着我们。我们可以把眼睛睁开了。

四、科学胎教

"胎教"一词源于我国古代,至今约有 3 000 多年的历史。"胎教"在中国生育文化中对应的学说、理论体系和应用方法多见于医学、教育学、哲学和文学等众多学者的论著之中。1981 年,Thomas verny 教授作为美国产前和围产期心理健康协会(American association for prenatal and perinatal mental health,APPPAH)的学术创始人,在其著作中《未出生孩子的秘密生活》中写道:"千年之前,中国人建立了第一个产前门诊"。如今,伴随着医学科学的发展,国内外大量的科学实验研究也已经证实胎儿对子宫外的信息刺激具有规律性的行为反馈,也进一步为科学胎教的实施提供了有力的循证依据。

17、18 世纪,全球医学科学兴起,让中国的胎教学说展示其更多的科学性。严复是第一个从遗传生物学角度来认识古代胎教理论的思想家。进入 20 世纪,我国开始进行胎教对胎儿智能影响的专项临床研究。1986 年在北京医科大学人民医院任胎教研究室主任的刘泽伦教授,以及在 1989 年于上海市第一妇婴保健院创建第一所胎儿学校并进行临床实践的蒋迪仙教授,均为我国在胎教领域的临床实践研究以及科学胎教的普及提供了重要的参考依据和数据支持。2014 年，张先庚等人专门就我国的胎教研究效果和研究结果进行数据分析发现，国外对胎教优生方面的临床研究更为重视，这也给我们在深入探索这个领域提供了重要的借鉴和方向。整体而言，越来越多的新研究和新理论，更让我们以崭新和细腻的科学视角了解胎儿身心健康促进重要性和必要性。

【健康教育的重要性】

过去，大众对胎教的理解多是"针对胎儿的教育"。然而，基于生理学、心理学以及教育学等领域的理论整合后，乐杰所提出的定义受到普遍认可："胎教主要是指孕妇自我调控身心的健康与欢愉，为胎儿提供良好的生存环境；同时也指给生长到一定时期的胎儿以合适的刺激，通过这些刺激促进胎儿的生长。"也就是说，胎教的对象既是孕妇也是胎儿；胎教的过程不仅会促进母胎双方生理的健康更会让心理发展更为良好。

【健康教育内容】

"胎儿健康促进"的循证和应用

从女性怀孕的胎儿期（280d）到宝宝出生之后的 2 岁（720d），这 1 000d 被世界卫生组织定义为"生命早期 1 000d"，是一个人生长发育的"机遇窗口期"，在出生前 280d 我们所做的每一件事情都是一套系统针对胎儿健康促进的科学策略。产前和围产期心理学领域的充分研究也让我们看到，从受孕到出生，胎儿的心理也在不同的阶段进行持续的发展，而胎儿的适应性则进一步对母亲子宫内环境的构建和持续优化提出更高要求。

1. 产前编程　Peter Nathanielsz 教授，三十余年都专注于研究早期生命在子宫生活中经历的重要挑战和发展路径，以促进孩子与母亲的健康与幸福。在他著作《The Prenatal Prescription》的第一章里提出了产前编程（prenatal programming）的定义，并阐述了产前编程在营养、压力、运动、毒素、烟草和其他不良环境因素在怀孕期间对胎儿发生的积极或消极的影响。

研究发现，我们的身体不仅仅对妊娠早期的分化阶段敏感，在整个产前的经历都会以深远的方式对胎儿的身心健康进行编程。子宫生活中的每个阶段，我们的身体结构和配套功能均处于不同的发展关键期，无论何时暴露在不良的环境影响因素或事件中，都会改变我们一系列健康指标，比如血压、心血管健康、饮食模式；同时对体重增加的趋势和情绪、智力也有明确影响，甚至还会更易患癌症等。当代医学界对多种疾病患者的临床研究都发现，生命早期的子宫内生活质量，对终身健康至关重要，追溯许多疾病的起源都在胎儿期，这也进一步支持了终身健康规划的概念。

2．子宫生态学　Michel Odent 教授，于英国伦敦创建了原始健康研究中心，在长年研究中积累了大量原始健康研究的数据库，提出子宫生态学（womb ecology）理论，其目的是要深入揭示：人体健康基础期的形成，在胎儿期、围产期和产后一年是重要的奠基时刻。

日常生活中暴露在环境污染、药物、烟草、酒精、不良饮食习惯和压力环境中时，我们身体细胞和体内微环境，已经在分子层面上发生改变，并通过细胞信号转导，最终对胎儿发育产生明确的破坏性结果。比如母亲体内许多合成化学物质破坏了体内正常的激素生态，会明确干扰在子宫内生命早期阶段的男性生殖系统和生殖器官的发育，从而导致隐睾症、睾丸癌的发生率以及降低平均精子数量。同时，因为男性胚胎和胎儿的脆弱性对子宫内不良环境的反应也呈现在越来越多流产的男/女比例和出生时男女比例下降的数据上。

新一代研究的发展也意味着我们要接收必要的新意识——改善产前环境的最有效方法，就是我们需要为孕育生命专门做好准备。

3．母胎依恋　母胎依恋（maternal-fetal attachment）理论是在 20 世纪 80 年代前后，由西方学者最先提出的，是指一种母亲对胎儿所产生的情感联结关系，这种父母对孩子的依恋早在孕期就已经形成。

对于母胎依恋的研究在不同的女性心理学家的研究中呈现出不同的理论模型，尽管在细节上会呈现一定的差异性，最终整合母胎依恋所包含的内容主要体现在认知（对胎儿的态度以及了解胎儿相关知识）、情感（对胎儿投入的情感资源）和行动（母亲与胎儿进行的说话、抚摸、起名字等互动）三个主要方面。

21 世纪，随着发展心理学研究取向的深入，进一步的说明母胎依恋在亲子关系建立之初起着重要的作用，对母亲怀孕过程与胎儿的身心健康的发展都具有深远而重要的意义。

第一，可以促进母亲的孕期适应。研究发现，母胎依恋的水平越高，孕妇对母亲角色的接纳程度就越高，面对于孕期发生的身心变化的适应情况也越好；第二，良好的母胎依恋能更好地维护胎儿健康发展。母胎依恋的水平越高，母亲怀孕期间的行为习惯越健康，健康的行为习惯包括：健康的饮食、适当的锻炼、充足的睡眠、药物和酒精的安全使用以及定期产检；第三，母胎依恋的形成也为产后亲子关系奠定了良好的基础，体现在对于产后母亲照顾行为有一定的预测性；对产后母亲哺乳行为呈正相关，依恋水平越高母乳喂养的可能性越高，母乳喂养的时间越长；与产后母亲的敏感性紧密相关，在与婴儿的游戏和喂养情境中的敏感性越高。

4．产前联结　20 世纪 90 年代初，匈牙利的 Jenoe Raffai 博士，对来到其精神科的青少年住院患者进行了精神分析的基础研究后，发现很多患者的问题都来源于产前不良的母子关系的创伤，在进行了深入的分析研究后，他开发出一套从产前，也就是孕 20 周开始的针对孕妇及其家庭的支持性预防方法，被称为产前联结（prenatal bonding），其定义就是指为母亲和胎儿之间建立情感上紧密结合的可能性，有机会实现她们产前创伤的早期治愈。Raffai 指出，产前联结并不是心理治疗，而是作为一种促进过程，可适用于许多涉及怀孕、分娩和产后期的专业支持应用系统。重点是帮助孕妇及其家人更好地与自己和未出生的婴儿进行接触，可以通过对话、冥想以及构建内心的图画进行情感联结。通过这套产前联结的系统进行干预后，这些处于妊娠阶段的女性们都获得了明确受益。

对母亲而言，在分娩时拥有更大的自信和安全感。分娩难度更小，分娩创伤程度低，术后并发症更少。产科干预显著下降。通过产前联结大大减少剖宫产，自然分娩更多，早产率更低，产后抑郁症的发生率远远低于 1%。婴儿对外界充满好奇，情绪稳定，夜间睡眠更长更深，醒得更少，父母患睡眠障碍的几率更小。

以"胎儿健康促进"为核心的跨学科循证研究绝不仅限于本小节涉及的理论内容。在生命早期发展的健康蓝图上，显示了女性在生育周期中从孕前准备、孕期、分娩到产后的每个阶段在生理护理和心理护理的重要性，帮助每一位母亲与胎儿之间发展起亲密的情感互动关系，更是母婴身心健康的关键，也是一套来自生理、心理、社会以及文化共同作用，促进母亲和胎儿／婴儿身心健康的全面和综合的支持系统。

【健康教育方式】

本小节我们将在中国胎教方法的理论蓝本上，纳入循证研究，以母胎依恋的视角再结合产前联结的方法，提炼一套可用于临床工作中的科学胎教的实施思路和方案。

"古者教导贵豫，今来教子宜自胎教始。妇妊子者，戒过饱，戒多睡，戒暴怒，戒房欲，戒跛倚，戒食辛热及野味。宜听古诗，宜闻鼓琴，宜道嘉言善行，宜阅贤孝节义图书，宜劳逸以节，动止以礼。则生子形容端雅，气质中和。"

——明代教育家 许相卿

尽管这套理论于百年之前提出，如今也依然能看到其前瞻性。在第一句中不仅提出科学胎教的核心还提炼出积极情绪在围产期对母胎身心健康的重要性：古者教导贵豫（"豫"通"愉"），意指在胎教过程中"愉悦"是重要前提。

表观遗传学理论已有充分研究证实，来自母亲持续的"压力"源对胎儿存在巨大的破坏性。因此，有效降低围产期女性压力的各类干预方案，均属科学胎教的范畴之内，如饮食调整、睡眠管理、运动干预以及与艺术有关的音乐、绘画、阅读、针织等方法均可以纳入选择和整合形式之内。

另外，我们需要结合胎儿在子宫中大脑与感官发展的基础时间相对应的能力，进一步优化设计出一套匹配胎儿可接受且有效安全的、达成母胎进行情感联结的实施方案。

1. 听觉　胎儿的听觉系统在孕中晚期已经发展得相当良好，可以听到母亲体内的声音，如心跳、呼吸、肠鸣音以及外部的，如说话声、汽笛声甚至是乐器声。声波在羊水中的传播速率和效果均优于在空气中的传播，因此，胎儿在妈妈宫腔内听到的声音比成人想象的要更多而且声音更大，这些听觉信息都能进一步促进胎儿的听觉器官和大脑的发育。对于反复听到的音乐或语言胎儿能够记忆，当前的充分研究已验证出生后的新生儿再次听到这些信息时会快速安静下来。因此在孕期可以设计与听觉能力相关的音乐和语言类的互动。

就音乐主题而言，形式除了最常使用的聆听和欣赏古典／现代音乐外，歌唱活动、音乐冥想放松、音乐舞动等都可以纳入选择范畴；语言互动是现代家庭应用较多的方式。建议先给胎儿起一个胎名可在互动时呼唤胎儿，语言互动的方式除普通的日常生活交流之外，也可阅读绘本，诵读中国诗词都是特别推荐的方式和素材，另外将音乐和语言进行整合的配乐朗诵也是很好的选择。

听觉互动的注意事项：①声音类型，研究显示胎儿在母亲子宫内听到重金属和过度嘈杂的摇滚音乐会感觉到痛苦并产生剧烈胎动；胎儿更喜欢听旋律轻快、优美和曲风平和的音乐类型；②声音音量，环境音响 70 分贝以内（我们听觉感觉适宜即可）；切勿把音响源（耳机、MINI 音箱等）贴在肚子上，以免对胎儿听力造成不可逆的损伤；③互动频率，每天可建立固定互动时间，胎儿在子宫生活中的觉醒时间有限，且存在个体差异，每一次互动时间在 15～30min 即可；④胎儿对于外部信息的接收和处理速度都比成人更慢，同时胎动反馈均存在个体差异，需要准父母在互动过程有足够的耐心，不建议过度追求胎动。

2. 触觉　触觉作为人类早期发育的第一种意识，出生前就呈现出多样化的发展，如冷觉、热觉、按压觉和痛觉均对胎儿身心发展很重要。准妈妈们在怀孕过程中可以通过触摸腹中的胎儿传递自己的爱与关注，在产前建立母胎之间充满安全感的情感联结。

触觉互动的注意事项：①触摸过程建议以轻柔和自己舒适为宜，准父母都可以尝试配以音乐旋律实施不同的抚摸节律和方向变化，如抚摸、滑拨、点按、绕圈、轻拍等；②当胎儿胎动时，准妈妈可以通过轻拍或抚摸给胎儿以情感回应；③有子宫敏感及临产前的孕妇不建议频繁抚摸胎儿，以免引发不必要的宫缩；④自然分娩时子宫收缩会对胎儿全身皮肤产生的强大刺激，是对触觉、痛觉、本位觉、前庭觉等综合感觉进行全方位整合的过程。

3. 运动觉　胎动，对于胎儿来讲就是在子宫内发展起来的运动能力，不仅能传递身体语言还能传递情感信息，研究者将其分为不同的发展阶段和类别，孕早期是自创的自发性运动（self-initiated，voluntary movements），孕中期是反抗和防御性运动（reactive and defensive motion），孕晚期则体现出互动式的社交性运动（interactive，social movement）。除主动运动外，胎儿还能在子宫中接受来自母亲主动运动的刺激，对大脑发展有良好的促进；在孕期接受充分运动刺激的胎儿，分娩过程中也有机会更好的整合原始反射从而顺利地让大脑中枢神经系统完成从低级到高级的过度和启动。

在孕期可选择的运动形式非常丰富，孕妇瑜伽、生育舞蹈、孕期健身操、游泳、分娩球、慢走以及针对性的凯格尔运动等。这些运动方式均建议在安全和专业的孕期运动老师的带领下进行。孕期运动务必将安全性放在第一，具体的安全实施指标可参考美国妇产科学会（ACOG）就围产期女性的运动指南进行指导。

运动互动的注意事项可参考本书第四章第四节孕期运动健康教育相关内容。

4. 视觉　是人类生命发育过程中在感觉系统内从功能发育上表现得最慢的一种感觉。孕中期胎儿眼睑闭合的状态有利于视网膜的正常发育。进入孕晚期胎儿的视觉系统具备感光能力，临床研究发现孕晚期的胎儿对强烈光线有皱眉，畏缩、转身、心跳变化等躲避反应，这些应激反应都在提示胎儿无法适应强烈的光线刺激。另外，来自瑞士对新生儿睡眠习惯的研究发现，孕期的母亲已经能够与胎儿建立起共同生物作息节律。

孕妇的视觉信息会影响个人的情绪状态，并通过体内的神经递质传递给胎儿。因此，建议孕妇们在日常生活中选择丰富的艺术创意类活动，增强和激发愉悦感，比如绘画、手工、泥塑、编织等，另外，融入自然环境、参观主题画展及欣赏经典电影作品也是可以选择的方式。在主题选择中需要注意远离各类恐惧、惊悚、战争和悲剧主题。在澳大利亚的悉尼皇家妇产医院中曾进行的研究发现：当母亲看情感强烈的电影，胎儿的心率与胎动会发生明显的改变，会经历与母亲同样的痛苦感受。

视觉互动的注意事项：①母亲要正常作息避免晚睡，有利于胎儿形成良性生物钟以及更好的宫内发育；②避免用强烈的光源刺激胎儿，其视觉能力发育尚未发育良好；③远离激发负面情绪的电影、电视等视觉信息源，母亲强烈的情绪会影响胎儿状态。

5. 味嗅觉　孕中期，胎儿口腔中的味觉感受器已经发育的较为完整，出生时已经具备辨食能力。同期，胎儿的嗅觉发育与记忆也能够行使其功能，母亲在分娩后乳头将释放出与羊水类似的味道，吸引新生儿更准确地找到乳房位置。美国费城莫奈尔化学感官研究中心的研究中发现：出生后孩子的食物偏好来自母亲在孕期的饮食偏好。另有研究显示，母亲在孕期的不良饮食习惯以及吃不健康的食品，不仅会引发胎儿的发育问题，长远来看还可能导致孩子在出生后的母乳障碍甚至是成人后的饮食障碍问题。

味嗅觉互动的注意事项：①保持饮食丰富和营养均衡；②建立良好的饮食节律，不暴饮暴食也不过度节食；③摄入健康的食物，远离不健康的食品以及杜绝烟酒暴露。

（郑睿敏　段艳平　谢　菲　杨业环）

第六节　皮肤保健

妊娠期间，母体的各个器官都会发生相应的变化，受内分泌、免疫因素以及新陈代谢等因素的影响，约90%的人会出现皮肤及皮肤附属器的改变，这些变化有生理性改变，也包括新出现的皮肤病和原有皮肤病在孕期发生的变化。早期识别孕期出现的生理性和病理性改变，评估疾病风险，指导孕妇合理应对，对母胎安全有重要意义。

一、孕期皮肤状态

【健康教育重要性】

由于激素水平、血管功能等发生变化，孕期皮肤会出现许多生理性改变，大多数改变会在产后逐渐恢复，了解孕期皮肤状态的特点，可以消除孕妇的紧张心理，正确面对与处理妊娠期的皮肤变化。

【健康教育内容】

1. 色素变化　由于体内激素水平的变化，多数孕妇在妊娠期间会出现色素沉着，主要表现为正常色素沉着部位的色素增加，如乳头、乳晕、脐周、大腿内侧、外阴等。腹中线变黑，形成从肚脐至耻骨的腹部黑线。痣、雀斑、近期瘢痕变黑。色素沉着在妊娠早期即可出现，分娩后逐渐消退，无须使用美白产品或药物治疗。颈部、腋下也常常出现色素沉着，但若出现天鹅绒样或者乳头样的增生,应前往医院就诊,完善内分泌相关检查。

色素沉着于额头、鼻梁、颊部,形成对称的褐色斑点,被称为黄褐斑(图 4-6-1)。黄褐斑的出现与紫外线照射、遗传、雌孕激素增加、黑素细胞活性增加等因素有关。黄褐斑通常出现于妊娠 3 个月后,大多会在分娩后一年内自行消退,再次妊娠时可复发。在孕期可通过使用防晒霜、避免紫外线照射、避免使用刺激性化妆品来减少黄褐斑的出现,若黄褐斑在产后持续存在,可遵医嘱进行相关治疗。

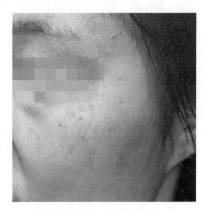

图 4-6-1 黄褐斑

2. 血管变化 孕期雌激素水平升高,毛细血管扩张,表现为蜘蛛痣、掌红斑、血管瘤、牙龈增生等。

(1)蜘蛛痣(spider angioma):孕期最常见的血管变化之一,于妊娠 2~5 个月后出现,多出现在上腔静脉分布区域,如颈部、面部、上肢,中央为粟粒大的圆点,稍稍隆起,周围是放射状的毛细血管,因为形如蜘蛛腿,故被称为"蜘蛛痣"。肝脏代谢功能异常导致循环血液中雌激素增多时也可出现蜘蛛痣,因此,蜘蛛痣数量异常增多时,应进行肝功能检查。大部分蜘蛛痣可在分娩 7 周后缓解或消退,若持续存在,可以到皮肤科选择激光治疗。

(2)掌红斑(palmar erythema):出现于妊娠早期,表现为分布于鱼际、小鱼际或整个手掌的红斑,分娩后自然消退。

(3)水肿:妊娠期循环血量增加,腹腔压力增大,导致静脉回流受阻和静脉渗透性增加,引起皮肤和皮下组织的水肿,主要表现为眼睑、面部和手足的非凹陷性水肿,以早晨为重。但持续性水肿应到医院就诊,排除子痫前期和肾脏病变等相关疾病。

(4)静脉曲张:由于子宫的压迫和静脉瓣膜功能不全,一些孕妇会出现静脉曲张,表现为突出的淡蓝色静脉,好发于腿部和肛周。避免长时间站立、抬高下肢、适当活动、穿着弹力袜等方法有助于预防或减轻水肿和静脉曲张。水肿通常在分娩后完全消失,静脉曲张往往不能全部消退,可前往外科或皮肤科寻求医生帮助。

3. 结缔组织变化 由于体重改变以及肾上腺皮质激素、雌激素和松弛素水平升高,胶原纤维之间的黏附性降低,弹性纤维断裂、收缩,导致拉伸部位出现紫色或淡红色条纹,即妊娠纹,妊娠纹是妊娠期间最常见、最典型的皮肤变化，常见于大腿、腹部和胸部，大多数发生在妊娠中后期。有严重妊娠纹表现家族史、孕期腹部臀部增长较快，婴儿生长较快的孕妇往往妊娠纹较为严重，妊娠纹在分娩后逐渐变为白色，但不能完全消退。

妊娠晚期在面部、颈部和腋窝可出现软纤维瘤（soft fibroma），即皮赘（图4-6-2），在分娩后不会自行消退，可采用激光、冷冻等治疗去除。

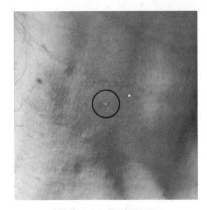

图4-6-2　软纤维瘤

4.皮肤附属器官变化　妊娠期卵巢和胎盘分泌的雄激素增加，孕妇会出现不同程度的多毛，多发生在面部、背部、下腹部，可伴痤疮，通常于产后6个月内消退。多毛严重时应注意排除卵巢肿瘤。

妊娠晚期，毛囊中的雌激素受体使生长期毛发数量增加，产后雌激素水平突然下降时，大量毛发进入休止期，甚至可以达到整个头皮的35%以上，导致产后脱发。产后静止期脱发在产后的3～4个月最为严重，产后静止期脱发无须治疗，大多在产后9个月内逐渐恢复正常。

妊娠期部分孕妇出现指（趾）甲改变，包括横向或者纵向的沟纹，脆性增加，变软和远端甲剥离等，分娩后逐渐恢复。一般无须治疗，但应注意保护，避免造成严重的损伤。

妊娠期雄激素水平升高，皮脂腺功能活跃，可导致出现痤疮或原有痤疮加重（图4-6-3）。乳晕皮脂腺增生形成结节状褐色隆起，称为蒙氏结节，是妊娠早期诊断的体征之一，产后可消失。妊娠期间小汗腺功能旺盛，出汗增多，以躯干部最明显，而顶泌汗腺分泌活性下降。

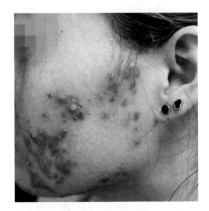

图4-6-3　痤疮

【健康教育形式】

几乎所有孕妇都会遇到孕期皮肤状态相关的问题，健康教育者在开展健康教育时应采取受众面广泛的形式。如利用医院的宣传栏，或通过向孕妇发放健康宣教手册进行健康教育，应重点展示孕期皮肤变化的图片并简要解释其出现的原因和处理原则，使孕妇能够对照自身情况作出判断，消除其紧张心理。也可举办专题讲座，对常见的孕期皮肤变化进行集中讲解。

二、孕期常见皮肤问题与应对

【健康教育重要性】

孕期除了生理性的皮肤变化，还有可能出现一些病理性变化，其中包括受到妊娠影响的皮肤病，还有仅在妊娠期出现的皮肤疾病，这些皮肤问题不仅会对孕妇造成困扰，严重者还会危及母胎安全。通过健康教育使孕妇了解妊娠期皮肤病的症状与危害，及时接受规范化治疗，有利于降低妊娠并发症的风险，改善孕妇与胎儿的预后。

【健康教育内容】

（一）妊娠特异性皮肤病

妊娠特异性皮肤病是指妊娠期特有的一组皮肤疾病，包括妊娠多形疹、妊娠特应性皮疹、妊娠类天疱疮、妊娠期肝内胆汁淤积和疱疹样脓疱病。

1. 妊娠多形疹（polymorphic eruption of pregnancy，PEP） 妊娠多形疹又名妊娠瘙痒性荨麻疹性丘疹及斑块（pruritic urticarial papules and plaques of pregnancy，PUPPP），是发生在妊娠期的一种瘙痒性疾病，主要见于初孕妇，发病率为 0.06%～0.8%。发病机制不明，可能与腹壁膨隆、多胎妊娠等因素有关。本病皮损表现多样，皮疹初期为红色丘疹，后可融合形成荨麻疹样丘疹及斑块，部分患者可表现为湿疹样、水疱样、靶形病变。约 90% 患者的皮疹首先发生于腹部，特别是妊娠纹处，但脐周皮肤正常，并逐渐扩展至臀部、四肢近端等部位，通常不累及面部、掌跖。

PEP 多见于妊娠晚期，也可出现于早期或分娩后，患者自觉剧烈瘙痒，但无系统性损害，不影响妊娠结局。病程具有自限性，一般在分娩后 3～6 周消退，再次妊娠时复发率较低。治疗以对症处理为主，外用糖皮质激素治疗效果较好。

2. 妊娠特应性皮疹（atopic eruption of pregnancy，AEP） 妊娠特应性皮疹整合了妊娠痒疹、妊娠湿疹、妊娠瘙痒性毛囊炎和妊娠丘疹性皮炎，是妊娠期最常见的瘙痒性皮肤病，发病率为 5%～20%。AEP 的临床症状出现较早，约 75% 的患者在妊娠早、中期起病。AEP 好发于有特应性体质的孕妇，约 20% 的患者表现为原有特应性皮炎的加重。AEP 的临床表现可分为湿疹样改变，即 E 型 AEP（eczematous changes，E-type）以及丘疹样改变，即 P 型 AEP（papular changes，P-type）。E 型约占 2/3，皮疹主要出现于特应性皮炎的好发部位，如面部、颈部、四肢屈侧。P 型约占 1/3，表现为四肢和躯干的丘疹样和结节样皮损。

AEP 预后较好，再次妊娠时可复发，对孕妇及胎儿无明显不良影响，但后代在儿童时期有患特应性皮炎的风险。

治疗以缓解症状为主要目的，应指导患者使用润肤剂、温水洗澡，避免使用对皮肤有刺激性的肥皂。一线治疗包括口服第一代抗组胺药物和局部使用低效或中效糖皮质激素，严重病例可选择强效糖皮质激素、UVB 以及短期系统性使用糖皮质激素治疗。

3. 妊娠类天疱疮（pemphigoid gestationis，PG）　妊娠类天疱疮又名妊娠疱疹（herpes gestationis，HG）。妊娠类天疱疮是一种少见的自身免疫性大疱性疾病，发病率约 1/50 000，与疱疹病毒感染无关，一般发生于妊娠中期或晚期，但是也会发生于妊娠早期和分娩之后。主要表现为瘙痒剧烈的水疱、大疱，也可表现为荨麻疹样丘疹、斑块，皮损首先出现于腹部，并累及脐周，后逐渐扩展至四肢，但一般不累及面部和黏膜（图 4-6-4）。

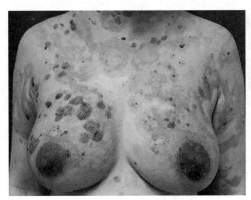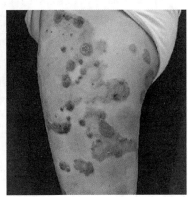

图 4-6-4　妊娠类天疱疮

确诊需依靠皮肤免疫荧光以及血清免疫荧光检查，皮肤免疫荧光检查可见补体 C3 沿表皮基底膜线状沉积，部分病例伴 IgG 沉积。在 69%～90% 的患者中，血清学检查可见妊娠疱疹因子 IgG1 阳性。

妊娠类天疱疮通常在分娩后自行痊愈，但部分患者可持续数年。在孕期，PG 不会对患者造成无明显系统损害，但在产后可增加继发自身免疫性疾病的风险，最常见的为 Grave's 病。部分患者会在再次妊娠时复发，也可在月经期、排卵期或口服避孕药时复发。研究显示，PG 可增加新生儿早产、生长受限和低体重的风险。由于 IgG1 可通过胎盘，故可导致新生儿水疱等皮肤损害。

治疗上，以缓解瘙痒和防止新水疱的形成为主要目标，轻症患者可外用强效糖皮质激素，必要时联合抗组胺药物。病情严重者需系统使用糖皮质激素。

4. 妊娠期肝内胆汁淤积（intrahepatic cholestasis of pregnancy，ICP）　妊娠期肝内胆汁淤积是一种妊娠期瘙痒性皮肤病，其发病原因未明，与激素水平、遗传、环境等多种因素相关，具有明显的地域、种族差异和家族聚集性。一般发生于妊娠中晚期，通常以瘙痒为首发症状，特别是手足和脐周，可逐渐扩展至四肢和躯干，瘙痒夜间加重。ICP 无原发皮肤损害，但挠抓可造成条状抓痕。部分患者在出现瘙痒 2～4 周后出现黄疸。实验室检查血清总胆汁酸（total bile acid，TBA）显著升高，可伴肝功能轻度异常和血清胆红素升高。皮肤瘙痒通常在产后消退，肝功能在分娩后 4～6 周恢复正常，再次妊娠时可复发。

患者一般情况良好，少数出现恶心、乏力、腹泻、脂肪泻等症状，严重病例可出现维生素 K 相关凝血因子缺乏，导致产后出血的风险增加。ICP 的主要风险为胎儿预后不良，胆汁酸引起胎盘绒毛血管痉挛，血流阻力增大，可增加胎儿宫内窘迫、早产以及死产的风险。

ICP 应早期、及时诊断，产前检查时常规询问孕妇有无皮肤瘙痒的症状，若出现皮肤瘙痒、黄疸或肝功能异常，应检测 TBA 并定期监测。对于 ICP 患者，应采用低脂、易消化的饮食，并注意休息，加强胎儿监护。治疗以合理延长孕周，改善临床结局为主要原则，熊脱氧胆酸（ursodeoxycholic acid，UDCA）为一线治疗药物。根据患者病情的严重程度以及胎儿的监护指标，适时终止妊娠。

5. 疱疹样脓疱病（impetigo herpetiformis，IH）　疱疹样脓疱病是一种罕见的无菌性脓疱性皮肤病，主要发生于妊娠晚期。因为与脓疱型银屑病表现相似，大多数学者认为 IH 是脓疱型银屑病在妊娠期的表现，故 IH 又被称为妊娠期脓疱型银屑病（pustular psoriasis of pregnancy，PPP），但多数患者既往没有银屑病病史。

IH 起病较急，表现为对称性、不规则的红色斑片或斑块，无菌性脓疱在红斑周围呈环形排列，脓疱易融合、破裂。好发于褶皱部位，如腋窝、脐周、腹股沟、乳房下，并向周围扩散，中央的脓疱逐渐干燥、脱屑（图 4-6-5）。可累及黏膜和指甲，造成甲板破坏。患者可合并甲状旁腺功能减低，实验室检查可见红细胞沉降率升高、白细胞增多、血白蛋白降低、血钙降低、血维生素 D 水平降低。患者常伴有发热、恶心、呕吐

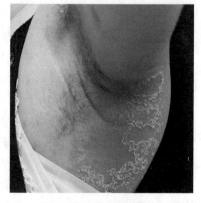

图 4-6-5　疱疹样脓疱病

和腹泻等全身症状。严重的低钙还可以造成抽搐和痉挛。

IH 临床症状较重，对母胎危害较大，通过密切监测血钙水平和早期治疗，患者的预后一般较好，但严重者可出现高热、器官衰竭、继发感染而危及生命。胎儿可因胎盘功能减退而导致宫内发育迟缓、死胎、死产，应严密监测胎儿状况，必要时提前终止妊娠。本病一般在分娩后痊愈，再次妊娠时复发，复发时发病时间比前次早，且病情更重。

IH 大多需要口服类固醇皮质激素治疗，患者对激素治疗反应不佳时，可使用环孢素，同时使用抗生素预防继发感染。局部湿敷和外用类固醇皮质激素能够缓解瘙痒和皮疹。对于泛发性脓疱，以及伴有严重腹泻、呕吐和高热的患者，应注意及时补液，防止出现电解质紊乱。

（二）受妊娠影响的皮肤病

妊娠期间孕妇的各个系统发生变化，非妊娠期特有的皮肤疾病也会与妊娠相互影响。妊娠可使得一些皮肤病的病情好转或加重，而有些皮肤疾病也会对妊娠结局产生影响。

1. 炎症性疾病

（1）特应性皮炎（atopic dermatitis）：是一种与遗传相关的过敏性皮肤病，表现为剧烈瘙痒，湿疹样皮损，甚至增厚，形成苔藓样，往往由于瘙痒，患者会反复搔抓，而搔抓又会加重瘙痒，如此反复，形成恶性循环。妊娠期间，特应性皮炎患者通常会症状加重。

（2）银屑病（psoriasis）：是一种慢性复发性丘疹鳞屑性皮肤病，脓疱型银屑病在妊娠期被称为疱疹样脓疱病。银屑病在妊娠期的变化因人而异，约50% 的患者在妊娠期间病情好转，而部分患者病情加重。银屑病对母胎健康一般无明显影响，但一些治疗药物可能导致胎儿畸形，应根据专科医生的建议谨慎选择药物。

2. 感染性疾病　为避免胎儿与母体排斥，妊娠期母体的免疫功能下降，被病原体的感染的风险增加。

（1）单纯疱疹（herpes simplex）：由单纯疱疹病毒（herpes simplex virus，HSV）引起，HSV 分为两型，即单纯疱疹病毒 1 型（herpes simplex virus-1，HSV-1）和单纯疱疹病毒 2 型（herpes simplex virus-2，HSV-2）。HSV-1 主要引起唇周、口腔等部位皮肤黏膜感染，HSV-2 主要引起生殖器疱疹。孕妇发生 HSV 感染的风险较非孕妇高，且症状重，可导致胎儿宫内生长受限、流产、早产和先天性新生儿疱疹感染等。母婴传播主要发生在分娩过程中，应根据情况选择合适的分娩方式。治疗方面，可予推荐剂量的阿昔洛韦。

（2）水痘和带状疱疹（varicella and herpes zoster）：均由水痘 - 带状疱疹病

毒（varicella-zoster virus，VZV）感染引起。妊娠期带状疱疹对孕妇和胎儿无严重危害，但原发性水痘感染可发展迅速，并可合并肺炎、脑炎等严重并发症。妊娠前 20 周母体感染水痘，新生儿发生先天性水痘综合征的风险为 0.4%～2.0%，该综合征可导致胎儿四肢发育不全、小脑畸形、白内障等。孕妇围产期感染水痘引发新生儿水痘的风险高达 20%～50%，表现为多系统的严重疾病。患者应及时就诊并进行排畸检查。

（3）风疹（rubella）：是由风疹病毒（rubella virus，RV）感染引起的一种经呼吸道传播的传染性疾病，孕妇感染风疹后，通常首先出现低烧、结膜炎、咽喉炎、淋巴结肿大等前驱症状，而后出现淡红色斑丘疹，皮疹首先出现于面部，而后蔓延至躯干和四肢，一般在 1～3d 内按照同样的顺序消退。风疹病毒可通过胎盘垂直传播造成胎儿感染，导致胎儿畸形，或致流产、早产、死产。目前多采用孕前接种风疹减毒活疫苗预防风疹感染。

（4）念珠菌性阴道炎（candida vaginitis）：是妊娠期最常见的真菌感染性疾病，由白假丝酵母菌感染引起，在妊娠期可因白假丝酵母菌上行导致母婴传播，引起早产。胎儿也可在经阴道分娩时感染，导致口腔假丝酵母菌病。

3. 自身免疫性疾病

（1）系统性红斑狼疮（systemic lupus erythematosus，SLE）：是一种累及多个系统的自身免疫性疾病，常有皮肤受累。SLE 好发于育龄期女性，其发病与遗传、药物、性激素等多种因素有关，妊娠期间，激素水平和免疫系统发生相应变化，雌激素升高，SLE 往往病情加重或复发。研究发现 SLE 患者在妊娠期间出现并发症的风险显著提高，如高血压、糖尿病、子痫前期等。对胎儿而言，SLE 孕产妇出现流产、死产、胎儿生长迟缓、早产、新生儿死亡的几率增加。母体内的 Ro/SSA 和 La/SSB 抗体通过胎盘到达胎儿体内，可能导致心脏传导阻滞、皮肤损害、肝脏损害等新生儿狼疮症状。

随着对疾病认知的深入和医疗技术的发展，SLE 已不再是妊娠禁忌证，通过规范的监测和管理，可以较好地控制病情，改善母胎预后。SLE 患者在妊娠期间除常规产检外，应定期至风湿免疫科复查，检测自身免疫相关指标和各系统受累情况，并在专科医生的指导下调整药物。由于 SLE 患者长期使用免疫抑制药物，抵抗力较差，应注意休息，避免感冒，防止继发感染，加强营养，避免紫外线照射。

若出现严重并发症或检查发现胎儿生长发育受限，且治疗后病情无明显好转，应及时终止妊娠。

（2）天疱疮（pemphigus）：是一类少见的、慢性复发性的大疱性皮肤病，以表皮内水疱形成为主要表现。妊娠期间激素水平变化可导致天疱疮复发或加重,对母胎安全造成威胁。由于使用免疫抑制类药物治疗,孕妇易继发感染,胎儿可出现早产、死产,由于天疱疮抗体可以通过胎盘,可能导致新生儿天疱疮,多数在产后数周自愈。

若出现皮肤黏膜糜烂、水疱形成,应尽早完善组织病理检查和免疫荧光检查明确诊断。在孕期系统应用糖皮质激素治疗天疱疮相对安全,应规律服药并在医生的指导下调整药量,早期诊断与治疗对控制病情十分重要。

三、孕期皮肤护理

(一)生活指导

保持皮肤洁净,选择温水和温和的清洁产品,减少对皮肤的刺激。尽量选择宽松、纯棉的衣物,并定期更换被褥和衣物,使用中性洗涤剂进行清洗,减少对皮肤的刺激。保持环境整洁,定期消毒地面、开窗通风,防止感染。饮食方面,以清淡饮食为宜,避免辛辣刺激类食物,保证孕妇营养均衡,同时应注意可能诱发或加重皮肤病的食物,并在饮食中注意规避。指导孕产妇养成规律的生活作息习惯,保证睡眠充足,保持积极乐观的心态。

(二)疾病护理

对于原有的皮肤病,应在妊娠后及时到皮肤科就诊,在医生指导下调整药物并进行规范管理。若在妊娠后出现皮疹、瘙痒等症状且无法自行缓解,应尽早前往专科就诊,明确诊断,并遵医嘱进行治疗。对于皮肤瘙痒的患者,可采用指腹轻拍皮肤或转移注意力等方法缓解瘙痒,尽量避免抓挠,以免皮肤破损导致继发感染。若皮损面积较大,在进行治疗、换药等操作时应严格遵守无菌原则,防止增加感染风险。

(三)心理护理

由于部分孕产妇对疾病认识不足,加之担心皮肤病对胎儿造成影响,妊娠期皮肤病患者往往伴有较大的精神压力,存在焦虑、恐惧、抑郁等消极情绪,导致治疗依从性较差甚至病情加重。医护人员应注意对患者的心理状态进行评估,向患者讲解疾病的病因、临床表现及治疗方法,消除其顾虑,并告知患者良好的心理状态有助于改善病情,鼓励患者保持良好心态,积极配合治疗及护理。

【健康教育形式】

健康教育者可通过微信公众平台、宣传手册或定期举办讲座等形式对妊娠期常见的皮肤病进行介绍,进行健康教育时应重点讲解疾病症状、对孕妇及胎儿的影响和生活中的注意事项,可结合疾病图片、视频以及其他患者的案例进行讲解,提醒孕产妇在出现早期症状时及时到皮肤科就诊,在专科医生的指导下进行治疗。

对于已确诊的患者，可在就诊过程中开展健康教育，指导患者合理用药、规律复诊并进行生活指导。可登记患者的信息与联系方式，定期通过电话等形式进行随访，询问患者近期状态及遇到的问题，有针对性地开展健康教育。

（刘 洁）

第七节 生活指导

在孕期生活中主动消除和避免接触各种危险因素，能为胎儿的生长发育和迎接新生命提供良好的宫内外环境。同时孕妇应在孕期得到良好的健康管理与促进，保障母婴健康。

【健康教育重要性】

孕期健康教育是提高准父母及其家人健康素养、孕期健康知识储备的重要时期。通过健康教育可以帮助她们获得正确的孕产知识、正确的孕育理念以及健康的孕期生活习惯。减少妊娠并发症的出现，获得更好的母婴结局。

【健康教育内容】

（一）生活与职业环境

1. 远离辐射 在科技如此发达的时代，各种家电的发明，让人类的生活更便利，也更有效率，但是这些用品所产生的电磁波却有可能对身体有害，尤其是孕妇，更应注意电磁波带来的伤害。

（1）电脑及复印机：这两个设备是大家议论最多，重点防范也最多的电器之一。它们产生的辐射对胎儿到底有多大影响还没有科学定论，但是准妈妈们在操作时不要离太近，时间也不要太长，应该隔一段时间走动一下为宜。

（2）X线：在怀孕早期有可能会导致胎儿严重畸形，流产及胎死宫内等。但越接近预产期，影响也越小。

（3）电热毯：电热毯通电后会产生电磁场，形成电磁辐射。这种辐射可能影响母体腹中胎儿的细胞分裂，使其细胞分裂发生异常改变，胎儿的骨骼细胞对电磁辐射也最为敏感。孕妇在妊娠前3个月使用电热毯会增加自然流产的概率。

2. 远离噪声 孕中期是胎儿听力逐步发展的核心阶段，若此时孕妇经常被噪声所干扰，有可能导致流产的风险。如果经常被噪声所扰，孕妈的内分泌腺体的功能就会发生紊乱，比如使脑垂体分泌的催产激素过剩，引起子宫强烈收缩，从而导致流产、早产。噪声也会对胎儿产生许多不良影响，比如影响他们的体重、智商、听力等。孕妈要尽量不要去大噪声的场所，比如施工工

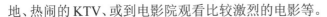

地、热闹的 KTV、或到电影院观看比较激烈的电影等。

（二）生活习惯

1. 科学饮食　孕妇需要增加营养,饮食要均衡合理。多样化,荤素搭配,粗细结合,易于消化,富于蛋白质和维生素,饥饱适度,并且应多饮水及挑选富含纤维素与果胶的蔬菜水果,例如芹菜、韭菜、苹果、梨等,以利通便。妊娠中晚期,比较理想的膳食是每天适量进食粗粮、细粮、肉鱼、蔬菜、水果、鸡蛋或豆制品、牛奶,每周加食黑木耳、紫菜、海带一次。另外,还需要补充一些铁剂,钙剂及维生素 D。特别注意的是叶酸有助于胎儿中枢神经系统的发育,因此,孕期补充叶酸非常重要,在水果、蔬菜、蛋黄及科学配方的孕妇奶粉中叶酸含量较高。

孕妇应不挑食,不偏食,更不能节食。节食减肥的方法会减少能量和蛋白质的摄取,而这两种营养素是胎儿生长发育及新陈代谢的不可缺少的物质,对胎儿体重产生很大影响。如果孕妇因节食而营养不良,将会在很大程度上增大一个人成年后患心脏病和糖尿病以及其他疾病的危险性。研究证实,环境因素对一个人成年后所患疾病的影响,远比遗传因素的威胁大。有些孕妇挑食,偏食,甚至还保持每顿饭只吃很少主食的习惯,导致营养摄取不均衡。众所周知,至今还找不到一种天然食品能包含人体所需的全部营养素,就拿牛奶和鸡蛋来说,虽然营养价值很高,但含铁却很低;鸡蛋缺少人体必需的维生素 C。不吃主食会使孕妇缺乏所需要的大部分能量和 B 族维生素、膳食纤维等,如果缺乏热能和蛋白质会导致胎儿生长缓慢,甚至停止发育。最新研究还发现,母亲的口味可以通过羊水和母乳传给胎儿。如果孕妇只偏好某些食物,孩子出生后也容易偏食。

孕妇虽然需要全面饮食但也有一些禁忌,如孕妇不宜过多饮茶,饮咖啡,过量饮酒,喝饮料等。

总之,孕妇充足的营养是保证胎儿正常发育的关键,营养不良对胎儿的影响很大,如新生儿体重过低,围产期死亡率高,先天畸形等。

祖国医学认为人的生命起源于父母先天之精的结合,再经后天精气的滋养而发育成人。中医学称脾(胃)为"后天之本""气血生化之源",孕妇以母体精血滋养胎儿,如果自身出现脾胃虚弱、气血不足的病证,则直接影响胎儿的健康发育。饮食失宜是损伤脾胃正常生理功能主要致病因素。摄入饮食不足,营养缺乏,使胎儿脏腑气血的充盈缺少原动力,导致胎儿先天不足;暴饮暴食、饮食超量,使脾胃难以消化转运造成"积食",日久则易诱发孕妇肥胖、消渴(糖尿病)、痔疮等病证,增加新生儿未来出现代谢异常的风险;饮食偏嗜,如长期偏食寒凉或燥热食物、嗜好甜食酒肉等可导致人体阴阳失调,可发生多种病变。

2. 适量运动　孕妇如果不劳累的话，可以继续上班，去餐厅吃饭，享受像往常一样的生活。加强孕期运动，尽量保持体重稳定增长，避免体重增加过快。一般来说，怀孕早期就是怀孕的前 3 个月，标准的体重增加为 2kg 左右，怀孕中期也就是怀孕 3～6 个月以及怀孕晚期，怀孕 7～9 个月，各增加 5kg 左右。中国孕妇标准体重计算方法：体重 = 身高 −105，在这个基础上可上下浮动 10% 均为正常体重，如果孕妇体重低于标准体重超过 10%，孕期增加 14～15kg 为正常，孕期体重超过标准体重 20% 的，应增加 7～8kg 为正常。整个妊娠期一般不要超过 10～12kg，体重增长过快对胎儿发育不利。

提倡户外运动。可以进行散步，练太极拳，做体操、孕妇瑜伽等中等强度运动，时间不宜过长，0.5h 左右即可。冬季日照短，紫外线不足，户外运动少，容易造成维生素 D 缺乏，为了积极预防佝偻病，提倡孕妇走出家门，多晒太阳，呼吸新鲜空气，适当的日光浴有利于钙磷的吸收及胎儿骨骼的生长，并可以预防孕期缺钙引起的小腿抽筋现象。另外，提醒敏感体质的孕妇，春季空气中花粉含量增高，户外运动应避免去人多拥挤之地，如出现过敏反应需及时就医。

孕期也要做一些日常家务，应避免重体力劳动，但要注意避免腹部受到撞击，不提过重物品。孕早期，身体还很方便，到了孕中期和孕晚期，身体的变化很大，行动也变得笨拙，这时要特别注意所做家务的种类和时间。不要做长时间弯腰或下蹲的家务活，如擦地、在庭院除草等，因为长时间下蹲，会引起骨盆充血最终导致流产，尤其在怀孕后期应避免

中医学认为妊娠期间需劳逸结合，孕妇及家人、部分医生群体不必产生运动导致流产、早产的恐慌，遵循辨证分析的原则，因人而异、因时而异，科学合理的运动对孕妇及胎儿都是有益的。中医称肾为"先天之本"，藏精气，所谓"胎动不安"的主要病机是肾虚不固胎，而十二经脉、冲任督带四脉的气血运行同样和胎气的固护密切相关。孕妇分体质、分时段的适量运动、避免剧烈损伤是孕期保健的主线。祖国医学古籍对运动是否损伤胎气的认识早有论述，《女科心法》的"养胎"篇中指出了孕期适量运动的好处，"妊娠六月……身欲微劳、无得静处……""纫筋以养力，以坚背脊"。"妊娠七月……劳身摇肢，无使定止，动作屈伸，以运气血"。建议在妊娠中后期，适当运动、舒展筋脉气血有利于脏腑气血的运行，进而对胎儿生长的气血来源确有益处。运动本身促进脾胃的运化功能，利于孕妇良好吸收营养精微物质、坚实肌肉；对于临近分娩者，腹部和盆骶肌肉有力对顺利分娩大有帮助。反之，孕妇慵懒卧床、缺乏运动，必然出现经脉气血运行壅滞，人体气机"升降"协调，如《黄帝内经》

所说"久卧伤气、久坐伤肉"。孕妇少动积食易滋生痰湿体质，潜伏肥胖、高血压、糖尿病、高脂血症、高尿酸血症等发病高风险。值得关注的是，对于宫颈口松弛，胎盘位置低、先兆流产等肾气不固、血随气脱的孕妇，适合静卧休息，减少运动。

3. 沐浴 怀孕期间，汗腺及皮脂腺分泌旺盛，头部油性分泌物及阴道分泌物也增多。因此，应当勤洗头、洗澡，勤洗外阴，勤换内衣，以及保持体表清洁。

孕期洗澡时应注意下列事项：

（1）洗澡时间不宜过长：洗澡时，浴室内由于通风不良，空气混浊，湿度大，会降低空气中氧气含量，再加上热水的刺激，使人体血管扩张，血液流入躯干和四肢较多，而进入大脑和胎盘的血液相对暂时减少，氧气含量也减少，容易造成晕倒或者胎儿缺氧等情况。因此建议孕妇每次洗澡时间不宜超过15min 或以孕妇本身不出现头晕，胸闷为度。

（2）孕妇洗澡忌坐浴：妊娠期洗澡不应坐浴，尤其妊娠后期绝对禁止坐浴，以防引起早产。妊娠期因激素改变，使阴道抵御外来病菌的能力下降，坐浴易引起宫颈炎、附件炎，甚至发生宫内外感染而引起早产。

（3）水温不宜过高：孕妇洗澡水温过高会影响胎儿大脑发育，当热水使孕妇体温较正常体温升高 1.5℃时，胎儿脑细胞发育就有可能停滞，当升至 3℃时，胎儿脑细胞就有被杀伤的危险，因此，孕妇洗澡水温不宜过高。尤其是不要以热水长时间冲淋腹部，减少对胎儿的不良影响。

4. 睡眠及休息 孕妇需要充足的睡眠与适当的休息。孕期随着胎儿越长越大，孕妇的身体越来越笨重，不仅容易发生身体疲劳，也容易精神紧张，引发早产。特别是下肢水肿时，适当的休息可以帮助身体尽快缓解疲劳，放松精神，同时减轻下肢水肿。

孕妇晚上需要至少睡眠 8h，中午最好也休息片刻。应以侧卧为宜，营养子宫和胎儿的血管往往右旋，左侧卧位可纠正它的右旋而改善子宫胎盘血液循环，以提高胎儿的血供。不宜取仰卧位睡觉，因仰卧时孕晚期增大的子宫很容易向后压在大血管上，使流向子宫的血液减少，导致胎儿供血不足，从而影响生长发育。而且，仰卧时增大的子宫还会压迫下腔静脉，使下肢血液回流受到阻碍，引起或加重下肢水肿。同时，因回心血量减少，造成全身各个器官缺血而引起仰卧综合征，表现为头晕、恶心、呕吐、血压下降。

中医学认为早孕阶段，胎儿的精气稚嫩，需要静养滋生气血、助于发育。唐朝孙思邈《千金方》记载，妊娠第一、二月应"寝必安静""慎戒房事"，提示孕早期需避免"神劳、房劳"。孕妇不宜熬夜加班、思虑过度、夫妻同房，否则耗伤肾精，损及胎气易出现滑胎流产。

（三）用药安全

妊娠期间孕妇一定要谨慎用药，尤其是头3个月，正是胎儿各器官发育和形成的重要时期，此时胎儿对药物特别敏感。

孕期也要注意卫生保健，预防各种疾病。尤其是预防流行性感冒、风疹、带状疱疹等病毒感染，这些病毒对胎儿危害最大，可通过胎盘侵害胎儿，导致胎儿生长迟缓，智力缺陷，各种畸形，甚至引起流产死胎等。因此孕期预防疾病防止病毒感染非常重要。

在长达10个月的妊娠过程中，孕妇不可避免地会遭到一些疾病的侵袭，有时需要注射防疫针。然而有些防疫针对胎儿是有害的，甚至导致胎儿畸形，孕妇是绝对不能使用的。有些疫苗孕妇是可以使用的，它们不仅对孕妇有预防传染病的作用，对胎儿也有很好的保护作用。所以，怀孕期间并非一律不能打防疫针，而是由疫苗的性质来决定的。

孕妇腹泻是最常见的肠道感染，致病微生物有沙门菌、痢疾杆菌、病毒等，应提高重视，防止腹泻导致流产或早产。腹泻发生后不可擅自用药，应至医院检查。治疗时首先要恰当地补液，同时观察胎儿情况，有无流产或早产的征兆。同时选择适宜孕妇服用的抗生素，也可服用一些微生态制剂，调节肠道菌群。一般在24～96h后恢复正常排便，如无治疗效果，应行进一步检查。

【健康教育形式】

孕期健康教育的形式多样，包括产科医护人员与孕产妇一对一的健康宣教；孕妇学校；孕期健康知识小手册的发放。还包括移动医疗的如线上咨询、各种孕期APP软件等。

（薄海欣　宣　磊）

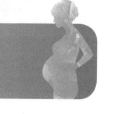

第五章

分娩健康教育

第一节 产前准备

孕妇产前做好各方面的准备，以轻松、自信的状态迎接分娩，有利于分娩结局和分娩经历的改善。

【健康教育重要性】

分娩若准备不足，临产时孕妇焦虑、恐惧，可使产程延长，宫缩疼痛加剧，增加难产、剖宫产的风险。因此医护人员有必要通过健康教育帮助孕妇做好充足的产前准备，使她们能做到"有备而生"，有利于自然分娩的顺利进行。

【健康教育内容】

产前准备涉及物品（WHAT）、人员（WHO）、地点（WHERE）、时间（WHEN）及方法（HOW）的五方面准备，可概括为"4W+H产前准备法"，利于孕妇的学习记忆。

（一）WHAT——分娩物品准备

分娩物品准备的教学即健康教育者向孕妇介绍"待产包中需要放些什么东西"。待产包携带物品主要有6类，包括证件、衣物、洗护用品、哺乳用品、餐饮及分娩镇痛用物，具体所需用物可参考图5-1-1，还需结合医院实际，若产科病房有待产包准备的相关文件，可直接提供给孕妇。部分用物可在医院购买，部分用物可产后由家属送进医院，这些信息也需告知产妇，以减少待产包准备的负担。

（二）WHO——分娩人员准备

分娩临近，孕妇需与家属一同做好分娩及产后相关的人员安排。具体需确定的事项包括：①临产时谁陪同去医院？②是否能陪产？若能，谁陪产？③是否需要请导乐师？④分娩及产后住院期间谁来照顾家里？⑤产后住院期间谁来医院探视、照顾？⑥坐月子期间谁来照顾？是否需要请月嫂？⑦母亲工作后谁来照顾孩子？是否需要请育儿嫂？可建议召开家庭会议，让孕妇和家属共同商量决定，这样可提高分娩的仪式感，增强孕妇感知到的家庭支持。

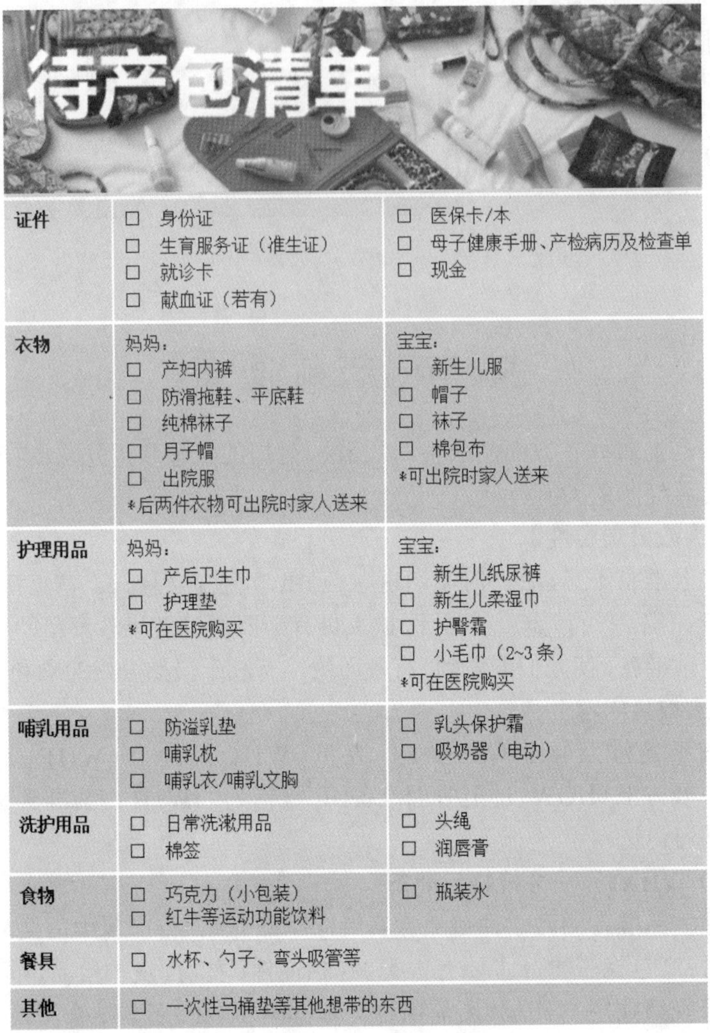

证件	☐ 身份证 ☐ 生育服务证（准生证） ☐ 就诊卡 ☐ 献血证（若有）		☐ 医保卡/本 ☐ 母子健康手册、产检病历及检查单 ☐ 现金
衣物	妈妈： ☐ 产妇内裤 ☐ 防滑拖鞋、平底鞋 ☐ 纯棉袜子 ☐ 月子帽 ☐ 出院服 *后两件衣物可出院时家人送来		宝宝： ☐ 新生儿服 ☐ 帽子 ☐ 袜子 ☐ 棉包布 *可出院时家人送来
护理用品	妈妈： ☐ 产后卫生巾 ☐ 护理垫 *可在医院购买		宝宝： ☐ 新生儿纸尿裤 ☐ 新生儿柔湿巾 ☐ 护臀霜 ☐ 小毛巾（2~3条） *可在医院购买
哺乳用品	☐ 防溢乳垫 ☐ 哺乳枕 ☐ 哺乳衣/哺乳文胸		☐ 乳头保护霜 ☐ 吸奶器（电动）
洗护用品	☐ 日常洗漱用品 ☐ 棉签		☐ 头绳 ☐ 润唇膏
食物	☐ 巧克力（小包装） ☐ 红牛等运动功能饮料		☐ 瓶装水
餐具	☐ 水杯、勺子、弯头吸管等		
其他	☐ 一次性马桶垫等其他想带的东西		

图 5-1-1　待产包用物清单

（三）WHERE——分娩地点准备

临产时，孕妇从家中或工作场所前往分娩医院及入院后的诊疗地点转换的过程，若遇不顺，会引起焦虑与恐慌情绪，因此，产前有必要做好分娩地点的准备。健康教育者需提醒孕妇明确以下问题：①医院急诊（或妇产科急诊）在哪里？②从家、工作单位去医院急诊最近的路线怎么走？③从家、工作单位出发打算如何去医院急诊？④医院产科病房、产房在哪里？⑤从急诊如何去产科病房或产房？

（四）WHEN——分娩时间准备

分娩相关的时间，如临产时间、分娩持续时间，有时也会成为孕妇的压力来源。临产时间方面，主要需让孕妇正确认识预产期。预产期是预估的分娩日期，只有 5% 的孕妇会在预产期分娩，而在预产期前、后均有可能临产。还要提醒孕妇临产可能会在夜间发动，要做好夜间前往医院分娩的准备。分娩持续时间，主要需告知孕妇分娩总体可能持续的时间及各产程的时间，但需强调分娩时间因人而异。

（五）HOW——分娩方法准备

临产前学习分娩相关的知识技能可促进自然分娩的顺利进行，是产前准备的重要内容之一。分娩必备的知识技能包括临产征兆的识别、产程、分娩镇痛方法、自然分娩促进方法、分娩用力方法、产后三早的实施方法等。孕妇学校常规设有分娩教育课程，在产前准备的教学中主要需帮助孕妇"查漏补缺"，提醒尽快学习。

【健康教育形式】

产前准备相关内容可在自然分娩相关课程中进行介绍。分娩物品准备是孕妇最关心的话题，可最先讲解，而其他四方面的准备常被忽视，需让其认识到重要性后再进行内容介绍。在介绍"地点准备"时，健康教育者可建议孕妇在手机地图 APP 上收藏医院或急诊位置，临产时可一键导航前往。若条件允许，还可带领孕妇实地熟悉急诊到产房到产后病房的路线。另外，孕妇产前准备的程度因人而异，教学时可以采用问答的形式，让孕妇自我检查，发现未准备的事情，及时去做好准备。

（余梦婷）

第二节 分 娩 过 程

【健康教育重要性】

分娩过程的顺利进行需要孕妇及家属放松的心态和积极地参与，产前需进行分娩教育让其了解分娩过程，掌握分娩知识技能，从而能轻松应对分娩，避免不良分娩结局的发生。分娩健康教育中，讲解临产及待产知识，可帮助孕妇及其家属明确就医时机，避免分娩发动前的慌乱，并能积极参与待产，促进产程的顺利进展；讲解第二产程的征象、分娩体位和屏气用力的具体方式，可有效缩短阴道分娩时间，提高阴道分娩率，降低妊娠不良结局风险；讲解第三产程相关的医疗护理措施，可让产妇做好准备，有效配合。

【健康教育内容】

（一）第一产程

1. 就医指征　推荐初产妇确定正式临产之后，宫颈管完全消退或宫口开张后可入院待产，经产妇则应在确定临产之后尽快入院。故需要开展有关分娩迹象的产前教育，包括如何区分先兆临产和临产。

（1）先兆临产：分娩发动前出现的预示即将临产的身体信号或症状，称为先兆临产。

1）不规则宫缩（"假临产"）：约在临产前 12 周出现，宫缩频率不一致，持续时间短（<30s），间歇时间长（>6min），且宫缩强度不会逐渐增加。子宫收缩可引起下腹轻微胀痛，多在夜间出现而于白天消失。阴道检查无明显宫颈缩短或宫口扩张，给予镇静药之后宫缩和疼痛可消失。

2）见红：多出现在临产前 24～48h，见红后不会立即分娩，孕妇需要耐心等待并调整好心情。

3）胎儿下降感：由于胎头入盆衔接，胎先露部下降使宫底降低，子宫对上腹部的压迫稍缓解，孕妇自觉呼吸、饮食有所改善。但下降的先露部可压迫膀胱、直肠引起尿频和便秘。骨盆受压增加也可引起腹坠、腰酸感。

（2）临产

1）临产的标志：①规律且强度逐渐增加的子宫收缩，持续时间长（>30s），间歇时间短（5～6min）；②伴有进行性胎先露部下降、宫颈管消失和宫口扩张；③给予强镇静药物不能抑制宫缩。

2）阵痛：产妇在临产时迎来的第一个生理反应一般就是阵痛。随着产程的进展，阵痛也随之变化，疼痛可由开始的持续 30s、间隔 5～6min，逐渐升级，持续时间延长、间隔变短（宫口开全时，宫缩可持续达 1min，间隔仅 1～2min）。

3）破膜：破膜可在分娩期的任何时候发生，自然分娩多在宫口近开全时才出现胎膜破裂。羊水常为无色透明液体，可因混合着少量血性分泌物变成淡粉色。羊水呈黄色、黄绿色或稠厚糊状深绿色提示胎粪污染，如合并胎心监护异常，则考虑胎儿窘迫，需及时处理。破膜可能增加脐带脱垂、胎儿窘迫、羊水栓塞、宫内感染的发生风险。破膜后用干净的纸巾或毛巾擦干流出的羊水以保持清洁。破膜时要注意有无脐带脱垂。洗澡应在破膜前进行。

2. 诊疗过程

（1）检查方法：入院后的检查包括问病史、一般情况检查、胎心监护、产科检查和阴道检查等。

1）问病史：医护通过询问产妇病史以及查看孕期产检档案、辅助检查结果，对孕妇做出初步评估。

2）一般检查：产妇入院需常规测量体温、脉搏、呼吸、血压等生命体征，并进行相关的急诊检验如血尿常规、血型、出凝血常规等（根据不同医疗单位规定可能有所不同）。

3）胎心监护：低危产妇入院后，常规行 1 次电子胎心监护，之后间断听诊胎心。如果间断听诊异常或者有高危因素（绒毛膜羊膜炎、败血症、发热、妊娠期高血压等），可用电子胎心监护连续观察胎心率、子宫收缩和胎动情况。如果 20～30min 后电子胎心监护没有发现任何异常，可予间歇听诊。

4）产科检查：主要是腹部视诊、四步触诊、骨盆测量（目前临床已极少使用）等，可了解宫高、腹围、胎姿势、胎产式、胎先露、胎方位以及胎头是否衔接等。

5）阴道检查：产程中需要通过阴道检查了解并记录宫口扩张、胎先露下降、内骨盆的情况，通过 Bishop 宫颈成熟度评分法预估阴道试产的成功率。

（2）治疗方法：对于产程进展顺利者，不推荐产程中常规行人工破膜术或采取其他催产措施。如产程进展异常，还在潜伏期，可考虑给予镇静剂——哌替啶肌内注射，如进入活跃期，可考虑进行人工破膜或静脉滴注小剂量缩宫素加强宫缩。一旦疼痛难忍，可考虑分娩镇痛，详见下一章节相关内容。

（3）孕妇配合：孕妇可按意愿少量多次进食和饮水，如无血糖异常，优先考虑富含糖类的稀软、清淡和易消化食物，如面条、糖粥、巧克力等。充盈的膀胱会阻碍胎先露下降和子宫收缩，需及时排尿。孕妇在宫缩间歇期应好好休息，可根据其意愿选择舒适的体位；如果胎膜未破可以下床活动，较多行走、坐立和下蹲等自由体位可以促进宫缩，有利于自然分娩。

（二）第二产程

1．征象　进入第二产程后，孕妇会出现一系列的征象：①不自主屏气用力感；②胎膜破裂；③肛门松弛扩张及皮纹出现；④阴道出血量增多；⑤胎心率变化；⑥先露部显现；⑦胎儿娩出；⑧后羊水流出。

2．治疗方法　若分娩过程中出现胎儿窘迫等，需要根据情况选择使用催产素、胎头吸引术、产钳助产或者行剖宫产术。具体治疗方法如下：

（1）会阴护理：会阴热敷和会阴按摩（医护把润滑的两个手指放入孕妇阴道内，朝着直肠方向向下按压阴道，然后向两侧移动手指）可以减少会阴裂伤的风险。

（2）会阴侧切：正中切开会增加会阴三度裂伤的风险，故临床上为避免会阴不规则撕裂，必要时会选用会阴侧切术扩大阴道口。但是会阴侧切术切开组织较多，出血量较多，胎儿娩出后需要缝合，愈合后瘢痕较大。

（3）催产素使用：长时间试产可能导致产妇精疲力竭，增加产褥感染、产后出血以及剖宫产的风险。如果活跃期停滞（宫缩正常情况下宫口停止扩张

≥4h）或第二产程有延长倾向（第二产程延长标准：如无分娩镇痛，初产妇 3h、经产妇 2h；如有分娩镇痛，初产妇 4h、经产妇 3h），或者宫口变化过慢（2h 内不到 1cm），则可以考虑使用小剂量催产素促进产程。

（4）头吸引术与产钳助产术：胎头吸引术是指用特制吸引器置于胎头上，形成一定的负压后进行牵引和旋转以协助胎儿娩出的助产术。产钳助产是指当胎头娩出困难时，用特制产钳牵引胎头，帮助胎儿娩出的助产术。

（5）剖宫产术：对于不能经阴道分娩或不宜经阴道分娩的孕妇可选择剖宫产，但孕妇有必要了解剖宫产的并发症，包括：①手术时可能发生大出血，损伤腹腔内其他器官，术后也可能发生泌尿、消化等系统的并发症；②术后子宫及全身的恢复都比自然分娩慢；③术后有可能出现发热、腹胀、伤口疼痛、伤口愈合不良、血栓性静脉炎、产后子宫弛缓性出血等；④再次妊娠有子宫破裂、胎盘植入的风险，避孕失败做人工流产时易发生子宫穿孔亦可导致瘢痕妊娠；⑤自然分娩利于母体产后修复，且阴道产胎儿经过产力和产道的挤压较易建立自主呼吸，适应外界环境；剖宫产分娩的婴儿因未受产道挤压，不易适应外界环境的骤变，易发生新生儿窒息、吸入性肺炎、呼吸困难、发绀、呕吐、肺透明膜病等。

3. 孕妇配合

（1）分娩体位：临床上对于孕妇的分娩体位无强制要求，孕妇可自由选择舒适的体位。以下分娩体位可供参考，可结合具体情况选择。

1）卧位（图 5-2-1）：半卧位（身体轴 45°倾斜或者更大斜度倾斜）；侧卧位（左侧或者右侧）等。

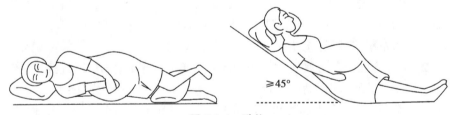

≥45°

图 5-2-1　卧位

2）直立体位：主要包括坐位（孕妇坐在床上或者坐在倾斜度大于 45°的床上）、蹲位（独立蹲下或者使用蹲杆或者产垫，图 5-2-2）、膝位（直立、靠在床头或者其他人搀扶着，图 5-2-3），直立体位可降低会阴侧切及阴道助产的风险，但因为医护人员操作不方便可能增加产后出血及会阴Ⅱ度以上裂伤的风险。为了减少会阴裂伤和产后出血，在第二产程采用直立位的孕妇，在胎儿娩出前建议转为半卧位或膝 - 肘位。

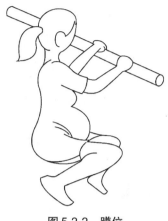

图 5-2-2　蹲位

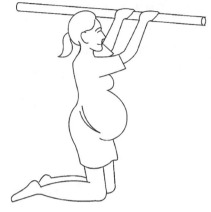

图 5-2-3　膝位

3）膝 - 肘位（图 5-2-4）：四肢着地位，躯干轴线保持在水平方向，可避免子宫对腹主动脉的压迫，同时便于产程的观察。

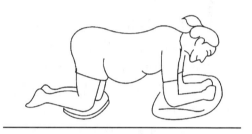

图 5-2-4　膝 - 肘位

（2）屏气用力：用力屏气可促进第二产程进展，推荐的自主用力时机为产妇在宫口开全、胎先露已衔接且有不自主用力的欲望时，依照自身意愿自主屏气用力。

1）自然用力：即孕妇根据自己的感觉用力，医护人员仅偶尔给予提示，此法第二产程较为缓慢，但是自然分娩率增加。

2）Valsalva 方法：要求孕妇在子宫收缩开始时深吸气，在子宫收缩期间用力屏气，不呼气不发声，之后再重复吸气屏气，直至宫缩结束。

（三）第三产程

1. 孕妇的干预　胎儿娩出后孕妇的处理包括：①应用缩宫素、按摩子宫底、控制性牵拉脐带等方法加速胎盘剥离，使子宫平滑肌内毛细血管收缩，防止产后出血；②检查软产道，若有裂伤，立即缝合。

2. 新生儿的干预　新生儿娩出后会进行皮肤擦干、保暖、清理呼吸道等常规护理。对于不需复苏的正常足月儿和早产儿推荐在出生后至少 60s 后，或等待脐带血管搏动停止后（出生后 1～3min）再结扎脐带。结扎脐带后即刻与母亲进行皮肤接触，以预防新生儿低体温并且促进母乳喂养。接触姿势：将新生儿以俯卧位（腹部向下，头偏向一侧）置于母亲胸部，与母亲开始皮肤接触，时间至少 90min。

【健康教育形式】

健康教育的形式多种多样,其中包括口头传播、文字传播、电子媒介传播等。例如,孕妇可以通过书籍和宣讲传单自学分娩健康知识;医院可以设立孕妇学校、产科宣传角及微信平台等,定期就相关主题,如待产前准备、自然分娩的意义、自由体位、孕期运动、剖宫产利弊、母乳喂养、新生儿护理、产褥管理、孕期及产后心理健康教育等进行宣教。

(陈海天　蔡诗琴)

第三节　分娩镇痛

一、分娩疼痛

分娩疼痛是指产妇在整个分娩过程中所经历的疼痛感受,在产程的不同阶段,疼痛的来源、性质与神经传递的途径均不相同。

分娩疼痛的部位、强度会随着产程的进展而发生变化。第一产程的疼痛主要来自宫颈和子宫下段的扩张,但这种内脏性疼痛,往往难以定位,表现出弥散性的腰酸、腰痛等感觉。随着产程中胎头不断下降,疼痛的部位也会觉得向下腹部和腰骶部移动。由于这种疼痛不能清楚地定位,可能会伴随着产妇更加严重的情绪反应(烦躁、不安等)。在第一产程,阻滞外周传入神经(宫颈旁、椎旁交感神经或硬膜外阻滞)或脊髓传导($T_{10}\sim L_1$ 节段),可改善分娩疼痛。第二产程时,随着分娩的进展,疼痛不仅包括第一产程的区域,还会发生因阴道和会阴部扩张、缺血和直接损伤产生的疼痛,经过 $S_2\sim S_4$ 的阴部神经传导而感知。到第二产程的后期,疼痛主要集中在会阴部。

二、药物镇痛指导

药物镇痛是指在分娩过程中,使用药物减轻分娩相关疼痛的方法。根据使用药物的方式,又分为全身性药物治疗和椎管内分娩镇痛两类。

【健康教育重要性】

分娩疼痛可让产妇产生紧张焦虑的情绪,因疼痛过度通气可导致胎儿低氧血症及酸中毒,分娩疼痛引起的产妇儿茶酚胺释放增加,也会导致产妇和胎儿处于应激状态,对母婴产生不利影响。

药物镇痛是全世界范围内广泛应用的缓解分娩疼痛的方法。随着人们对母婴安全,尤其是系统性用药对新生儿影响认识的不断加深,椎管内分娩镇痛在欧美国家及我国使用呈上升趋势。对于受到条件限制或产妇自身原因无

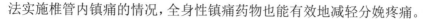

法实施椎管内镇痛的情况,全身性镇痛药物也能有效地减轻分娩疼痛。

【健康教育内容】

1. 全身性药物

(1)阿片类药物

1)哌替啶:又称杜冷丁,是全球产科镇痛中使用最广泛的阿片类药物。肌内注射每次 50~100mg,或静脉注射每次 25~50mg,5~10min 起效。镇痛效果持续 3~4h。母亲用药后可能出现恶心、呕吐和镇静等副作用,但其对新生儿的呼吸抑制作用相对较弱。肌注哌替啶与胎儿娩出时间间隔在 1h 内或 4h 以上,对新生儿呼吸无明显抑制。

2)瑞芬太尼:是一个超短效阿片受体激动剂,起效快失活快。静脉持续输注瑞芬太尼可以有效地改善持续宫缩引起的疼痛,虽然瑞芬太尼可以快速通过胎盘屏障,但其在胎儿体内也可迅速重新分布并代谢,是近年来产科镇痛的热点研究方向。给药方式可以选择持续输注或产妇自控静脉镇痛,常见副作用为产妇嗜睡、呼吸频率减低和氧饱和度降低,因此,使用时需要持续监护和一对一的护理,必要时吸氧。

(2)其他静脉药:氯胺酮是一种 NMDA 受体拮抗剂,小剂量静脉注射或肌内注射可有效缓解分娩疼痛,且不会引起新生儿呼吸抑制,也可用作局麻药物镇痛不满意的补救用药。产妇可能出现幻觉或记忆缺失。由于氯胺酮可引起交感神经兴奋,故避免用于妊娠期高血压疾病患者。

(3)吸入镇痛药

1)N_2O:又称笑气,当与氧气 1:1 混合吸入后,可有效改善分娩时的宫缩疼痛,起效迅速,失效也快。其对胎儿影响轻微,不影响宫缩、产程,产妇血压稳定,缺点为产妇头晕、恶心、反流误吸及环境污染。

2)七氟烷:是一种挥发性卤代类麻醉药,因其起效快、清除快、刺激性轻微等特点,成为分娩吸入镇痛的最佳挥发性药物。这类药物随使用浓度增高,会出现松弛子宫平滑肌的作用,因此在分娩镇痛中要控制吸入浓度。主要缺点是使用时需要专门设备,可能造成产妇记忆缺失、失去气道反射保护,以及环境污染问题。

2. 椎管内分娩镇痛

(1)镇痛方式

1)连续硬膜外镇痛:最常用的椎管内分娩镇痛方式。由麻醉医师在产妇的腰段进行硬膜外穿刺及置管,将局部麻醉药和阿片类药物注射到硬膜外腔,药物向产妇头侧和尾侧同时扩散,阻滞 T_{10}~S_4 脊髓节段的神经根,从而减轻第一产程和第二产程的疼痛。是目前效果最为确切,且对母婴总体影响较小的镇痛方式。由于硬膜外腔有置管，可实现连续镇痛，在中转剖宫产时可直接经导管给药，节省时间。

2）蛛网膜下腔镇痛：将阿片类药物和 / 或局部麻醉药物注射到蛛网膜下腔，直接作用在脊髓相应节段，产生镇痛效果的方式。镇痛起效迅速，可实现快速的骶部镇痛，适用于经产妇及第二产程镇痛。但因其需要刺破硬脊膜，可能引起硬脊膜穿破后头痛及椎管内感染等并发症。

3）腰硬联合镇痛：是近年来应用日益广泛的分娩镇痛方法。使用针内针技术，先穿刺到硬膜外间隙，通过硬膜外针置入小号腰麻针，现在蛛网膜下腔给予小剂量药物使其镇痛迅速起效，然后经硬膜外针放置硬膜外导管，实现连续维持镇痛。

以上镇痛方式都需要经过麻醉医师的评估与知情同意后方可实施，在实施过程中需要专门的设备、药物支持及必要的母婴监护。

（2）镇痛药物：椎管内分娩镇痛常用的药物为低浓度的局部麻醉药与阿片类药物。

1）布比卡因：是一种酰胺类局麻药，常用于产科蛛网膜下腔或硬膜外麻醉与镇痛。蛛网膜下腔给予 1.25～2.5mg，或硬膜外腔使用 0.062 5%～0.125% 的溶液，可产生良好的镇痛效果，当联合使用阿片类药物时，起效更为迅速，作用更为完善。

2）罗哌卡因：心脏抑制作用更为轻微，安全性高于布比卡因。并且罗哌卡因的运动阻滞程度低于布比卡因，更适合于开展"可行走的分娩镇痛"。蛛网膜下腔给予 2.5～4.5mg，或硬膜外腔使用 0.08%～0.2% 的溶液，可达到分娩镇痛的效果，当配伍使用阿片类药物时，效果更好。

3）芬太尼和舒芬太尼：均为脂溶性阿片类药物。在局麻药中加用脂溶性阿片类药物，可以有效缩短分娩镇痛起效的潜伏期，延长镇痛作用时间，提高镇痛效果，减少局麻药用量。且在分娩早期，鞘内单独注射芬太尼或舒芬太尼就可以减轻分娩疼痛，避免运动阻滞，且对早期宫缩影响较小。蛛网膜下腔常用剂量为芬太尼 15～25μg 或舒芬太尼 2.5～7μg，硬膜外腔常用分娩镇痛浓度为芬太尼 1～2μg/ml 或舒芬太尼 0.4～0.6μg/ml。芬太尼或舒芬太尼联合局麻药应用于产科椎管内分娩镇痛，对新生儿结局没有明显影响，其主要副作用为产妇皮肤瘙痒。

（3）椎管内分娩镇痛实施孕妇须知

1）流程：产妇进入待产室后，经由产科医师评估产妇可经阴道分娩，确认无椎管内分娩镇痛的产科禁忌证后，由麻醉医师进行镇痛前评估，确认产妇无椎管内穿刺的相关禁忌证，随后签署知情同意书，告知相关风险、并发症及禁食水要求。待产科医师判断时机合适,通知麻醉医师准备行椎管内分娩镇痛。椎管内穿刺操作在专门的操作室进行,由产科护士建立 18G 静脉通路,产科医师连接连续胎心监护,麻醉医师连接产妇生命体征监护。三方核对后,麻醉医师进行椎管内穿刺置管。蛛网膜下腔或硬膜外腔给药后,需连续监测生命体征 30min,连接硬膜外镇痛泵,并教会产妇实施自控镇痛。经麻醉医师确定镇痛效果及无相关并发症后,由产科医师根据产程进展决定产妇进入产房进行分娩准备,或回到待产室等待产程进展。实施椎管内分娩镇痛过程中,每小时监测产妇生命体征,如有特殊情况,由麻醉医师和产科医师共同协商处理,必要时可暂停镇痛泵。分娩结束后,麻醉医师拔除硬膜外导管,并于当日稍晚或次日进行随访。

2)配合要点:进行椎管内穿刺时,产妇侧卧于操作床上,后背与床垂直,蜷腿低头弓背,尽量做"弯腰捡东西"状。目的是使脊柱间隙充分打开,使穿刺针更容易进入硬膜外腔。在穿刺过程中,疼痛感轻微,穿刺针经过韧带引起的酸胀感较为明显。产妇在整个穿刺过程中避免体动,保持上述姿势,若有不适感或宫缩,可与麻醉医师进行言语交流。

3)注意事项:椎管内分娩镇痛通过放置在硬膜外腔的导管实现持续及自控镇痛,因此在整个过程中需避免过度活动腰部或与床单摩擦导致的硬膜外导管脱出。当镇痛效果充分后,可能会伴有下肢的肌力与感觉减退,需格外注意跌倒、烫伤等风险。下床时需有人陪同,先坐在床边试试下肢力量,再起身。遵照国家分娩镇痛指南,实施椎管内分娩镇痛后推荐产妇进高能无渣流食,避免饮用牛奶及进食任何形式的固体食物。若一旦需转行剖宫产,需立即禁食禁水。

4)潜在副作用及并发症:椎管内分娩镇痛的副作用包括一过性低血压、恶心呕吐、寒战、瘙痒、发热及尿潴留等,可加强观察,对症处理。椎管内分娩镇痛有发生率非常低但却后果相对严重的并发症,包括意外穿破硬膜后头痛、局麻药中毒、高位脊髓阻滞、呼吸抑制等,有时需进行紧急剖宫产和对产妇进行生命支持。

【健康教育形式】

健康教育者可以采用理论课或自媒体推送的形式,为孕产妇科普相关知识。目的是让孕产妇了解在分娩过程中可能使用到的药物,及其对产程和新生儿的影响,并有所针对地与产科医师或麻醉医师进行沟通和交流,选择适合自己的分娩镇痛方式及药物,保证分娩的顺利进行。

三、非药物镇痛指导

国际妇产科联合会、国际儿科协会、国际分娩教育协会等 11 个组织共同发起的《国际分娩倡议》明确提出,为健康产妇缓解分娩疼痛,应首使用非药物镇痛方法，包括呼吸法、抚触、按摩、放松技巧、水中分娩等，并解释其对分娩的益处，如果产妇要求药物镇痛，应向其解释益处与风险。

（一）呼吸法

呼吸法是非药物分娩镇痛方法中最常用的一种，与其他非药物镇痛方法合用，可以达到缓解疼痛，改善分娩结局的效果。

【健康教育重要性】

过度的分娩疼痛可使产妇血管收缩、胎盘血流减少，对母胎结局可产生不良影响，而产妇对疼痛的恐惧可增强疼痛，增加药物镇痛需求，延长产程，导致难产、剖宫产等。大多数产妇可采用非药物方法缓解疼痛，而呼吸法是最常用的方式。在分娩教育中进行呼吸法及其他非药物分娩镇痛方法的教学，可减轻疼痛，减少药物镇痛使用并改善分娩经历。

【健康教育内容】

1. 应用情况　呼吸法的使用率高达 48%，是最常用的非药物分娩镇痛法。与其他方法相比，呼吸法操作简单、成本低廉、不受环境条件限制，产妇随时随地都能使用。自由体位、音乐及正念分娩中均有呼吸法的应用。

2. 应用效果　产程中应用呼吸法的效果包括：①缓解宫缩疼痛；②改善产妇精神状态；③促进产程进展；④减少药物镇痛使用、手术助产及其他医疗干预；⑤降低会阴撕裂风险，减少产后出血；⑥降低胎儿窘迫、新生儿窒息、围产期死亡风险；⑦促进产后母乳喂养。相比于呼吸法的单一使用，与其他非药物镇痛方法合用效果更为显著。

3. 作用原理　呼吸的镇痛机制主要为：①专注于呼吸，转移注意力，干扰痛觉向大脑的传导；②增加内啡肽（内源性镇痛激素）的释放；③增强对分娩的自我控制感，缓解紧张、恐惧；④放松身心，抑制交感神经兴奋；⑤保证子宫的血氧供应。

4. 呼吸方法　分娩时用于疼痛缓解的呼吸方法形式多样，暂无统一的方式，以下呼吸方法可供参考，可结合助产机构的实践情况，选择相应的方法进行教学。

（1）拉玛泽呼吸法：传统的拉玛泽呼吸法虽仍在临床上应用，但"拉玛泽国际"已停止传统呼吸法的教学，开始推崇"有意识的呼吸"，不再受规则的限制。宫缩时，推荐进行缓慢而深长的呼吸，但允许个体化调整，吸气吐气时是否数数，经鼻还是经嘴呼吸，呼吸时是否发出声音，产妇均可根据自身感觉进行调整，找到最适合的呼吸形式和节奏。

（2）催眠分娩呼吸法

1）平静呼吸（宫缩间歇期及想要放松时使用）：轻闭双眼，双唇轻贴，鼻子短吸气，默数"吸 -2-3-4"，腹部隆起，鼻子长呼气，默数"呼 -2-3-4-5-6-7-8"，腹部凹陷，感受呼吸的能量通过喉咙后部，让肩膀沉入身体。

2）波浪呼吸（待产宫缩时使用）：双手交叉轻放于腹部，深呼气清空余气，缓慢深长地吸气，快速默数到 20，腹部隆起，想象彩色的气球被吹起，缓慢深长地呼气，快速默数到 20，腹部凹陷，想象气球放气飞走了，如此反复，直到宫缩结束。

3）分娩呼吸（第二产程宫缩时使用）：子宫收缩时，听从身体的引导，嘴巴柔软闭合，鼻子吸气，呼气，不闭气用力，用呼吸把能量向下传导，从喉咙后部，到背部，到阴道口，排出体外。

（3）正念分娩呼吸法

1）觉察呼吸：具体操作方法详见本节"基于正念的分娩镇痛方法"中的内容。

2）感觉释放呼吸：几次觉察呼吸后，吸气迎接疼痛，呼气带走疼痛，让疼痛软化，释放，消失。

3）计数呼吸：呼吸时温柔的默数，有两种推荐的方式——吸气（1），呼气（2），吸气（3），呼气（4）……，记不清时重新开始计数；吸气（吸），呼气（1），吸气（吸），呼气（2）……，记不清时重新开始计数。

5. 问题解决　呼吸法的难点在于腹式呼吸，其操作要点为吸气，横膈膜下移，腹部隆起，呼气，横膈膜上移，腹部凹陷。孕妇可呈半卧位或侧卧位练习，手放于腹部，感受呼吸时腹部的起伏，想象气球吹起、放气。腹式呼吸是最常用的呼吸方法，但分娩时可根据自身感受调整呼吸方式，无须因腹式呼吸操作困难感到压力。

【健康教育形式】

健康教育者可开展分娩呼吸镇痛的课程，专门讲解助产机构适用的呼吸法，时间 0.5～1h 为宜；也可在自由体位、催眠分娩、正念分娩、音乐分娩等课程中，结合呼吸法进行讲解。教学过程中，健康教育者应注重呼吸形式、方法、要点的示范，并把更多的时间交给孕妇进行呼吸法的练习。练习过程中要进行困难解决和问题纠正，同时需询问孕妇呼吸的感受，并强调分娩时没有正确的呼吸方法，自身感觉良好就是好的呼吸，以减少孕妇的练习压力。若想提升课程的参与性，可以利用轻度并有益的疼痛体验（如举 0.25kg 的哑铃进行上臂负重锻炼），模拟宫缩疼痛，进行呼吸的练习。教具方面，若想增强教学的效果，可以准备瑜伽垫（孕妇可呈现半卧位、侧卧位练习腹式呼吸）、哑铃或 250ml 矿泉水（制造疼痛体验）、节拍器（辅助呼吸计数）、小纸条（形象呈现呼气的状态，利于深长呼气的习得）。

（二）自由体位

自由体位是产妇及胎儿健康状况良好的情况下，在产程中采取的舒适体位，如走、站、卧、坐、趴、跪、蹲等体位。自由体位可与其他非药物镇痛方法联合使用，帮助产妇降低痛感，促进产程进展。

【健康教育重要性】

世界卫生组织 2006 年发布的分娩指导原则提倡产妇在分娩时采取能够缓解疼痛、缩短产程、降低难产率及剖宫产率的自由体位分娩方式，是转变分娩模式的重要措施之一。在分娩健康教育中进行自由体位及其他非药物分娩镇痛方法的教学，可以达到减轻疼痛、增大骨盆径线、纠正异常胎方位、改善胎儿供氧、达到促进顺产的良好分娩结局。

【健康教育内容】

1. 应用情况　自由体位使产妇身体放松、情绪稳定，在产程中可以与家人一起自由活动、听音乐、聊天等，在放松的环境中使产妇有一种被尊重感和舒适感，转移注意力，减轻疼痛，自由体位简单易学，不受时间、地点限制。

2. 应用效果　产程中应用自由体位的效果包括：①减轻宫缩疼痛，减少焦虑，提高分娩自信心；②增大骨盆径线和空间，有助于宫口扩张和胎先露下降，缩短产程时间；③减少医疗干预，促进正常分娩，降低剖宫产率；④降低会阴撕裂风险及侧切率；⑤纠正异常胎方位；⑥降低胎儿窘迫、新生儿窒息率；⑦提升分娩经历的满意度。自由体位与其他非药物镇痛方法联合使用镇痛效果更为显著。

3. 作用原理　产程中产妇采取各种舒适的体位，如走、站、坐、蹲等，刺激大脑中减少疼痛感知的受体来增加舒适感，当子宫收缩变得强烈时，内啡肽会释放出来，疼痛感会下降，自由体位可以有效增加胎头对宫颈的压迫，加速宫口扩张和胎先露下降，起到缩短产程的作用，同时可减少对产妇腰背部的压迫，减轻不适感，对产妇身体无药物影响，也是无创伤性操作，对产妇及陪伴者来说简单易运用。

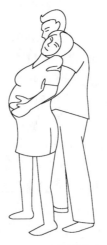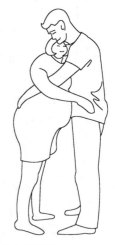

4. 各种体位运用及注意事项

（1）站立位：包括走路、站立、前倾等多种姿势，产妇待产期间在房间或走廊活动，可与陪产者进行曼舞（图5-3-1）、骨盆摇摆，也可以抓握牢固的栏杆、借助椅子、瑜伽球等支撑物。站

图 5-3-1　站立位曼舞

立前倾的体位(图 5-3-2、图 5-3-3),通过减轻胎先露对骶骨的压迫,缓解腰背痛增加产妇的舒适感,减轻宫缩痛,与仰卧位或坐位时相比,站立位时的宫缩更有效,减轻子宫对腹主动脉的压迫,增加胎盘供血。注意事项:长时间站立位容易使产妇疲劳,具体运用时间应根据产妇身体状况及产程进展情况而定。

站立位(视频)

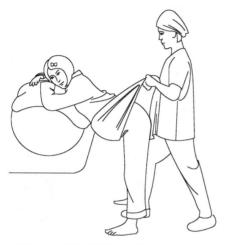

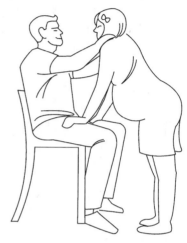

图 5-3-2　墨西哥长围巾辅助站立前倾位　　图 5-3-3　夫妻配合站立前倾位

(2)坐立位:产妇选择舒适的坐位,坐在床上、椅子(图 5-3-4)或垫子上(图 5-3-5),借助于重力优势促进胎先露下降,增大骨盆的空间,减少骨盆倾斜度,有利于胎头入盆和分娩机转的顺利进行,可以配合按摩使产妇舒适度增加,减少胎儿对产妇腰背部的压迫,减轻腰骶部疼痛,减少体力消耗。注意事

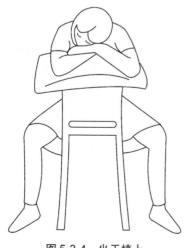

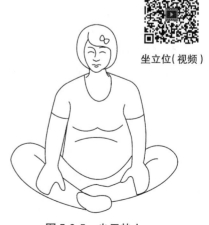

坐立位(视频)

图 5-3-4　坐于椅上　　　　　图 5-3-5　坐于垫上

项：久坐可能会加重会阴部水肿，应十几分钟左右更换其他体位；如果产妇子宫收缩过强或有急产倾向，不宜采用坐位和站立位。

（3）半坐卧位：产妇坐位时，躯干与床成45°以上角度，半坐卧位使胎儿先露离开耻骨联合前缘，胎体纵轴与骨盆入口更好的衔接（图5-3-6），特别是悬垂腹产妇（胎先露容易嵌顿在耻骨联合前缘）采用此体位使胎儿重心与骨盆入口一致，宫缩时能更好地压迫宫颈，使宫缩更有效。注意在此体位时，子宫的重量仍然有可能压迫母体血管影响子宫胎盘血供，如果发现胎心变化，应更换其他体位后再观察。

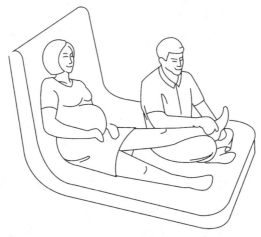

ER-5-3

半坐卧位（视频）

图5-3-6　半坐卧位

（4）侧卧位和侧俯卧位

1）侧卧位：产妇侧卧，双髋和膝关节屈曲，两腿之间放抱枕或花生球，也可以上面一条腿抬高或支撑起来（图5-3-7）。

2）侧俯卧位：产妇侧卧，下面的手臂置于身体前侧，下面的腿伸直，上面的髋、膝关节屈曲90°以上，并用抱枕或花生球支撑（图5-3-8）。

ER-5-4

侧卧位（视频）

ER-5-5

侧俯卧位（视频）

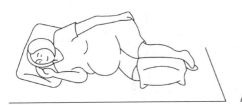

图5-3-7　侧卧位

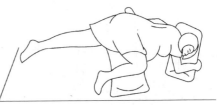

图5-3-8　侧俯卧位

侧卧位和侧俯卧位有利于产妇休息，减轻腰背部疼痛，纠正异常胎方位，降低难产发生率，还可以减少对下腔静脉的压迫，增加回心血量，同时也是应用药物镇痛及高血压产妇常用的体位。注意事项：侧卧位与侧俯卧位时胎儿的重力作用不同，若侧卧之后产程无进展应及时更换体位。

（5）蹲位：产妇采取半蹲的姿势，由陪伴者协助完成（图5-3-9），可以借助支撑物如：床栏、长围巾、分娩绳等，缓解产妇腰背痛，重力作用有助于胎先露下降，便于利用子宫收缩力及腹肌和肛提肌的力量使胎儿娩出。注意事项：长时间蹲位会增加产妇的疲劳感，应用时间根据产妇的体力而定；对于急产或宫缩过强产妇不适合此体位。

蹲位（视频）

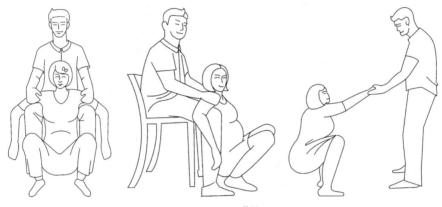

图 5-3-9 蹲位

（6）手膝位：产妇双膝跪在垫子或床上，身体前倾，双手放在垫子或床上，支撑身体（图5-3-10），可以减轻腰背部、骶尾关节疼痛，缓解宫颈水肿及产妇的痔疮疼痛问题，配合骨盆画圈或左右摇摆、按摩、长围巾筛动来达到减轻宫缩疼痛的效果，在肩难产处理中，可以让产妇转为该体位，增大骨盆出口径线，

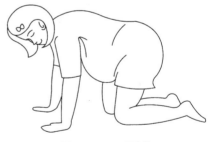

图 5-3-10 手膝位

有利于缓解胎肩嵌顿娩出胎肩。注意事项：此体位不适合骨盆倾斜度过大或悬垂腹产妇，可以在双膝下垫上盖毯增加舒适度，如果双手在支撑身体时感觉到酸胀可以改用双手握拳来代替。

手膝位（视频）

（7）开放式膝胸卧位：产妇双膝跪立于床或垫子，身体俯向地面，胸部紧贴床或垫子，大腿与躯干成90°以上夹角，臀部高于胸部，依靠前臂支撑身体重量（图5-3-11），可以防止脐带脱垂时脐带受压，

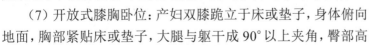

减少腰部疼痛，缓解宫颈水肿，也可以使骨盆产生一定的倾斜角度，有助于纠正产程中出现的机转不正，注意事项：此体位很难长时间维持，陪产者可以借助长围巾（折叠至宽 20～25cm，不要卷成窄条状），穿过腋下，帮助产妇支撑身体的重量（图 5-3-12），减少产妇疲劳感。

开放式膝胸卧位（视频）

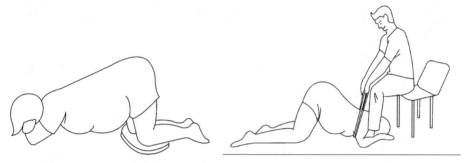

图 5-3-11　开放式膝胸卧位　　　　图 5-3-12　长围巾辅助膝胸卧位

（8）不对称位（即弓箭步）

1）跪立位"弓箭步"：手膝位做准备，左脚打开 90°，与右侧膝盖形成一条直线，与左侧大小腿成 90°，右腿保持不动，每一次宫缩时，吸气做准备，呼气重心移向左侧，感受到右侧腹股沟被拉伸的感觉，吸气回正，呼气可重复进行（图 5-3-13）；

2）椅子上"弓箭步"：将椅子（也可以采用其他支撑物）固定牢靠放于地面，产妇站在椅子一侧，左脚踩在椅子上，脚与小腿，小腿与大腿成 90°，另一侧身体承受身体重量，每一次宫缩时，重心随之移向左侧，复位再移动重复进行（图 5-3-14）。

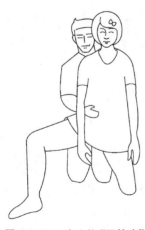

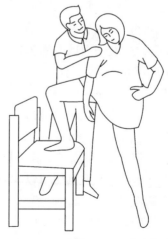

弓箭步（视频）

图 5-3-13　跪立位"弓箭步"　　　　图 5-3-14　椅子上"弓箭步"

不对称位可以缓解子宫收缩引起的疼痛，同时增大骨盆的空间，纠正胎方位异常。注意事项：产妇在进行此体位时应有人陪伴，帮助产妇保持身体平衡，同时避免用力过猛，以免引起肌肉拉伤。

（9）悬吊位：产妇站立，双手紧紧抓住牢固的支撑物，产妇的体重几乎全部由手臂支撑，双膝弯曲向下蹲，产妇自身的重量牵拉脊柱，使躯干拉直拉长，放松腿部及腰背部（图5-3-15），为胎方位的调整提供最大的可能，注意事项：支撑物要牢固和结实（产妇下蹲时支撑物能承受产妇的全部重量），需要有人陪伴，注意宫缩间歇休息，如产妇肩关节痛或无力不宜采取此体位。

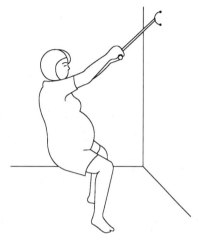

图 5-3-15　悬吊位

（10）生育舞蹈：在分娩中跳舞，可减少压力和紧张，降低血压和肾上腺素，促进内啡肽的释放。内啡肽可以提高机体应对适应能力，降低压力，减轻子宫收缩疼痛。最新研究表明，当人们以一致的动作共同起舞，可以提高人们对疼痛的耐受度，能忍受更长时间的分娩。生育舞蹈中能有效减痛促进产程的动作有臀部画圈、不对称骨盆舞动、骨盆摇摆＋足跟弹跳、臀部画倒置8字等。注意事项：只要产妇能够接受且没有运动禁忌证都可以来跳生育舞蹈。

ER-5-10

生育舞蹈（示范）（视频）

5. 问题解决　无论是坐位、站位、蹲位、跪位、趴位、走等体位对预防与纠正异常胎方位绝大多数是有效的，要鼓励产妇采用多种体位，具体采取哪种体位要依据产程的不同时期，以及产妇与胎儿的个体差异采取不同体位，当一种体位无效时，可更换其他体位，自由体位适合低危人群，高危人群应遵医嘱。

【健康教育形式】

健康教育者可在孕期开展自由体位课程，也可在呼吸法、分娩体验营等课程中，进行自由体位的介绍。在课堂中，可先了解孕妈妈们如何应对分娩疼痛的措施后，利用讲授、示教、案例分析等教学方法进行自由体位授课，还可结合按摩镇痛方法一同教学，提高知识的应用性。课前鼓励家属陪伴孕妇共同参与，便于课程中协助孕妇实施自由体位，并把更多的课程时间交给孕妇及陪伴者进行练习给予指导。另外教学开展过程中，可调暗教室的灯光，使用电子蜡烛、香薰仪、铺巾营造一种温馨放松的氛围，用骨盆、娃娃模型来演示自由体位能够减轻分娩疼痛，纠正胎儿枕位的机制，同时可利用不同的水果模型（直径）形象地展示宫口扩张 1～10cm 的过程。

（三）分娩球

分娩球又称瑞士球，最初是作为一种康复医疗工具用于背痛的缓解。20世纪 80 年代末，Perez 和 Simkin 将该球应用于分娩，并命名为分娩球。

【健康教育重要性】

分娩球是缓解疼痛不适，促进产程进展，协助胎位调整的有效方法。拉玛泽等分娩教育中均有分娩球使用方法的教学。现大部分产房配有分娩球，是产妇可以利用的非药物镇痛资源。另外，孕期进行分娩球运动的孕妇，产时可能会更愿意通过分娩球缓解疼痛。

【健康教育内容】

1. 应用效果 ①缓解宫缩疼痛、腰背部及会阴部不适；②减少药物镇痛的使用；③利于胎儿下降和旋转，促进产程进展；④促进胎位调整，利于肩难产分娩；⑤提高分娩满意度。

2. 作用原理 ①稳固、柔软的球面有利于保持上身直立体位，增强宫缩的有效性，促进内啡肽的释放；②减少腰骶部神经受压所引起的疼痛不适；③提供会阴部支持，减少来自床、椅等坚硬表面的不适压力，并通过触觉刺激阻碍痛觉的传导；④方便产妇自由变换身体重心，自我调整提高舒适感；⑤转移对疼痛的注意力；⑥增强分娩自我控制感，减轻焦虑。

3. 适用对象 ①低危产妇、单胎、头位；②足月妊娠；③排除产时运动禁忌证；④评估胎儿宫内情况良好；⑤产妇精神状态良好并有应用分娩球意愿

4. 分娩球使用方法

（1）准备：①排空膀胱，穿舒适的衣服；②球的下方垫瑜伽垫；③依据个人身高、体重选择适合大小的分娩球（表 5-3-1），坐在分娩球上感觉舒适，且骨盆略高于膝盖或与膝盖齐平。

表 5-3-1 分娩球尺寸选择

身高 /cm	分娩球尺寸 /cm
<150	45
150～160	55
160～170	65
170～180	75
≥180	85

（2）分娩球坐式运动：产妇坐于分娩球上，臀部坐实在球的正中央，两个膝盖之间的距离是一条大腿的长度，形成等边三角形，双手扶膝盖，稳定骨盆

（图 5-3-16）。吸气准备，呼气，臀部推动分娩球摆向右侧，同时伸直左膝，身体微向右倾；吸气回到正中（图 5-3-17）。再次呼气时臀部推动球摆向左侧，伸直右膝，身体微向左倾，注意保持头、肩、胸部的稳定，臀部不要离开球面，配合呼吸重复做，有助于缓解宫缩疼痛；创造骨盆空间并促进胎头旋转与下降；有利于陪伴者为产妇进行按摩（图 5-3-18）、热敷、冷敷。注意事项：需要人协助，保证产妇和胎儿安全；宫缩不能运动时，产妇可依靠在陪伴者身上或物体上保持身体平衡；运动时间根据个体需求；配合宫缩时呼吸减痛，充分的放松肌肉，会增强效果。

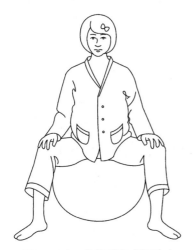
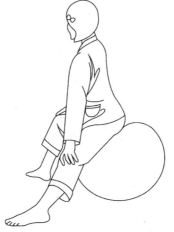
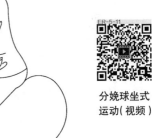

分娩球坐式
运动（视频）

图 5-3-16　分娩球坐式运动 1　　　图 5-3-17　分娩球坐式运动 2

　　（3）分娩球跪式前倾位：双膝打开与臀部同宽，垂直跪于垫子或者床上（膝盖下方可垫毛毯或者枕头），双手抱球，胸部、肩部及头俯卧在球上（球面上垫浴巾）；臀部离开脚后跟，大小腿成 90°，上身平行地面（图 5-3-19），促进胎头内旋转，纠正枕后位及枕横位；是使用长围巾筛动骨盆减轻腰背部疼痛较好的体位；此体位也有利于背部按摩、热敷及冷敷。注意事项：需陪护人员协助，保持平衡；此体位增加产妇舒适感。

　　（4）分娩球坐式前倾位：产妇坐在分娩球上，臀部坐实球的正中，两腿分开，达到身体的平衡，产妇身体前倾靠在陪护人身上或靠在牢固且高度合适的物体上（图 5-3-20），在陪护人

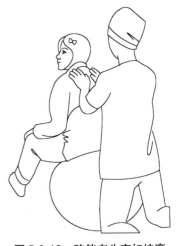

图 5-3-18　陪伴者为产妇按摩

的帮助下利用分娩球做摇摆骨盆或身体的运动，增加舒适度、缓解疼痛利于产妇休息。注意事项：产妇坐稳之后，在陪护人员的协助下缓慢前倾，确保母胎安全，不要强调前倾的姿势或程度，要以产妇自我感觉舒适为主。

分娩球跪式前倾位（视频） 分娩球坐式前倾位（视频）

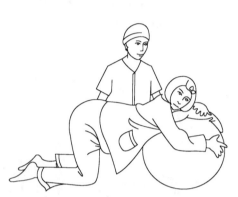

图 5-3-19 分娩球跪式前倾位

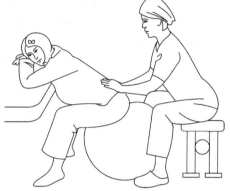

图 5-3-20 分娩球坐式前倾位

（5）花生球：产妇侧卧位，将花生形分娩球置于两腿之间，屈曲身体（图 5-3-21），增加身体舒适度，增大骨盆的空间利于胎儿旋转，促进产程进展。注意事项：花生形分娩球不要充气过度，否则易使产妇有不适感。

5. 问题解决　分娩球教学最需要注意的问题是安全性。在教学前应检查每个分娩球是否漏气，气阀是否松动，充气程度尽量控制在 85%~90% 或手能按下 3~5cm，以产妇自己坐在球上舒适为主，以预防教学不良事件的发生。在孕妇上球前，需提醒其将球调整至气阀朝向身体侧面的位置，后一手扶球，待球面固定后，双脚分开缓慢坐下。部分孕妇初次接触分娩球时会害怕、担心，需耐心引导，如刚开始为其固定分娩球使其坐下，之后鼓励其尝试自行

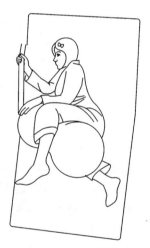

图 5-3-21 花生球侧卧位

固定球体，并让其观察其他孕妇的使用情况，以逐渐消除其顾虑。为进一步提高分娩球教学的安全性，可使用分娩球架。

【健康教育形式】

产程中分娩球的应用方法可在非药物分娩镇痛课程或自然分娩课程中进行教学。若孕产妇健康教育课程体系中有分娩球的系列课程，

花生球（视频）

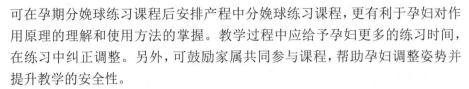

可在孕期分娩球练习课程后安排产程中分娩球练习课程,更有利于孕妇对作用原理的理解和使用方法的掌握。教学过程中应给予孕妇更多的练习时间,在练习中纠正调整。另外,可鼓励家属共同参与课程,帮助孕妇调整姿势并提升教学的安全性。

(四)按摩

按摩是一种古老的镇痛方法,通过对肌肉筋膜或关节施加压力可达到镇痛和放松的效果。按摩包括多种技术形式,如神经肌肉按摩、脊椎按摩、指压按摩等。

【健康教育重要性】

分娩疼痛可对分娩结局和分娩经历产生不良影响。按摩可帮助产妇放松,缓解疼痛不适,是常用的非药物镇痛方法。世界卫生组织(WHO)、美国妇产科学会(ACOG)、英国国家临床医学研究所(National institute for clinical excellence,NICE)均推荐通过按摩缓解分娩疼痛。

【健康教育内容】

1. 应用情况 按摩的使用率约为22%,是三种最常用的非药物分娩镇痛法之一。按摩通常由陪伴者实施,可减少产妇的精力耗费,但具体实施可能会受人力、陪产规定限制。

2. 应用效果 产程中对产妇进行按摩的效果有:①缓解宫缩疼痛;②缩短产程时间;③减少药物镇痛使用;④减轻第一产程焦虑感;⑤增强自我控制感;⑥提高分娩满意度。

3. 作用原理 按摩/抚触的镇痛机制主要为:①引起轻微疼痛,促进内啡肽释放;②低强度的触觉刺激增加催产素分泌;③根据闸门控制理论(gate control theory),触觉刺激可阻碍痛觉传导;④放松肌肉关节组织,加强血氧供应;⑤降低皮质醇水平,促进5-羟色胺和多巴胺分泌,使产妇放松、镇静;⑥转移对疼痛的注意力;⑦向产妇传递关怀、支持和理解。

4. 按摩方法 分娩时为产妇按摩肩部、腰部、臀部、腿部及其他不舒适的部位,可有效缓解疼痛,提高舒适感。

(1)按摩前准备:①产妇采取舒适、放松的体位,如站立前倾位、跪立前倾位、手膝位等,上半身可倚靠枕头、分娩球、墙面等;②按摩者在产妇后面、侧面或前面采取舒适的姿势,可站立、单膝跪立、坐立;③按摩者双手及按摩部位可适当涂抹按摩油,用掌心预热。

(2)正面臀部按摩:①按摩者位于产妇身后,面对臀部,双手掌置于臀裂两侧,指尖朝上(图5-3-22),嘱产妇宫缩开始时放松呼吸并发出声音,以便了解起呼吸状态;②产妇吸气,按摩者身体前倾,双手向上按摩至腰部(髂嵴高度);③产妇呼气,按摩者外转手掌使指尖朝内(图5-3-23),向两侧按摩至臀部外缘,下转手掌使手腕朝下,沿臀部轮廓向下,向内,向上按摩,回到初始位置(图5-3-24)。该按摩可有效缓解宫缩时的腰骶部疼痛。按摩者需配合产妇的呼吸节奏,调整按摩的速度。

(3)侧面臀部按摩:①按摩者位于产妇身体一侧,一手稳定产妇近侧肩部,一手横置于近侧臀大肌上缘;②产妇吸气,手掌向前按摩至另一侧,手指包绕臀部外侧;③产妇呼气,手掌沿着臀部轮廓向下,向内按摩,后手腕朝上向上按摩,至臀裂顶点;④绕过臀裂,手腕朝下,顺着臀部轮廓向下,向外,向上按摩另一侧,后回到初始位置(图5-3-25)。该按摩可在宫缩时使用,产妇呈站立位、跪立位或手膝位时镇痛效果最佳。

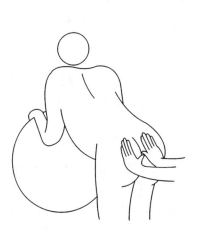

图5-3-22 正面臀部按摩1

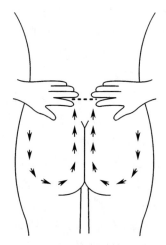

图5-3-23 正面臀部按摩2

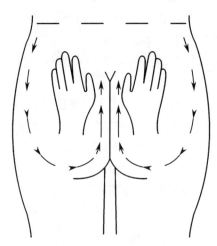

图5-3-24 正面臀部按摩3

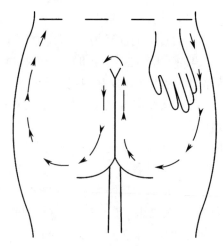

图5-3-25 侧面臀部按摩

（4）腰背按摩：①宫缩暂停后，按摩者双手置于臀部两侧；②沿着脊柱两侧向上按摩至肩部；③手指包绕肩部，向外按摩至肩峰或外延至上臂；④手腕朝下，向下按摩至臀部外下缘；⑤沿臀部轮廓，向内，向上按摩至初始位置（图5-3-26）。该按摩可加强产妇放松状态，操作时按摩者双手需避开脊柱，按摩节奏无须配合呼吸，速度应更缓慢，力度应更温柔。

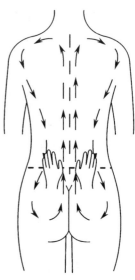

图 5-3-26　腰背按摩

（5）骶骨按压：按摩者一手稳定产妇臀部或肩部，另一手以掌根、拳头或使用按摩球按压产妇骶骨并画圈按摩，右手操作则顺时针画圈（图5-3-27），左手则逆时针，但画圈时手部不离开按压点。按压骶骨能有效缓解胎儿压迫骶髂关节所引起的骶尾部、腰背部疼痛，可在臀部按摩宫缩结束时使用，也可在宫缩时单独使用，具体根据产妇的需求决定。

（6）肩背按摩：按摩者双手置于胸椎两侧肩胛骨内侧，避开脊柱，沿肩胛骨轮廓按摩，手法同正面臀部按摩（图5-3-28）。该按摩可帮助产妇调整呼吸，增强放松状态。

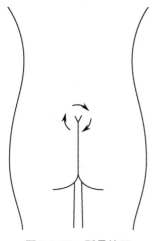

图 5-3-27　骶骨按压

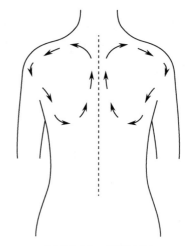

图 5-3-28　肩背按摩

（7）下肢按摩：①按摩者坐、跪于产妇身前，双手置于内踝处，指尖相对；②宫缩开始，产妇吸气，按摩者身体前倾，向上按摩下肢内侧，至大腿上部，外转手掌，向外按摩至臀部侧面；③产妇呼气，向下按摩下肢外侧，至外踝，后转至内踝（图5-3-29）。产程中无法进行背部、臀部按摩时，可使用下肢按摩帮助产妇调整呼吸,加强放松,缓解不适。由于下肢较长,按摩速度需加快以保证按摩与呼吸相配合的节奏性。按摩过程中可与产妇多进行眼神交流。

(8)上肢按摩:①按摩者位于产妇身体一侧,一手握产妇手掌,支撑手腕;②产妇吸气,另一手向上按摩产妇手臂内侧,至肩部;③产妇呼气,外转手掌,包绕肩部,向下按摩手臂外侧,回到初始位置(图5-3-30)。该按摩适用于背部、臀部、下肢按摩无法实施的情况,如进行阴道检查时,可帮助产妇专注呼吸,放松身体,利于疼痛缓解。

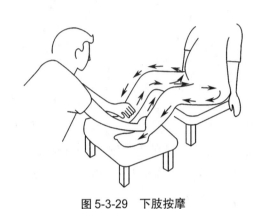

图 5-3-29　下肢按摩　　　　　图 5-3-30　上肢按摩

(9)其他:用手或按摩工具(如网球、按摩球等)在不舒适的部位反复地有力地抚摩也可减轻疼痛,提高舒适感。另外为产妇提供支持性的触觉刺激也可起到按摩的效果,如握着产妇的手,给她肩膀依偎,手臂支撑她坐分娩球、进行自由体位,抚摸额头、眉毛,拨开脸上的乱发、梳头发,用凉毛巾擦脖子等。

(10)注意事项:①部分按摩油中含有特殊芳香成分,应正确使用,增强放松和镇痛效果;②按摩时,产妇和按摩者均需处于舒适放松的状态,按摩者需时刻观察产妇的腹部是否受到挤压并询问其感受;③按摩者需借力于躯干的运动带动手掌,以增强力度,减少手部的肌肉疲劳;④按摩需力度适中,舒缓流畅,并带有节奏;⑤腰背部的按摩需避开脊柱。

5.问题解决　部分孕妇及家属可能会觉得按摩手法较难记忆,可为其提供形象化记忆的方法,如正面臀部按摩即在臀部画圈,侧面按摩即画倒置的字母 B,腰背、腿部、手部按摩即在后背、下肢、手臂上画长圆圈,肩背按摩即在肩背部画小圆圈等。另外,按摩与呼吸的配合方法容易混淆,可告知基本原则,即吸气上行,呼气下行。

【健康教育形式】

健康教育者可在分娩镇痛、自然分娩、陪产者教育相关课程中进行产程中按摩方法的教学,在孕期瑜伽练习系列课程中也可增加按摩方法的介绍。因大部分按摩需由陪产者完成,所以教学前需鼓励伴侣或家属共同参与课程。教学过程中,需使孕妇处于舒适的体位且腹部不受压迫,可使用分娩球、靠背椅、靠垫等提供支撑,若无相关用物,可建议孕妇靠在墙面或者家属身上。对于无家属陪同的孕妇,教学者需重点关注,为其提供学习支持,以提高学习效果并减少不良情绪。由于按摩的实操性较强,应将更多的时间留给学习者进行练习,过程中教学者进行手法纠正。若提供按摩油辅助练习,需注意可能的过敏问题。

(五)视觉想象

视觉想象是指有意地去想象一个期望的情景或目标,就像真的发生一样。产程中,孕妇想象愉悦的场景或进行分娩相关的联想,有助于疼痛的缓解。

【健康教育重要性】

宫缩疼痛以及对疼痛的恐惧,可对分娩结局产生不良影响。视觉想象是常用的非药物阵痛方法,操作简单,产妇可自行实施,无须受产房条件限制,是值得产前学习的镇痛技能。

【健康教育内容】

1. 应用效果 ①减轻分娩疼痛;②增强分娩自信,提升分娩自我效能;③改善分娩经历,增强产后幸福感;④缓解孕期焦虑与压力。

2. 作用原理 ①转移或集中注意力,起到中枢神经系统控制的作用;②缓解压力,放松身心,抑制交感神经系统兴奋,增加内啡肽释放。

3. 视觉想象方法 常用的视觉想象方法列举如下,孕妇可根据自己的喜好选择视觉意象。

(1)波浪:宫缩疼痛时进行潮涨潮落的想象,可以帮助孕妇理解宫缩的间歇性,减少抵抗,并能通过自我放松获得身心的支持。推荐孕妇侧卧练习,若能在水中练习,效果更佳。引导词如下:"看见自己正躺在一个温暖的沙滩上,前面有海浪在温柔地涨起、落下。我听见了海浪声,它们是那么有节奏。我仔细地听着周围一切的声音。我轻松地呼吸着,毫不费劲地呼吸着。我能感受到我身体里所有的感觉。我倾听着潮涨潮落间的安静,我知道下一次的波动。我听到海浪离我越来越近,越来越近,直到在我的脚前退去。我能感受到水滑过我脚尖的感觉。我没有缩起脚来,我喜欢水带给我的温暖、安慰、舒服、放松的感觉。波浪再次滑向我的脚尖,我放松地吸气;波浪再次退去,我放松地呼气,让身体的每个部分随波浮动,让海浪自由地滑向我的身体,多么温暖、滋润、舒服的感觉。每一次我随着海浪呼吸,我都变得越来越放松。不久以后,海浪带着我进入水中,我在海水里,感受着温暖而失重的感觉。我继续呼吸,我更加放松,我就得到更多浮力的支持。海浪载着我,我的身体完全释放。海浪的波动,安抚着我,让我觉得开心。我随着每次的波动、呼吸、放松。波浪变强,我呼吸。波浪汹涌,我呼吸。波浪浮动,我呼吸。波浪最终到了岸上,我呼吸着。波浪是冷静的,我呼吸着。波浪是安静的,我呼吸着。我现在看见自己躺在了温暖的沙滩上,海浪正在退去。"

(2)玫瑰花:宫缩疼痛时孕妇想象宫颈口如玫瑰花般绽放,可转移注意力,增强积极信念,提升对疼痛的耐受力。该视觉想象还可用于临产发动的促进。引导词如下:"我的宫颈就像个玫瑰花苞,已经做好准备,开始绽放。我被周围的人悉心照顾,就像玫瑰受到土壤的呵护。花苞正在慢慢地、温柔地打开、绽放。我也一样,正在盛放。我的宫颈像那玫瑰花苞一样柔软,做好了准备。我看见玫瑰花外面的花瓣已经绽开。我看见我的宫颈像那玫瑰花瓣一样柔软。每一次宫缩,都在打开宫颈的一片花瓣。我欢迎每一次宫缩,因为它会帮我的宫颈逐渐绽放。我欢迎并且接受周围对我的一切关爱,它们都在帮助我的宫颈绽放。就像温暖的阳光绽放了玫瑰一样,我感受到的温暖也会让我的宫颈绽放。我柔软,我绽放,就像玫瑰不会抵抗花开一样。我打开,我绽放,就像玫瑰不会抵抗花开一样。"

(3)蓝色丝带:这是源于催眠分娩的视觉想象方法。子宫的肌层外纵、内环中交织。四指相贴,大拇指将丝带一端轻按于手掌,剩余丝带由下而上一圈圈松弛地缠绕着四指,模拟子宫内侧的环状肌层,另一手五指向下抓握着有丝带的手,模拟子宫外侧的纵行肌层,后向上抓起丝带,让丝带很容易地散开,模拟子宫肌肉收缩扩张宫口的过程。向孕妇展示这样的情景,并告诉她宫缩的时候,可以想象子宫肌肉正在这样运动并会很容易地将宫颈口打开。

4.问题解决　部分孕妇可能难以建立视觉想象,可以通过图片、视频甚至实物展示,来强化视觉印象。这些辅助想象的材料、想象的引导词(音频),若允许,均可带入产房,帮助孕妇更好地进行视觉想象。

【健康教育形式】

健康教育者可单独开展视觉想象的课程,时间0.5~1h为宜;也可与其他非药物分娩镇痛方法一同讲解。教学时,建议先通过图片、视频或实物,展示想象的事物、场景,解释其与分娩相关的组织、过程的相似之处,以更好地帮助孕妇建立视觉想象。之后教学者可让孕妇采取舒适的体位,播放轻音乐,讲引导词,带领孕妇进行想象练习。孕妇可能会反馈想象的场景跟引导词的内容有所偏差,此时需告知孕妇这是被允许的,让意识深入自己的想象就可以。待讲解完所有视觉想象的方法后,可让孕妇挑选自己最喜欢的意向,再次进行无引导的视觉想象。另外,若条件允许,待产时可将实物(如玫瑰花、蜡烛等)带入产房,促进视觉想象。

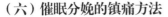

（六）催眠分娩的镇痛方法

催眠分娩是一种令人满足、放松的分娩理念，旨在通过对孕产妇进行从孕期开始的深度放松、自我催眠、快速催眠等技巧的运用，利用身心影响定律，在分娩过程中减少产妇的疼痛感，增加分娩中的放松和舒适。

【健康教育重要性】

催眠是一种借助暗示性语言以消除病理心理和躯体障碍的一种心理治疗方法。在怀孕和分娩期间，孕产妇容易受到传统观念、家庭成员负面分娩经历以及大众媒体对于怀孕分娩负面观念的影响，从而对于分娩疼痛的理解被盲目夸大，从而造成过度恐惧、紧张、焦虑等情绪。催眠分娩的运用，可以有效帮助孕产妇放松身心，改变的负面信念及情绪，同时帮助孕家庭从孕期开始正确认识疼痛，有效减少因此而产生的紧张恐惧等负面情绪，有助于孕家庭转变心态，轻松自信应对分娩。

【健康教育内容】

1．催眠分娩历史发展　19世纪80年代，法国产科率先开始将催眠运用于分娩，用于缓解分娩疼痛与恐惧，随后，催眠疗法也在苏联产科得到广泛运用，用以应对当时医药短缺的问题。1933年，英国产科医生格兰特迪克博士出版《无恐惧分娩》一书，提出恐惧紧张对分娩疼痛的影响，随后美国人玛丽摩根在此理论基础上创办催眠分娩学会。催眠分娩通过语言引导，让孕产妇进入放松的状态，从而达到放松肌肉、改变分娩负面信念的效果，以减少分娩疼痛。

2．正确认识分娩疼痛　学习分娩原理以及子宫肌肉运动的科学原理，减少对分娩疼痛的恐惧。同时了解身心影响定律、催眠原理以及恐惧紧张疼痛循环等概念，有效帮助孕家庭科学认识到负面情绪对疼痛的影响，帮助孕产妇从孕期开始学会并养成放松身心的生活习惯及科学方法，从而有效应对分娩疼痛，在产前建立积极健康的分娩心态。

3．快速放松　直立站立，双手垂于肩膀两侧，头部朝前，缓慢地闭上眼睛，想象身体由上到下分为5个部分，并把每个部分以一个数字命名，头部为5，胸部为4，腹部为3，大腿为2，小腿为1。深呼吸，同时吐气的时候从5开始倒数，每数一个数字就放松一个对应的身体部位，从上往下放松身体，可以反复数，直到全身放松下来。熟练之后可以加快数数和放松的速度。

4．深度放松　通过时间较长的催眠引导练习，帮助孕产妇进入深度放松的状态当中，达到负面情绪清理、缓解疼痛的效果，有银色手套、温度计、感官阀门、时间扭曲、彩虹放松的形式，在孕期和分娩过程当中都可以使用。

5．分娩陪伴者的催眠练习　教授分娩陪伴者催眠技巧及步骤，协助分娩陪伴人更好地帮助孕产妇进行催眠放松，有效减少分娩疼痛。

【催眠分娩形式】

催眠分娩可在孕妇学校开展系列课程的学习，标准课时为 5 次，每次时间为 1～1.5h 为宜；也可结合分娩舞蹈、孕期瑜伽、呼吸法、视觉想象等课程共同进行讲解。教学过程中，应组织孕家庭以一对一或者团体课的形式进行两两一组的体验式学习。重点讲解催眠原理及各种催眠方法，同时进行示范，并让孕家庭反复进行催眠词朗读的练习，确保孕妇和陪伴人都能熟悉催眠的步骤，并反复沟通孕妇被催眠的体验，不断改进，达成未来分娩过程中更好的催眠效果。

（七）基于正念的分娩镇痛方法

【健康教育重要性】

严重的分娩疼痛可以造成剖宫产率、胎儿窘迫发生率、产后出血率明显升高。基于正念的分娩疼痛应对方法能让产妇与宫缩疼痛共处，可以有效地缓解分娩疼痛体验，克服对分娩疼痛的恐惧感，增强自然分娩的信心。

【健康教育内容】

1. 镇痛原理　通过团体参与式教学和自我个人练习，学习与宫缩疼痛共处的基于自我觉察的系列技巧方法，可以有效地减少宫缩疼痛中的认知成分和情绪成分带来的痛苦感，让产妇更加接纳分娩疼痛，情绪更加平和稳定。

2. 镇痛效果　有助于调节待产父母心身压力反应，降低焦虑、减少抑郁、缓解压力，提升应对分娩疼痛能力，降低分娩恐惧、促进自然分娩，让自己在面对改变和挑战时更有弹性和韧性。

3. 镇痛方法

（1）觉察呼吸练习：可以坐着、躺着、站着练习。将注意力放在对呼吸感觉最为明显的地方，觉察呼吸。不管选择察觉哪个部位呼吸的感觉，尽可能将注意力集中在那里，一刻接着一刻。吸气时，察觉你在吸气；呼气时，察觉你在呼气，尽可能地觉知一呼一吸的变化及呼吸的整个过程，好像整个呼吸都在欢迎着你。当你发现注意力离开了对呼吸的觉察时，请留意它去了哪里，并温柔地、轻轻地把它再次拉回到对呼吸的觉察上。

当练习时，如果感觉到肚子里宝宝在活动，就请将注意力集中于这些特殊时刻的感受，就好像它在欢迎着你的到来。当宝宝安静下来后，再将注意力集中于呼吸，感觉呼吸在欢迎着你。

当分娩的时候，呼吸是帮我们安住于当下的、能够随身带入产房的有效工具，是最基础、最简单的一种练习方法。如果在医院分娩时能安住在对呼吸感觉的觉察上，在那个当下，你或许会感觉好一点。

（2）身体扫描："身体扫描"是指体验当下所察觉到的各种身体感觉，来培育一种察觉能力，如同在觉察呼吸练习时一样。这个练习的指导语并不让你去思考呼吸或嘴巴、肺或心脏、双手或双脚，也不要求在脑海里显现它们的样子，仅仅是如实地感受它们而已。虽然在练习期间常常会出现放松的感觉，但这是冷静、集中注意力的结果。在身体扫描练习的任何时刻，当体内的胎儿运动明显时，要将注意力转移到这上面来，觉察宝宝带来的感觉以及腹部的呼吸运动。当宝宝平静下来后，再接着继续进行"身体扫描"。

（3）觉察行走练习：妈妈的身体是孕育宝宝的摇篮，行走练习对于分娩非常有帮助。这个练习对那些感到非常躁动，或者难以平静地坐下来的孕妈妈特别适用。当散步时，请尝试着留意脚底的感受，及腹中宝宝的感受，有没有微微的晃动。通常在行走练习开始的时候，步行速度要比平时有意放慢一些，来完全觉知和体会散步的感觉。当感到缓慢而带着觉知的散步很自然很自如，就可开始尝试性地稍微加快一点速度，同时继续保持对散步动作的专注。

（4）握冰的模拟宫缩练习：通过握冰练习，模拟宫缩的规律，让待产父母体验和学习如何用基于正念的技巧来与疼痛相处，以及夫妻之间的沟通方法，并从中有所反思和成长。

【健康教育形式】

主要为团体参与式教学和指导个人练习。团体参与式教学应该尽量采取现场授课方式，在有经验老师带领下系统学习效果更好。孕妇自我个人练习要每日有规律的坚持练习才会有更好的效果。握冰练习请务必在有比较丰富幸福孕育授课经验的老师指导下进行。

（余梦婷　王贵芳　张　砡　郑睿敏　邢舟游）

第四节　陪产者教育

陪产者教育旨在为陪产者提供怀孕、分娩及产后的相关循证知识课程，以改善分娩护理质量和结局，促进孕产妇的身心健康。

【健康教育重要性】

陪产者健康教育的缺乏，导致孕家庭在孕期过度紧张焦虑，容易对胎儿发育产生不利影响，同时由于在孕期、分娩及产后缺乏专业的陪伴和科学指导，导致剖宫产、难产率增高，母乳喂养率下降等。对陪产者进行陪产者教育，可以使陪产者有效支持孕家庭平稳度过孕期、分娩及产后，有利于降低产后抑郁的发生、促进家庭和谐和良好的医患关系。

【健康教育内容】

1. 分娩基础　科学学习孕育基础知识，了解孕早期、中、晚期不同时期孕妈妈的身心变化特点,分辨分娩前的征兆,帮助孕家庭理性判断去医院的时间,了解分娩过程以及应对疼痛技巧等。健康教育者应把不同孕周的营养、体重管理、产检知识等内容,对孕家庭进行有的放矢的指导。

2. 科学胎教 学习分娩心理学基础知识,懂得胎儿意识的发育是从子宫内开始,健康教育者从孕期开始有效引导孕家庭进行基于十二感官的多维胎教练习,增强孕家庭在分娩过程中的家庭配合,利于顺利分娩。

3. 分娩支持 科学认识分娩疼痛和子宫肌肉运动的原理,形成积极有效的支持,避免过度夸大分娩疼痛以及由于紧张和恐惧引发的"精神性疼痛"。同时通过心理学"共情"技巧和快速情绪缓解的技巧,比如非暴力沟通、冥想、语言暗示、呼吸等,帮助孕家庭缓解疼痛所引发的负面情绪。学习呼吸、自由体位、按摩、视觉想象、催眠、正念等镇痛技巧,客观了解药物镇痛的缺点和好处,帮助陪产者协助孕家庭理性应对分娩痛苦并提前做好准备,具体学习内容参照本教材。另需了解不同类型的孕家庭模式,为不同家庭提供有针对性的指导。

4. 医护沟通 基于分娩计划书的准备和执行,以便和医护建立良好的沟通模式,提前做好分娩准备,积极配合医护。

5. 母乳喂养及产后照护 母乳不仅为婴儿提供全面的营养,比婴儿配方食品更容易消化,含有助于抵抗病毒的抗体,还有助于产妇的产后恢复,同时,母婴之间的肌肤接触也可以增加宝宝的安全感及母子感情等。因此,陪产者可以从孕期开始陪同孕妈妈学习相关知识如:喂养姿势、时间周期、新生儿排便及安抚、饥饿信号的判断、产妇的照顾、婴儿的护理等方面内容。

6. 特殊分娩 健康教育者应当对胎停育、流产、剖宫产等特殊情况的分娩对陪产者进行相关内容教育,帮助孕产家庭缓解情绪压力,平稳度过特殊情况的分娩,避免留下心理创伤。

【健康教育形式】

健康教育者可在孕妇学校开展陪产者教育课程,每次时间 1h 左右为宜;也可在自由体位、催眠分娩、自然分娩体验营、拉玛泽呼吸法等课程中讲解。教学过程中,健康教育者应对产前、产时、产后不同阶段陪产者需要做的具体事情、注意事项侧重讲解及指导,课堂中可以运用视觉化想象及骨盆娃娃、乳房模型、瑜伽球、按摩器、水果模型等教具来模拟分娩,授课形式可以运用角色扮演、头脑风暴及讲授等多种形式相结合,提升课堂效果。

(王贵芳 邢舟游)

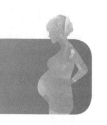

第六章

产后健康教育

第一节 产后保健

一、产后恢复

分娩前孕妇担负着供给胎儿生长发育的所需营养,母体的各个系统,包括子宫、心、肺、肾脏都发生了一系列较大的适应性变化,肠胃、内分泌、皮肤、骨、关节、韧带也都有相应的改变,上述变化都要在分娩后逐渐恢复正常。产后恢复是指女性在生产完毕之后,常常会因为身体过于虚弱而需要一定的恢复和保养,而这种恢复和保养被称为产后恢复。产后恢复主要包括生理和心理的恢复,同时在恢复期间注意生活起居的细节和营养饮食均衡。

【健康教育重要性】

产后产妇调理得当,则恢复快,且无后患;若调养失宜,则产妇恢复较慢,往往会留下产后的"月子病"。有文献表明,发现 8.3% 的女性在出院后 90d 内有过急诊科就诊记录。最常见的诊断包括"产褥期并发症"、泌尿道感染、伤口并发症、胆囊疾病、泌尿生殖道感染、产后出血时间延长、腹痛、头痛和乳腺炎。因此,做好产妇的产后健康宣教对其产后恢复尤为重要。

【健康教育内容】

产后恢复主要包括以下方面,我们要对产妇的不同恢复内容进行有针对性的指导。

1. 生殖系统恢复

(1)子宫:是产褥期变化最大的生殖器官。妊娠子宫自胎盘娩出后逐渐恢复至未孕状态的过程称子宫复旧。主要表现为子宫体肌纤维的缩复、子宫内膜的再生、子宫颈恢复和子宫下段变化。产后初期,子宫底通常坚实、无压痛、呈球状,位于耻骨联合与脐之间。产后子宫体逐渐缩小,于产后 10d 降至骨盆腔内,在腹部检查摸不到子宫底,到产后 6～8 周时可恢复至非妊娠时的正常大小。子宫复旧不良易导致产后出血的发生。

1）恶露的观察：恶露是指胎儿娩出后，胎盘从子宫剥离后造成的创面要经过一段时间才能完全闭合。这时，会有一些血液从创面排出，还混有坏死脱落的蜕膜组织、孕期的子宫内膜、黏液和细菌等，这种阴道排出物就是恶露。恶露在产后开始出现，持续4～6周。正常恶露有血腥味，但无臭味，总量250～500ml。正常情况下，恶露因其颜色、内容物及时间的不同，其变化可分为三个阶段：血性恶露，产后3～4d，色鲜红，含有大量血液，有小血块，还有少量胎膜和坏死蜕膜组织；浆液恶露，持续10d，色淡红，浆液多、血液少有较多坏死蜕膜组织，还有宫颈黏液、宫腔渗出液和细菌；白色恶露，持续3周，色泽较白，黏稠，含有大量白细胞、坏死组织蜕膜、表皮细胞及细菌等。

2）注意事项：①恶露未干净前要注意观察恶露颜色、性状及气味等情况；②保持外阴清洁，避免感染的发生，注意每日进行外阴清洁，大便后清洗外阴。勤更换卫生棉，卫生棉选取透气性好的品牌；③坚持母乳喂养利于产后子宫收缩和复旧，促进恶露排出；④产后6周禁止性生活，要适当运动，加强营养，增强身体抵抗力；⑤发现恶露增多，血性恶露持续时间延长并有臭味，下腹痛、发热等情况时，要及时到医院就诊。

（2）阴道及外阴

1）阴道：分娩后，阴道腔扩大，阴道壁松弛，肌张力低下，黏膜皱襞因过度伸展而减少甚至消失。在产褥期阴道腔逐渐缩小，阴道壁肌张力逐渐恢复，黏膜皱襞约在产后3周重新出现，但阴道的紧张度在产褥期结束时不能完全恢复至未孕时状态。

2）外阴：分娩后的外阴会有轻度水肿，我们可以在24h给予产妇外阴冷敷，24h后进行硫酸镁外阴湿热敷，以促进水肿的消退，通常情况下产后2～3d可自行消退。会阴部若有轻度的撕裂或会阴切口缝合后，均能在产后3～4d愈合。处女膜因在分娩时撕裂形成残缺痕迹称处女膜痕。

3）注意事项

①产后会阴伤口的护理：产后会阴伤口经常与恶露、大小便为伴，其护理极为重要。如护理不当可能会导致产后生殖道感染，伤口愈合不良，影响今后生活。因此产妇应保持外阴清洁，勤换会阴垫及内裤，大小便后勤用清水清洗外阴。产后1周内应尽量避免大腿过度外展、下蹲用力等动作，防止会阴切口裂开。尽量采取健侧卧位或坐位，以减少对会阴伤口的压迫，影响伤口愈合。产后会阴伤口一般可在3～5d愈合，若会阴伤口明显疼痛或出现异常分泌物时，应警惕伤口感染的发生，及时到医院就诊。

②产后避孕及性生活：产后6周为产褥期，这时子宫恢复到孕前状态。产后6周复诊没有任何异常，身体也没有出现任何不适症状就可以有性生活了。

过早的性生活可能影响妈妈健康,因此具体时间需由身体恢复情况来定。产后避孕方式的选择,要以"不影响乳汁分泌及婴儿健康"为原则,建议采取工具避孕的方法。具体内容可参照本节第六部分"避孕与再次妊娠"。

(3)盆底组织:盆底肌及其筋膜,由于分娩时过度扩张导致弹性减弱,且常伴有肌纤维部分断裂。若产褥期坚持做产后保健操,盆底肌则可能恢复至接近未孕状态。如果分娩时盆底肌及其筋膜发生严重的断裂造成骨盆底松弛,加之产褥期过早地从事重体力劳动或剧烈运动,可导致阴道壁脱垂,甚至子宫脱垂等。

2. 消化系统恢复 妊娠期胃肠肌张力及蠕动力均减弱,胃液中盐酸分泌量减少,产后1~2周逐渐恢复。产妇因分娩时能量的消耗以及体液大量的流失,产后1~2d内常感口渴,喜进流食或半流饮食,但食欲差,以后逐渐好转。

(1)产后饮食:泌乳所需要的大量能量及新生儿生长发育需要的营养物质是通过产妇的饮食摄入来保证的。因此,产妇在产褥期及哺乳期所需要的能量和营养成分较未孕时高。因此,妈妈每餐应注意食物多样化,每天可以进食5~6次,全面均衡地摄入多种营养是关键。产后饮食应以精、杂、稀、软为主要原则,最好做到粗细搭配、荤素搭配、干稀搭配,少食多餐,但不过量。具体内容可参照本节"三、营养管理"相关内容。

(2)产后便秘:产妇因卧床时间长,缺少运动,腹肌及盆底肌肉松弛,加之肠蠕动减弱,容易发生便秘和肠胀气。因此在产后应予以治疗以保持大便通畅,避免排便相关疼痛,同时预防会阴部缝合处伤口的裂开。

1)导致产后便秘的原因:①与孕激素或者其他激素引起的平滑肌松弛有关,影响肠道平滑肌收缩,不利于排便;②分娩后胎儿对直肠的压迫消失,肠腔反应性扩大,肠内容物容易潴留;③分娩后伤口的疼痛,也使得妈妈不能依靠增加腹压来协助排便;④产后卧床休息的时间较多,缺少活动,引起肠蠕动减弱;⑤产后饮食结构不合理,过于精细,产后哺乳休息不好,情绪紧张焦虑都对排便有很大影响。

2)便秘预防方法

①改善排便习惯:建议产妇在晨起或餐后2h内尝试排便,因为此时结肠活动最活跃。排便时要集中精力,减少外界因素干扰。

②调整膳食结构:膳食应增加纤维素和水分的摄入,每日摄入膳食纤维25~35g,如熟透的香蕉、苹果、红薯、芋头都很适合。每日至少饮水1.5~2L,缓解大便干燥的情况。

③适当锻炼:产后需及时下床活动,绝不能卧床一个月。坚持每日做产后健身操可促进腹壁、盆底肌肉张力的恢复;按摩腹部促进肠道蠕动;缩肛运

动,对缓解便秘也有效果。

④改善生活习惯:作息规律、劳逸结合,保持心情开朗。

⑤安全用药:必要时选用安全有效的药物,如可服用乳果糖,开塞露置肛辅助排便。

3.循环系统恢复 产妇血液于产后仍处于高凝状态,有利于胎盘剥离面形成血栓,减少产后出血。因产后血液处于高凝状态,产后数周内发生静脉血栓栓塞(venous thromboembolic events,VTE)的风险较高,剖宫产女性比阴道分娩女性更常见,然后在产后12周内风险逐渐下降至基线水平。VTE风险升高的危险因素包括:既往VTE、血栓形成倾向、肥胖、吸烟、剖宫产和产后出血等。妊娠相关的血液系统改变会在分娩后6~12周恢复至基线水平。因此,对发生血栓栓塞风险较高的女性要采取预防措施。

(1)避免久坐或久卧:产后应尽早下床活动,如行动不便也应在床上活动自己的下肢,避免发生血栓。

(2)产后要积极运动:产后运动可加速全身的血液循环,是预防静脉血栓的最好方法,同时对促进产后身心恢复、增进健康具有积极的作用,有助于增加腹部肌肉的收缩力和张力,促进腹肌恢复;可以增加活力;有预防产后抑郁的作用;还可以提高睡眠质量,减轻产妇精神压力。通常情况下,在分娩几天后,产妇自我感觉良好没有不适感就可以开始运动了。具体的运动方式和运动强度根据每个人的具体情况而定,要遵循循序渐进,逐渐增加的原则,做到量力而行。

(3)产后注意科学饮食:产后不宜过度进食高蛋白、高脂肪、高糖及高刺激性等食物,会使血液黏稠度高,下肢血流缓慢,增加静脉血栓的风险。应鼓励产妇多饮水,进食低糖、高纤维素、高蛋白、高钙、适量脂肪饮食,多食新鲜蔬菜、水果,禁食辛辣刺激性食物。

(4)就医指征:产妇发现下肢肿胀、疼痛时,应及早到医院就诊。

4.泌尿系统恢复 妊娠期体内潴留大量的水分在产褥早期主要由肾脏排出,故产后最初1周尿量增多。妊娠期发生的肾盂及输尿管生理性扩张,需产后2~8周恢复正常。

(1)产后发生尿潴留的原因:分娩过程中,因膀胱受压,导致黏膜水肿、充血及肌张力降低,会阴部神经受损以及伤口疼痛、不习惯卧床排尿等原因,产妇容易发生尿潴留。因此,在产后我们要关注产妇的排尿情况,有无排尿量少、尿频或尿急、排尿缓慢或断断续续、排尿踌躇、膀胱疼痛或不适、尿失禁、排尿费力、排空不完全感或无排尿感的出现,避免以后出现长期的排尿功能障碍。

（2）产后尿潴留预防和处理指导：①很多产妇因心里紧张，害怕产后不能自行排尿，应安慰鼓励产妇，向其解释尿潴留发生原因，增强其自信心，克服其紧张心理，使其顺利排尿；②对不习惯在床上排尿的产妇，应协助其下床排尿；③可以用温开水冲洗尿道口，让产妇听流水声，并用温热毛巾或热水袋置于产妇下腹部边敷边按摩等物理方法刺激产妇排尿；④必要时遵医嘱给予药物治疗。

5. 产后生活环境调整

（1）重视产后生活环境的益处：产妇分娩时出血及体力的消耗，使产妇身体抵抗力降低，容易导致产褥感染的发生。同时产褥早期皮肤排泄功能旺盛，出汗多，尤其是夜间睡眠和初醒时明显，如不注意容易滋生细菌、造成感染的发生。

（2）产后生活环境的注意事项

1）产妇产后应在温湿度适宜、光线充足、安静舒适的环境休养。冬季室温保持在 18～25℃，湿度在 30%～50% 为宜，夏季室温保持在 23～28℃，湿度在 40%～60% 为宜。经常通风换气，保持室内空气新鲜。通风时避免对流风直吹产妇即可。夏天闷热，要注意防暑，要开窗通风降温，必要时开空调。

2）产妇产后需要经常洗澡来保持清洁，具体次数可以依据季节和个人习惯而定。需要注意的是，洗澡前应避免空腹，以防因低血糖而引起头晕等不适；洗澡时间不宜过长，每次 5～10min 即可；室温控制在 25～28℃ 为宜；洗澡应尽量采取淋浴的方式，避免坐浴，以减少逆行感染的发生；洗澡后及时用毛巾擦干，避免着凉。

3）产妇产后穿衣、盖被要合适，出汗多时用毛巾随时擦干，内衣、内裤及时更换。

6. 产后疼痛应对

（1）疼痛原因：由于高张性子宫收缩，阴道分娩或剖宫产后的女性可出现产后疼痛。疼痛呈间歇性，并且常在哺乳期间因婴儿吸吮引起催乳素释放而发生。产后疼痛更常发生于经产女性和分娩前子宫过度扩张的女性（如多胎妊娠、羊水过多）。产后疼痛常在产后第 1 周结束时自发缓解。另外，分娩后产妇可能存在会阴组织的扩张、会阴撕裂或会阴切开等情况，在产后 7～10d 出现会阴疼痛和肿胀较常见，之后会逐渐改善。同时根据情况的不同，各产妇的恢复或快或慢。

（2）疼痛缓解方法：可通过局部治疗（如冷敷或热敷会阴的方法）、口服止痛药等方法减轻产妇会阴部疼痛，改善产妇的舒适度。止痛药的使用应在医生的指导下正确服用，选择对哺乳期女性较为安全的药物。轻度止痛药有对乙酰氨基酚（扑热息痛）、布洛芬、双氯芬酸。

7. 产后心理调适　产后,产妇需要从妊娠期和分娩期的不适、疼痛、焦虑中恢复,需要接受家庭新成员及胜任母亲的角色。此时期由于孕激素和雌激素的改变,产妇的心理处于脆弱和不稳定状态,同时面临着潜意识的内在冲突以及为人母所需的情绪调整等问题。因此,产后心理调适不好,严重者可导致"产后抑郁症"的发生。帮助产妇尽快恢复身体健康状况。具体内容可参考本节"五、心理保健"相关内容。

【健康教育形式】

医务工作者是健康知识的传播者、健康生活的倡导者,患者疾病的照顾者、患者健康的促进者,我们可以通过口头讲解、图文宣传、视听教材、示范训练等方法,利用多种渠道如孕妇学校、线上咨询、微信公众号等形式,为被照护者提供有针对性、系统性、便捷性的健康指导。

（李　蕊）

二、盆底康复

女性盆底康复治疗是指在整体理论的指导下,通过训练或其他保守治疗方法,使女性盆底支持结构的功能恢复正常或接近正常水平。

【健康教育重要性】

盆底障碍性疾病,包括尿失禁、盆腔器官脱垂、便失禁、性功能障碍和慢性盆腔痛等,是严重危害女性身体健康和心理健康的公共卫生问题。妊娠和分娩是盆底障碍性疾病的独立风险因素,是导致中老年女性盆腔器官脱垂和尿失禁等盆底疾病的主要原因。在产后早期进行女性盆底功能评估和盆底康复治疗,有助于减少盆底疾病远期发生率和手术率。随着生活水平的提高,女性健康保健意识也相应得到加强,人们逐步认识到盆底康复的重要性,特别对产后盆底康复越来越重视。但是正确的盆底康复方法是盆底疾病早防早治的关键。备孕期、孕期和产后均需在专科医生指导下进行适宜和正确的盆底康复锻炼,盲目选择康复手段或无视盆底健康对盆底功能的恢复同样有害。

【健康教育内容】

健康教育内容包括向孕产妇介绍盆底解剖,妊娠和分娩对盆底功能的影响、产后盆底康复的时机及重要性,还有盆底康复的方法。

1. 盆底临床解剖学　盆底又称盆膈,是由封闭骨盆出口的多层肌肉和筋膜组成,尿道、阴道和直肠经此贯穿而出(图6-1-1)。盆底肌肉群、筋膜、韧带、神经和血管构成了复杂的盆底支持系统,其相互作用和支持,承托并保持子宫、膀胱、直肠等盆腔脏器位于正常位置。盆腔脏器的正常生理功能直接依赖于盆底结构的完整性。

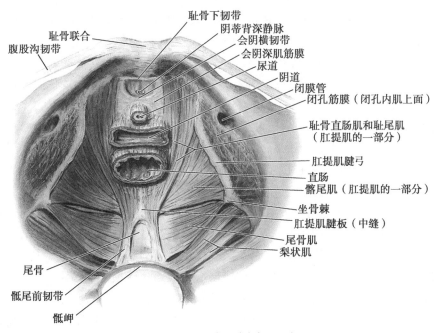

图 6-1-1　盆底肌肉(内面观)

　　盆底前方为耻骨联合下缘,后方为尾骨尖,两侧为耻骨降支、坐骨升支及坐骨结节。盆底肌肉由外向内,分为外、中、内三层。盆底肌内层肌肉即通常所说的盆底肌,由肛提肌和一对尾骨肌组成(图6-1-1)。肛提肌是盆底最重要的支持结构,尾骨肌协助肛提肌封闭骨盆底,承托盆内脏器和固定骶、尾骨位置。肛提肌由前内向后外分为耻骨阴道肌、耻骨直肠肌、耻尾肌和髂尾肌。肛提肌是骨骼肌,有持续的基础张力并能进行自主收缩。肛提肌的肌纤维分为两类:Ⅰ类肌纤维(慢收缩纤维),约占70%,与维持静息状态下的支持功能有关;Ⅱ类肌纤维(快收缩纤维),约占30%,主要参与维持动态条件下的支持功能。Ⅰ类肌纤维收缩特点为:幅值低,耐持久;Ⅱ类肌纤维收缩特点:幅值大,易疲劳。两种肌纤维往往混杂在一起,并不是单独存在。

　　盆底结缔组织包括筋膜和韧带,筋膜独立增厚的部分称为韧带。盆筋膜是腹内筋膜向下的延伸,被覆盆壁肌内膜,并延续包被于盆腔脏器的血管和神经束的周围,形成筋膜鞘、囊或韧带,对盆内脏器具有保护和支持作用。盆筋膜分为:盆壁筋膜、盆膈筋膜和盆脏筋膜。盆底组织主要有两组神经支配,一部分受分布于尿道、肛门括约肌和会阴肌肉的阴部神经支配,另一部分受分布于肛提肌表面的发自骶神经根 $S_2 \sim S_4$ 神经的直接支配。

　　2. 妊娠和分娩对盆底支持结构的影响　盆底结构的完整性和正常的神

经肌肉功能是维系盆腔脏器正常功能的关键因素。妊娠和分娩都是盆底功能受损的高危因素。在妊娠晚期，胎头入盆后，子宫重量和胎头对肛提肌造成持续的压迫；阴道分娩中，尤其是在手术助产、第二产程延长和巨大儿分娩中，盆底组织受到过度牵拉和压迫可导致盆底肌肉的去神经化、肛提肌损伤甚至撕脱。研究显示，40%～80% 的阴道分娩可导致肛提肌损伤。大多数盆底神经肌肉损伤可在分娩后第 1 年内恢复，但是个别情况下，这种损伤可持续至分娩后的 5～6 年。分娩后，肛提肌因创伤性破坏、去神经或萎缩而出现部分功能丧失，继而导致尿生殖裂孔增宽和盆腔器官脱垂。不同分娩方式对产后盆底肌力影响不同：阴道分娩后的盆底肌力小于剖宫产，产钳助产后的盆底肌力最小。同阴道分娩相比，剖宫产女性远期发生尿失禁、有症状的盆腔器官脱垂和盆底疾病手术风险显著降低。但是随着年龄和产次增加，剖宫产对盆底的保护作用逐渐消除。因此保护盆底功能不是剖宫产的手术指征；剖宫产术虽然可能避免盆底的急性直接创伤和早期功能损害，但不能提供长期保护，还会带来产后出血等其他并发症。产钳显著增加了盆腔器官脱垂、张力性尿失禁和大便失禁的风险，但是胎头吸引助产术并未显著增加盆底疾病的风险。目前尚无证据表明，会阴侧切术会增加产后盆底疾病的风险。孕妇在妊娠期间保持健康和良好的饮食习惯，进行中、低强度体育运动，避免便秘和肥胖，进行产前盆底运动有助于减少分娩时盆底肌和盆腔支持结构的损伤。

盆底神经肌肉损伤可能随着产次的增加而加重，建议两次分娩时间间隔>2 年，并考虑在 35 岁之前生孩子。在绝经前，未生育妇女的尿失禁和脱垂的患病率显著低于生产妇女。盆底障碍性疾病的患病率和手术风险随着产次的增加而增大。盆底疾病的罹患率随产妇年龄和新生儿体重的增加而增加。

3. 产后盆底康复　盆底肌肉张力在分娩后经过 6 周逐渐恢复到孕前水平，因此在产后 42d 应进行盆底功能评估和判断盆底疾病状况。产后没有盆底疾病的症状不代表盆底功能和结构就是完好的。研究显示，80% 经阴道分娩的女性存在肌肉、神经和结缔组织的损伤，但这些损伤可能不会立即引起症状，但在肥胖、便秘或衰老等的触发因素下会表现出症状。

（1）盆底功能评估

1）盆底功能临床评估：盆底临床评估的内容包括外阴检查和盆底肌触诊。外阴检查是通过检查外阴和阴道，看有没有尿液及尿垫刺激的症状、尿道肉阜、萎缩性阴道炎和盆腔器官脱垂（pelvic organ prolapse，POP）。盆底肌触诊是通过盆底肌的手法评估提供了关于女性盆底肌肉肌力、耐力和收缩对称性的信息，这是产后盆底评估中的重要部分。触诊的内容具体包括评估盆底肌肉体积、静息张力、收缩肌力、对咳嗽或屏气动作时的反射和是否存在感觉减退、缺陷、压痛或疼痛。盆底肌力评估多采用改良牛津肌力分级评估方法。盆底肌力按照改良牛津肌力分级分为 0～5 级 6 个级别,当肌力≥4 级时肌力正常,否则考虑为盆底肌力受损。

2)仪器辅助的盆底肌功能检测:临床上常用的包括阴道压力指标和盆底电生理指标两种。前者是通过盆底阴道压力检测仪器(图 6-1-2)检测盆底肌Ⅰ类、Ⅱ类肌纤维肌力分级、肌肉疲劳度、阴道动态压力和膀胱生物反射。盆底电生理诊断时通过阴道电极(图 6-1-3)记录和分析盆底神经和不同类型肌肉纤维生物电活动,包括前后静息电位、不同收缩状态下的肌电位参数、神经传导速度、诱发电位和生物反馈。

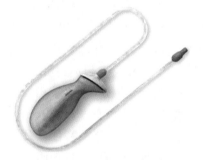 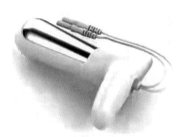

图 6-1-2 阴道压力检测探头 　　　图 6-1-3 盆底肌肌电生理检测探头

3)盆底影像学检查:盆底 3D 超声和 MRI 检查是临床最常用的盆底影像学检查方法。在检查过程中,让产妇做 Valsalva 动作及收缩肛门,观察盆底解剖结构的变化。这两个检查能够为生殖泌尿系统解剖和功能障碍的判断提供重要信息。

(2)盆底康复治疗方法

1)妊娠期和分娩期策略:因妊娠和分娩是盆底障碍性疾病的独立风险因素,为减小盆底疾病的远期风险而进行产科医疗干预是非常必要和重要的。尿失禁或脱垂的症状可能在妊娠期首发或加重。妊娠期的康复治疗首选盆底肌训练或子宫托等保守治疗方法,而不建议使用药物治疗。研究显示妊娠期进行盆底肌锻炼有助于降低产后 3～6 个月内的尿失禁发生风险。虽然剖宫产相关盆底疾病的发生风险较阴道分娩低,但是剖宫产分娩对盆底障碍性疾病的预防作用并不确定,同时还增加了产后出血、盆腔器官损伤或丢失和再次妊娠胎盘源性母儿并发症等风险,因此,不建议根据非产科指征来进行剖宫产。研究发现,会阴正中切开术增加了肛门括约肌撕裂和大便失禁的风险,在阴道分娩中应尽量避免;而会阴侧切术与产后盆底疾病患病率的相关性并不明确。决定进行阴道助产时,应根据具体临床实际情况,综合考虑包括新生儿并发症和对母儿影响,权衡风险和潜在益处做出判断。

2)产后策略:产后3~6个月内是盆底康复的最佳时期,通过盆底康复训练,使盆底肌肉功能恢复或接近正常水平。并通过代偿性肌肉活动以抵消其他因结缔组织的薄弱或不可修复的损伤而导致的功能不足。

①盆底肌肉锻炼:最常用的盆底肌训练方法是 kegel 训练。这种自主收缩训练方法,通过不断收缩放松盆底肌肉,一方面促进代谢,加强肌力;另一方面加强大脑中枢对盆底肌的控制。盆底肌肉锻炼包括Ⅰ类肌纤维训练和Ⅱ类肌纤维训练,Ⅰ类肌纤维训练主要针对肌力、耐力和稳定性;Ⅱ类肌纤维主要针对肌力、快速收缩和快速放松时间、稳定性几方面。盆底肌训练时尽量避免腹肌和臀肌的收缩。配合正常呼吸节律,做到快速收缩、保持住、然后快速放松,从低难度到高难度,训练时间从短到长,长期坚持训练,以便维持较好的训练效果。很多产妇由于妊娠和分娩的影响,不能正确地进行盆底肌肉锻炼,没有收缩盆底肌肉群,而是错误的收缩腹肌和臀大肌,这样不仅起不到治疗作用,反而会加重病情。因此,盆底肌肉锻炼不能盲目进行,应在专业人员指导下训练,盆底肌收缩时不使用其他辅助肌肉,这是盆底康复的核心内容。

②电刺激:用于疾病治疗已经有几百年历史,根据电流的特性以及治疗功能在产后盆底康复中主要分为两类:a. 神经肌肉电刺激(通过对阴部神经和盆腔神经的反射性刺激或神经肌肉的直接刺激,来加强盆底肌肉的强度);b. 肌电触发电刺激(将患者主动肌肉收缩引发的肌电信号转化为反馈电流,再次刺激肌肉收缩,再次刺激肌肉收缩促进肌肉功能恢复)。电刺激可以提高盆底神经肌肉的兴奋性,促进神经细胞功能的恢复,诱发肌肉被动收缩,改善盆底血液循环,增强盆底肌肉力量。电刺激的适应证为盆底肌肉松弛所致尿失禁和支持功能障碍、膀胱过度活动和急迫性尿失禁、慢性盆腔疼痛、腹直肌分离;禁忌证为恶性肿瘤,生殖道或盆腔急性炎症和月经期。

③生物反馈治疗:采用模拟的声音或视觉信号反馈正常或异常的盆底肌肉活动状态,以增强盆底肌肉张力和收缩力,控制膀胱,达到康复骨盆底肌肉、治疗尿失禁、盆腔器官脱垂的目的。仪器有阴道压力计、阴道哑铃(图 6-1-4)、生物反馈刺激仪(图 6-1-5)等。在盆底康复中经常应用的训练模板包括经典 Kegel 训练模板、多媒体反馈训练模板和心理放松训练模板。这些训练能帮助患者了解自身盆底肌的活动状态,并有意识地去控制,从而达到改善盆底肌肉的异常状态,同时也有效提高了患者的依从性。

④磁刺激:是利用变化的磁场无接触地通过空间耦合组织内部形成的感应电流刺激组织细胞,从而引发细胞的动作电位。磁刺激与电刺激不同的是,磁刺激本身并不兴奋神经组织,而是通过运动磁场的感应电压产生电流的刺激作

用。与电刺激相比磁刺激的优势主要为无痛、作用部位更深和非侵入。磁刺激的适应证为盆腔器官脱垂、排尿和排便功能障碍、慢性盆腔痛、性功能障碍和产后腰背痛；禁忌证为孕妇、植入性金属或电子仪器（如金属节育环、心脏起搏器）的患者、癫痫发作期的患者、恶性肿瘤、术后 3 周内、严重心律失常、月经期、盆腔或下尿路的急性感染和严重痔疮。目前临床上多与电刺激联合使用。

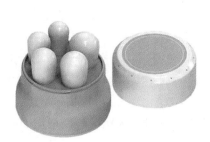

图 6-1-4　盆底康复器（阴道哑铃）

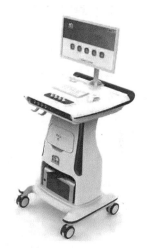

图 6-1-5　生物反馈治疗仪

【健康教育形式】

由于对盆底功能障碍性疾病的认识缺乏，需要采用多种宣教形式对孕产妇进行健康教育。在健康教育中贯彻三级预防：一级预防，防止盆底功能障碍的发生，开展"产前宣教、产前评估、产前锻炼和预防产伤"的健康教育；二级预防，防治产后盆底功能障碍的发展，产后早期（42d）开展盆底功能评估与锻炼；三级预防，防止盆底功能障碍的恶化，正确选择合理的治疗方案（如电刺激、生物反馈等）恢复盆底功能，促进盆底康复，提高生活质量。健康教育可通过撰写健康教育手册、制作展板、宣传视频等，在孕妇学校、产妇课堂上对孕产妇进行面对面授课；也可在产前门诊和产妇住院待产时介绍盆底疾病的预防知识，让孕产妇了解疾病的可防可治。

（李　旻）

三、营养管理

女性产后在心理上和生理上都会相应地发生一系列的变化，采取科学合理和适时恰当的营养支持和康复治疗对于促进母婴健康至关重要，也是产后保健工作的重要内容。

【健康教育重要性】

分娩对于产妇来说是一项体力消耗很大的活动，过程中还会出现一定量的失血，一般在 100～300ml。大量的体力消耗和失血使产妇在产后身体十分虚弱。这就要求产妇除了注意休息外，还应及时补充能量和各种营养素，弥补分娩过程中的损失，并为产后哺乳以及充足的体力照顾婴儿做准备，合理充足的营养是重要保证。

【健康教育内容】

产后营养教育的主要内容包括产后营养需求、注意事项等，重点在于产妇身体的恢复和促进泌乳。

（一）分娩后营养需求

分娩以后，由于母体在妊娠期间为适应胎儿生长发育需求以及为分娩做好准备而发生的种种变化，都要逐渐消退并恢复到妊娠前状态（乳房除外），这些复原变化需要至少 6～8 周才能完成，这段时间称为产褥期。再此期间要保证摄入充足的能量和优质蛋白，来补充生产过程中的能量消耗、失血和恶露所损失的营养物质，而且哺乳过程也是营养的消耗，乳汁的质量直接受到母体营养状况的影响。通常情况下，哺乳期的能量摄入比孕晚期增加 50kcal，对于一个孕前体重正常的女性来讲，哺乳期每天能量需要约 2 300kcal，其中蛋白质 80g，脂肪 70g。除此之外，微量元素的补充也很重要，乳母每天要摄入钙 1 200mg，铁 24mg，维生素 $A_1$300mg，维生素 $B_1$1.5mg，维生素 $B_2$1.5mg，维生素 C150mg，维生素 D10mg，烟酸 15mg。由于母乳中含有 88% 左右的水分，所以产后应加以补充。

（二）营养补充的原则

产后营养补充不能操之过急，起初要以精、杂、稀、软为主要原则。精是指易消化的精制食物，杂是指食物品种多样化，稀是指水分要多一些，软是指食物烹饪方式以细软为主。对于顺产的产妇，在产后的前 1～2d 内应以清淡、易消化的食物为主，少量多餐，待疲劳消除、食欲恢复正常、胃肠道消化功能恢复，再调整食谱，否则可能造成消化不良、腹胀等不适。对于剖宫产的产妇，由于术中麻醉、开腹等治疗，产后恢复比顺产孕妇更慢，进餐通常要等到恢复肠道排气后再开始，之后从流食开始，如米粥、米粉、鱼汤、肉汤、果汁等为主，分次给予，若耐受良好，可逐步过渡到肉糜、肝泥、鱼肉、蛋羹、面条等半流食、软食，3～4d 后就可进食普通饮食了。每天需摄入主食 200～300g，牛奶 250～500ml，肉类 150～250g，鸡蛋 1～2 个，蔬菜500g，水果 150～250g，植物油 30g 左右，能够有效保证乳母和婴儿都摄入充足的营养。

（三）营养摄入

1. 能量　产后能量的推荐摄入量（dietary reference intakes，DRI）在产后 6 个月内较非孕女性增加 330kcal，而产后第 7～12 个月较非孕女性增加 400kcal。超重和肥胖的女性可能不需要全量摄入这增加的 330～400kcal/d 的能量。母体在妊娠期的脂肪储备可提供 100～150kcal/d 的能量，以维持前几个月的哺乳。但渔村的脂肪储备消耗殆尽后，若想母乳为婴儿提供所需的大部分营养，则必须增加用以维持哺乳的膳食能量。

2. 蛋白质　哺乳期需额外添加蛋白质 25g/d，在产后前 6 个月，需要 71g/d 的蛋白质摄入量来维持氮平衡和维持瘦体重。剖宫产分娩的女性与妊娠时营养状况较差的产妇可能需要更多的蛋白质。其中要包括较多的优质蛋白，如肉蛋奶豆等。

3. 碳水化合物　碳水化合物的 RDA 为 210g/d，含 25～35g 纤维。可保证由饮食提供充足的能量以获得足量乳汁，并维持充足的能量水平。由于母体摄入、生理、活动、病史和泌乳期间体重减轻的差异，总碳水化合物的摄入量最好个体化。例如，妊娠期体重增长不足的女性可能需要更多的碳水化合物。而有妊娠糖尿病病史的产妇，则需密切监测碳水化合物和纤维的摄入量，以防止 2 型糖尿病的出现。纤维素的摄入会促进血糖、胆固醇控制，降低心血管疾病的风险并通过增加饱腹感来减轻体重。哺乳期纤维应来自燕麦、豆类、蔬菜、水果等可溶性来源或全谷物等高纤维蔬菜等不可溶性来源。

4. 脂肪　母乳中的脂肪数量及种类直接反映母亲的饮食。目前尚无哺乳期总脂肪的 DRI，其需要量取决于产妇泌乳所需的能量总量。由于一些特殊的长链多不饱和脂肪酸对婴儿的大脑发育至关重要，因此饮食中应增加富含 ω-6、ω-3 多不饱和脂肪酸食物的摄入，包括深海鱼类、玉米油、亚麻油以及含单不饱和脂肪酸的食物，如橄榄油、茶籽油。同时避免反式脂肪酸的摄入，以减少它在母乳中出现的可能性。

5. 微量元素　产妇维生素和矿物质需求在哺乳期也会有增加，这是由于营养素会向乳汁中流入，通常会导致维生素和矿物质储备的消耗。但是，哺乳期间多种维生素补充的文献尚不充分。饮食方面应注意食物多样化以减少微量营养素缺乏的风险，多吃富含维生素 B_{12}、铁、钙、维生素 D 的食物或强化食物，必要时也可继续服用孕期多种维生素。

（四）保证营养充足

产褥期食物并非越多越好，应主要以充足的能量、生理价值高的蛋白质、适量的脂肪、丰富的无机盐、维生素以及充足水分的膳食为主。能量是保证泌乳量的前提，若摄入不足，将导致泌乳量减少 40%～50%。乳汁成分会随母亲的饮食而变化。例如，母乳中脂肪酸的组成能反映其膳食摄入情况。另外，乳汁中的硒、碘、水溶性 B 族维生素的浓度也能反映乳母的饮食。基本内容以奶制品、蛋类、肉类、豆制品、谷类、蔬菜为主，配合适量的油脂、糖、水果。烹调时少用油炸油煎的方法，每餐应干稀搭配、荤素搭配，少吃生冷食物。而且应注意尽早活动锻炼，建议在产后 24~48h 就开始适度的健身操锻炼，促进产后减重，同时锻炼也可促进食欲，保证所需营养量的摄入。

（五）提高母乳的质与量

多吃营养丰富而且容易消化的食物，保证充足能量供给，尤其是肉蛋奶等优质蛋白，少油清淡，避免乳汁中脂肪过高而导致婴儿腹泻。保证平衡膳食的摄入，由于母乳是婴儿的主要食物来源，建议哺乳期女性增加食物多样性，避免微量元素的缺乏，可以适当补充多种微量元素。水分摄入也是保证泌乳量的重要因素。

（六）产后减重

近年来，产后体重滞留（postpartum weight retention，PPWR）现象日渐引起人们的关注，它指产后不同时点的体重与孕前体重的差值。有接近 20% 的生产后女性无法回到产前体重，甚至出现产后严重的体重滞留。产后体重滞留是发生远期肥胖的重要危险因素，与糖尿病、心脏病及高血压等慢性病的风险增加有关，还可能增加二胎时妊娠糖尿病、妊娠期高血压的风险。高体重滞留主要受乳母年龄、产后时间、孕前 BMI、孕期体重和职业的影响；控制孕期增重是控制产后体重滞留的关键措施，并要注意产后合理能量和营养素摄入，促进体重恢复。

产后体重恢复首先要加强对产妇和家属的宣教，包括如何平衡膳食、合理营养、适量运动、调整生活方式等。怀孕生产是一个正常的过程，并不需要浓汤、高能的摄入。因为孕期增重可能是产后体重滞留主要的一个危险因素，因此推荐从孕前、孕期开始进行体重管理，保持孕期增重处于适宜范围。喂养方式也是影响产后体重滞留的关键因素。研究表明，母乳喂养有助于产妇产后的体重恢复，降低体重滞留的发生风险，因此尽可能采取母乳喂养。另外，久坐、产后睡眠时间短也会增加体重滞留的风险，因此应采取适当运动、充足睡眠的生活方式。

（七）产后便秘的营养干预

便秘是产后女性容易出现的问题之一，其发生与产妇卧床多、活动少、肠蠕动减弱、饮食过于精细、食用低纤维高蛋白的食品过多、腹直肌及盆底肌松弛有关，发生率约 22%。便秘可导致产妇腹胀、腹痛、食欲缺乏、焦虑烦躁等，影响产妇身体的恢复。

产后便秘可从以下几方面进行干预：少量多餐，有利于食物的消化吸收，减轻腹胀；多食用富含可溶性膳食纤维的新鲜蔬菜、水果及含有粗纤维的糙米、豆类等食物，以增加肠道蠕动。鼓励多饮水以润滑肠道，每日摄入量在2 000～3 000ml 以上。此外，可通过酸奶或益生菌制剂、益生元来调节肠道菌群平衡，以达到促进排便的作用。

【健康教育形式】

健康教育形式包括产后复诊后时医生面对面的营养咨询、宣教，或通过网络信息途径宣传推送、宣传单等，帮助产妇认识到产后营养管理的重要性，接受科学知识，从行为、心理、干预措施上获得帮助。

（王　方）

四、产后运动

产褥期是妇女一生最特殊的阶段，由于承受了妊娠和分娩的巨大应激反应，使其生理和心理上均发生了变化，高质量的产褥期保健对产妇机体功能恢复是至关重要的。产褥期妇女产后早期进行适当运动能预防或减轻因孕产造成的身体不适及功能失调，促进产后的康复，预防产后并发症的发生，提高妇女的生活质量。

【健康教育重要性】

传统观念认为产后身体虚弱，不适合运动，需要到产后4～6 周才能运动。这种观念使得产妇久卧床，容易诱发血栓的形成，同时不利于恶露的排出。产后早期运动可以促进心理健康、情感健康。利于减重和维持适宜体重，提高心肺耐力及适应性。减少产后抑郁增强腹肌力量增强体能，促进睡眠缓解压力。妊娠状态健康且正常阴道分娩的女性，宝宝出生几天后，自己感觉身体准备好了，就可以开始产后运动了。剖宫产者其他有复杂妊娠问题者要先咨询医生，再开始产后运动。

【健康教育内容】

（一）产后运动注意事项

1. 阴道分娩后的运动要点　阴道分娩后恢复到孕前常规体力活动水平的适宜时间各不相同，取决于许多因素，包括会阴创伤程度、失血量（贫血程度）、与妊娠和产褥期有关的内科/外科并发症，以及个人意愿。阴道分娩后，大多数女性应按照自己的节奏恢复正常的体力活动，并与医生协商。由于妊娠分娩过程对盆底造成损伤，产后尽早恢复正常活动可改善盆底结局。根据耐受情况，每日进行多次凯格尔盆底肌运动可以减少产后尿失禁和肛门失禁。

2. 剖宫产术后的运动要点　应在医学安全的前提下，尽早离床活动并恢复正常的孕前体力活动和日常锻炼,这可以减少与术后久坐的生活方式相关的并发症,还可以促进骨科和其他手术后的身体功能恢复。

(二)产后运动实施方法

1. 产后常规运动方法

(1)腹式呼吸:产后第 1d,由于分娩时体力消耗较大宜尽量卧床,可以先进行腹式呼吸运动,腹式呼吸是有意识的呼吸训练,是呼吸的同时需腹壁上下起伏配合的运动。正确的呼吸方法也为产后运动的进行打下良好基础。

1)运动益处:腹式呼吸能扩大膈肌的活动范围,从而增加肺通气量和肺循环,促进血液循环。还能通过降低交感神经系统的兴奋性,使能分泌和自主神经系统协调地发挥功能,降低应激水平。

2)运动方法:均匀深缓而有节律的呼吸,尽量用鼻吸气,吸气时让小腹尽可能地鼓起,吸满气后稍做停顿,然后再缓缓呼气,呼气时小腹尽量收回,节律缓慢而深,肩部不能有明显的抬起(图 6-1-6)。频率为 6~10 次 /min,以不感觉憋气为标准,每次持续 15~20min,每日 3~5 次。

(2)床上及下床活动:从产后第 2d 开始,自然分娩的产妇体力恢复较好,可以在床上进行适当的活动并及时下床活动(图 6-1-7)。剖宫产则需要更长的恢复时间,需酌情选择适当的运动方式,逐渐增加活动量。

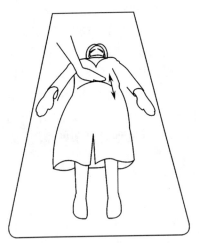

图 6-1-6　腹式呼吸

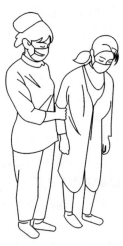

图 6-1-7　下床活动

(3)胸部运动

1)运动益处:增强胸腹部肌肉力量,增加肺活量,避免乳房松弛下垂。

2)运动方法:平卧,两手臂左右平伸,随着缓慢呼气上举至胸前,两掌相遇,再往后伸展至头部,再伴随吸气回复前胸后回原位(图 6-1-8),重复 5~6 次。

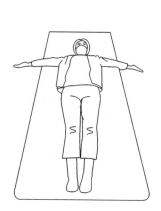
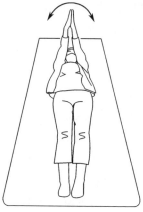
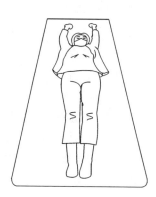

图 6-1-8　胸部运动

（4）抬腿运动

1）运动益处：促进子宫与腹部肌肉收缩，增强腿部肌肉力量。

2）运动方法：平卧，呼气时将右腿尽量抬高，脚尖下压，膝部不许弯曲，角度可视体能状况渐增，呼气时缓缓放下，依法做另一腿，最后可双腿并拢，一起抬高（图 6-1-9），重复 5～6 次。

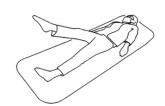
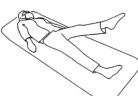
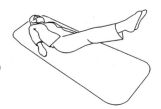

图 6-1-9　抬腿运动

2. 剖宫产出院后第 1～2 周运动方法

（1）步行：最初每日至少 10min，一日数次，并根据耐受情况逐渐延长时间，以恢复心肺功能。若女性在妊娠期以中等或高强度定期锻炼，则可以逐渐开始耐力训练，从低强度活动开始，以尽量减少对盆底的压力。

（2）爬楼梯：在家人协助下家中爬楼梯锻炼，根据耐受情况放慢速度并增加锻炼频率。

（3）提举：剖宫产后暂时禁止提举重于新生儿的物体，但若女性在妊娠前和妊娠期进行过肌力训练，则可提举比新生儿更重的物体。

3. 增加腹部力量运动

（1）骨盆倾斜运动和卷腹：仰卧平躺，屈膝，双臂置于身体两侧，缓慢地将腰部推向地面，矫正脊柱前凸，然后收紧腹壁。每天 1～2 组，每组重复 10～12 次。

（2）腰部抬起：仰卧屈膝，双手放在两侧，将肩膀和头部抬离地面几厘米，将腰部也抬离地面，保持几秒钟。重复几次，并根据耐受情况逐渐增加频率。每天1～2组，每组重复10～12次。

（3）仰卧转体卷腹：仰卧屈膝，双手在头部弯曲，肘部朝向两侧。抬起肩部转向对侧膝盖。避免强行动作。每天1～2组，每组重复10～12次。

（4）仰卧屈膝扭转：仰卧屈膝，双手置于两侧，收紧腹壁，缓慢地将膝盖倒向一侧，然后再缓慢倒向另一侧。每天1～2组，每组重复10～12次。

4. 哺乳期运动　恢复中等强度体力活动不会影响母乳的产量、成分或婴儿对母乳的接受度，但进行最高水平的运动时，母乳中乳酸会短期显著升高，使婴儿接受度下降。运动前哺乳则可避免母乳酸度增加，也可避免运动时乳房满胀带来的不适。

5. 盆底运动　产后盆底组织的力量锻炼对于产后盆底组织恢复及产后尿失禁、子宫脱垂等疾病的预防至关重要。盆底运动常用的方式是 kegel 训练，操作方法详见本节"二、盆底康复"的内容。

【健康教育形式】

健康教育形式多样性。医务人员在产前孕妇学校，产后病房内对孕产妇及家属进行宣教，并录制产后不同时期的运动小视频，让产妇选择自己适合的安全有效的运动形式。并让产妇了解什么时候终止运动，如在运动时出现心慌，憋气，阴道出血多时应停止运动。有异常及时就医。运动的原则应医生评估后根据自身情况循序渐进，逐渐增加运动量。

（李　蕊）

五、心理保健

产妇较为常见的心理问题是产后抑郁和产褥期忧郁。产后抑郁（postpartum depression）是指在分娩后 4 周内出现的抑郁发作，表现为情绪低落、兴趣下降，体力下降，容易疲倦，食欲减退和体重下降，失眠，入睡困难，易醒，早醒，自我评价低，容易自责，对未来悲观和消极，甚至伴有自杀观念或自杀计划。产褥期忧郁（baby blue）是指在产后 2～3d 出现的短暂的轻微抑郁症状，表现为悲伤、哭泣、易怒和焦虑，失眠和注意力不集中，一般 2～3 周可自行缓解。

【健康教育重要性】

产后抑郁的发生率较高，发达国家的发生率为 10%～20%，低收入国家的发生率为 23%～52%。北京协和医院产科调查了 3 个月产后抑郁的发生率为17.6%。产褥期忧郁的发生率较高，为 40%～80%，大多可自行缓解。

产后抑郁和产褥期忧郁均可对母亲及婴儿产生诸多不良影响。母亲可能出

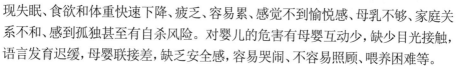

现失眠、食欲和体重快速下降、疲乏、容易累、感觉不到愉悦感、母乳不够、家庭关系不和、感到孤独甚至有自杀风险。对婴儿的危害有母婴互动少,缺少目光接触,语言发育迟缓,母婴联接差,缺乏安全感,容易哭闹、不容易照顾、喂养困难等。

【健康教育内容】

1. 发病机制 产后抑郁的发病机制尚不清楚,可能与雌激素水平下降有关,也可能与社会心理因素有关。性激素水平的变化容易引起情绪波动,如产后抑郁、经前紧张综合征、更年期综合征等。既往研究提示,产后抑郁的女性接受雌激素替代治疗,有可能改善抑郁情绪,目前在国内外尚未推广。随着社会的发展,职业女性在孕期和产后面对身份角色的变化,家庭成员的调整,以及职业与生育如何平衡等问题,可能引起人际关系紧张,自我评价降低,生活压力增加,容易引起情绪波动。

2. 危险因素 产后抑郁的危险因素包括:既往抑郁症病史(这是主要的危险因素);意外妊娠、终止妊娠的想法;初产妇、生活将发生很多变化;多胎妊娠;不良孕史;人格特质;近期生活事件比较多,如失业、离婚、搬家或生病;夫妻关系不好、家庭暴力或虐待;支持系统差;单亲妈妈;婴儿生病或在NICU 住院;照料孩子的压力;产妇与母亲之间的关系差等。

3. 评估方法 心理筛查可以采用爱丁堡产后抑郁量表(Edinburgh postnatal depression scale, EPDS),量表内容见表6-1-1。既往文献提示,EPDS 的界值分包括 10 分、13 分和 15 分。在国内研究中,EPDS 总分高于 10 分表明可能存在抑郁症状,建议咨询精神心理科的医生。EPDS 总分高于 15 分,表明存在显著的抑郁症状,建议精神心理科就诊。

表6-1-1 爱丁堡产后抑郁量表(EPDS)

	大部分时间这样	有时候这样	不经常这样	一点也没有
1. 我能看到事情有趣的一面,并笑得开心	0	1	2	3
2. 我欣然期待未来的一切	0	1	2	3
3. 当事情出错时,我会不必要地责备自己	3	2	1	0
4. 我无缘无故感到焦虑和担心	3	2	1	0
5. 我无缘无故感到害怕和惊慌	3	2	1	0
6. 很多事情冲着我而来,使我透不过气	3	2	1	0
7. 我很不开心,以至于失眠	3	2	1	0
8. 我感到难过和悲伤	3	2	1	0
9. 我不开心到哭泣	3	2	1	0
10. 我想过要伤害自己	3	2	1	0

4. 预防方法　产后抑郁可能与雌激素水平降低有关，也可能与大脑中五羟色胺水平偏低有关，这是产后抑郁的生物学因素，在终止母乳喂养的条件下，可考虑抗抑郁药改善产后抑郁症状。

除必要的药物干预外，一些非药物方案也可以在一定程度提升大脑功能状态，比如充分的光照时间、适度的运动、均衡的营养等。而产后抑郁可能与应激和压力水平有关，在这一点上，家庭的支持、积极的应对方式、合理的认知模式，可以在一定程度降低产后抑郁的发生。家庭支持包括准爸爸参与到孕产妇的围产期活动和生活中；家庭成员参与产妇和婴儿的照料，保证孕妇的休息和营养；当产妇情绪低落时，保证不带评价的关注产妇的感受，陪伴产妇的情绪改善。产妇的应对方式包括积极的享受生活和与孩子相处的时间、积极协调家庭关系、积极参与到产后修复和孩子照料等。合理的认知模式在于当意识到负性情绪时，思考相关的思维方式，尝试理解是否有更多的理解方式。比如在孩子哭闹时，可能感觉到沮丧，仔细思考相关的想法是"我不是一个好妈妈，我很失败"。在这个认知模式下，容易出现抑郁情绪。那孩子哭闹还有其他可能吗，比如"孩子饿了""孩子想要抱抱""孩子尿尿了"……当这样想时，并处理孩子可能哭的原因，情绪会有明显改善。

5. 心理治疗方法　针对产后抑郁有效的治疗方法包括认知行为治疗、资源取向心理治疗，部分心理能力强的女性，可以采取冲突取向的心理治疗。若存在家庭关系问题，以萨提亚家庭治疗理论基础上的家庭治疗也是很有效的心理治疗方法。

【健康教育形式】

针对孕产妇的健康教育形式可以包括：以健康教育为主题的讲课，比如"如何预防产后抑郁""孕产妇的情绪管理"，帮助孕产妇理解情绪，尝试掌握一些情绪管理的方法。也可组织以认知行为治疗为主要干预方法的心理团体，孕产妇可以通过认知行为治疗改善抑郁症状。也可以通过冥想练习、正念培训等缓解情绪。当然，健康教育的形式也可以有健康教育视频、漫画、书籍等，帮助孕产妇理解情绪和管理情绪。

（段艳平）

六、避孕与再次妊娠

产后避孕

产后避孕是指分娩后，尤其是产后 1 年内，采取高效、有效的避孕措施，减少非意愿妊娠、高危人工流产发生率，避免不必要伤害的发生。产效保障妇女生殖健康。

【健康教育重要性】

产后恢复性生活后不采取任何避孕措施容易导致意外妊娠,产后第1年内70%的妊娠为非意愿妊娠。我国产后1年内非意愿妊娠的发生率高于欧美发达国家,其中一个主要原因是中国产后妇女普遍缺乏产后避孕知识,一些妇女认为产后哺乳停经期性交不会导致妊娠,在产后恢复性生活时不采取任何避孕措施或低效的避孕方法。产后意外妊娠的结局有两种:①人工终止妊娠;②继续妊娠至分娩。人工终止意外妊娠会明显增加出血感染、宫腔粘连、脏器损伤的风险,还可能导致继发性不孕以及再次妊娠时的不良妊娠结局。即使意外妊娠继续妊娠至分娩,也会增加胎盘粘连、前置胎盘、胎盘植入等妊娠并发症的发生概率。同时因生育间隔过短还会增加其他母儿的不良结局,包括出血、子宫破裂、感染、盆底支持结构损伤等。对于剖宫产再孕的妇女,剖宫产术后子宫瘢痕妊娠和凶险性前置胎盘的发生风险增加。

【健康教育内容】

1. 产后排卵的恢复　产后排卵恢复与月经复潮的时间不同步。产后如果未哺乳,可在产后4~6周出现排卵。大多数排卵恢复发生在第1次月经期。哺乳产妇排卵恢复时间较晚,排卵频率较少,即使是哺乳期闭经,受孕风险仍然存在。因此不能将月经复潮作为排卵恢复的标志,更不能作为是否要采取避孕措施的依据,产后采取适宜的避孕措施是非常必要的。

2. 产后避孕方法

(1) 长效可逆避孕方法(long-acting reversible contraception,LARC):避孕效果不依赖于使用者的依从性,是一种高效的避孕措施,也是产后避孕的主要方法。主要包括宫内节育器、皮下包埋剂和单纯孕激素避孕针。

1) 宫内节育器(intrauterine device,IUD):节育器类型分为含铜宫内节育器(Cu-IUD)和含左炔诺孕酮宫内节育器(LNG-IUS)两种。

a. Cu-IUD:使用时限达10年以上,是目前国内临床广泛应用的IUD。

b. LNG-IUS:通过缓释装置恒定释放孕激素,避孕时限为5年。在材质和形状上有更好的子宫容受性,同时对痛经、月经过多的使用者具有明显的治疗效果。放置LNG-IUS期间,约0.1%的左炔诺孕酮可以通过乳汁分泌,但未观察到对婴儿的生长发育的不良影响。

IUD放置时机为产后48h内或产后4周后(包括剖宫产术后);放置禁忌证为产褥感染;放置并发症为子宫穿孔、脱落和阴道出血。

2) 皮下埋植剂:是一种单纯孕激素避孕药具。是将孕激素、硅胶和具有缓释功能的材料制成小棒或胶囊形状,植入上臂内侧皮下后持续恒定释放激素而达到避孕作用。避孕时限为3~5年,依据剂型不同而不同。使用时机为非哺乳妇产产后可立即埋植,哺乳妇女产后 42d 开始使用。目前的临床研究显示,皮下埋植剂不影响母亲乳汁量,对乳汁中蛋白质、乳糖、脂肪等的含量无影响,产后 6 周以后经乳汁暴露于极微量孕激素的婴儿,其身高、体质量、头围及发育等均未受到影响。

3)单纯孕激素避孕针:目前临床上推荐使用的是长效醋酸甲羟孕酮避孕针(DMPA),注射 1 次可持续避孕 3 个月,并且对产妇乳汁质量和新生儿、婴儿无不良影响。推荐使用时机为非哺乳妇女产后可立即使用,哺乳妇女产后42d 使用。我国目前的应用极少。

(2)短效避孕法:实际避孕效果容易受使用者依从性的影响,不作为产后首选避孕方法。

1)复方激素避孕方法(combined hormonal contraception,CHC):包括短效复方口服避孕药(combined oral contraceptive,COC)和阴道避孕环。①短效复方口服避孕药:药物中含有的雌激可能降低乳汁分泌量,并影响乳汁成分。另外,增加产后妇女静脉血栓发生的风险。使用时机为非哺乳妇女在产后 3 周后,哺乳妇女在产后 6 个月后开始使用。②阴道避孕环:为阴道用放置在阴道后穹窿处的硅橡胶管圆形环,可缓慢释放孕激素或雌孕复合激素,经阴道黏膜吸收发挥避孕作用,这种避孕药具可以避免口服导致的胃肠道刺激和肝脏负担,使用方法是每月放入 3 周,取出 1 周。使用时机与短效复方口服避孕药一致。

2)屏障避孕法:屏障避孕法包括避孕套、阴道隔膜和子宫颈帽等。但是避孕效果受到使用者依从性和使用方法影响较大,属于低效避孕方法,不建议作为产后避孕首选推荐。

(3)永久避孕法:输卵管绝育术,仅适用于永久无生育需求或再次妊娠时会发生极高风险危害的妇女。无产褥感染和产后出血等严重并发症的情况下,在产后即时至产后 7d 内,或产后 42d 后可实施。对于多次剖宫产史的经产妇,在实施剖宫产手术时,可同时进行输卵管绝育术。男性输精管绝育术可在产后任何时间实施。

3. 注意事项　①主动向孕产妇及其伴侣同时提供产后避孕的相关宣教、咨询指导和培训;②告知产后避孕的必要性和重要性。③澄清避孕知识方面的误区:"安全期"避孕、体外排精和避孕套都是低效的避孕方法。单纯孕激素避孕方法不会减少产妇的乳汁量,对乳汁质量无影响,极微量孕激素暴露对婴儿健康无影响。④剖宫产术后,为了减少母亲、胎儿和新生儿的不良结局,建议产后至少间隔 2 年再妊娠。⑤产后 21d 内避免使用可能有静脉血栓栓塞症(VTE)风险的避孕方法。产后 21d 内产妇发生 VTE 的风险是非妊娠妇女的 20 倍和妊娠期妇女的 5 倍,尤其是当产妇合并有体质量指数>30kg/m^2、妊娠期高血压疾病、产后大出血、剖宫产、分娩期间输血、滞产(产程>24h)等因素时,加剧的高凝状态可能进一步增大 VTE 的风险。⑥推荐个体化的避孕方法:根据产妇的具体情况,如是否是剖宫产、产后哺乳方式及产后时间等,进行有针对性的推荐。首先推介 LARC。对于剖宫产、伴有产褥感染或其他宫腔并发症的产后妇女,首选皮下埋植剂法;对于有意愿再次妊娠的妇女,建议两次妊娠的间隔至少 24 个月,采用长效或短效的高效避孕方法;对于已经完成"二孩"生育的妇女,建议采用长效避孕措施。对于 2 次以上剖宫产或合并严重并发症的妇女应建议采用永久避孕方法,如男性、女性绝育术。⑦不良反应的处理:出现不良反应时,既要考虑避孕药具的副作用,也要注意与其他疾病的鉴别,可根据不良反应发生的程度和就诊时的状况给予相应处理。对于非哺乳妇产,处理原则及方法与普通妇女相同;哺乳妇女,治疗时,需要注意药物在乳汁中的分布,若乳汁中的药物量不到用药量的 1%～2%,可视为对婴儿无害。选择用药时要仔细阅读药物的说明书,慎重选择。

【健康教育形式】

针对产后发生非意愿妊娠的主要原因,在孕晚期、住院待产分娩时和产后 42d 复查时,对孕产妇进行产后避孕知识的宣教和指导。宣教与母乳喂养、免疫接种的时间点整合,由医护人员与产妇及其伴侣进行充分有效的沟通,内容包括详尽的产后避孕科普教育、咨询指导、知情选择、落实具体的避孕措施和不良反应的处理等。

（李　旻）

七、产后保健服务

孕产妇健康管理是我国国家基本公共卫生服务项目之一,包括孕早期健康管理、孕中期健康管理、孕晚期健康管理以及产后访视和产后 42d 健康检查。

根据《国家基本公共卫生服务规范(第三版)》,目前我国推行的针对产褥期内妇女的保健服务主要为产后访视和产后 42d 健康检查,是对产妇的生理、心理、社会适应进行全面评估的连续性服务。对促进产妇身心恢复、减少产褥期并发症及提高母乳喂养率具有重要作用。近年来产妇分娩后住院时间缩短,社区逐渐成为实施产后保健服务的主要场所。产后访视由社区卫生服务机构提供,产后 42d 健康检查多由分娩医院承担。

【健康教育重要性】

产褥期是女性分娩后恢复的关键时期。产妇会出现褥汗、恶露、分娩伤口疼痛、乳房胀痛、乳头皲裂及情绪波动等表现,存在发生诸多并发症的风险。有研究显示,分娩后 85% 的产妇出现至少一种健康问题,晚期产后出血发病率约为 3%，产褥感染发病率达 6.2%，发生血栓的风险是同龄未孕女性的 4～5 倍，产后痔疮的发生率达 50%，产后早期尿失禁发病率达 11.1%。产后 12～18 个月后，76% 的女性仍然存在至少一种健康问题。产妇产褥期也是预防妊娠糖尿病、妊娠期高血压转归为慢性疾病的重要时期，应加强血压、血糖的监测。产褥期是产妇角色的转变期，产妇可能面临育儿压力，加之激素水平波动等原因，易出现烦躁、抑郁等情绪，甚至发生产后抑郁，我国产妇产后抑郁发生率达 14.7%。此外，由于家庭成员增加，家庭功能、家庭角色变化，家庭中其他成员也会面临自我概念调整、角色适应的压力。对于初产妇配偶来说，由于缺乏育儿经验、育儿效能低等原因，更易产生挫败感、焦虑、抑郁等不良情绪。近年来，产妇配偶产后抑郁发生率不断升高，已达 5.4%～13.6%。总之，产褥期是母婴及其家庭敏感脆弱而又至关重要的时期，需要进行系统的健康照顾、健康管理。《中国妇幼健康事业发展报告（2019）》显示，我国产后访视率从 1996 年的 80.1% 上升到 2018 年的 93.8%，通过健康教育提高产后访视的知晓率，有助于进一步提高产后访视率。

【健康教育内容】

（一）建立母子健康档案

进行产检和分娩的孕妇首先必须建立此档案。

1. 时间 怀孕满 6 周以后（按末次月经第一天算，必须≥43d）。末次月经日期一经录入，就无法变更修改。

2. 地点 所住社区的社区卫生服务中心。

3. 所需材料 夫妻双方身份证原件、结婚证、户口本或居住证（有效期内）或居住登记卡。此外，还需要携带所属社区卫生服务中心要求的证明怀孕的检查结果（如宫内早孕 B 超、尿常规、血 HCG 化验结果等）。

（二）产后访视

产后访视是指社区卫生服务中心保健科的医护人员在收到分娩医院转来的产妇分娩信息后，于产妇出院 1 周内，到产妇家中进行的第一次产后家庭访视，医生为产妇进行查体、健康咨询和指导。通过访视可以了解产妇的一般情况，如乳房、子宫、恶露、会阴或腹部伤口恢复等情况（表 6-1-2），也可以早期发现产褥感染，达到早治疗、早康复的目的。产后访视由具有执业资格，并受过专业培训的医生或护士承担：①通过观察、检查、询问，了解产妇一般情况、乳房、子宫、恶露、会阴或腹部伤口恢复等情况；②对产妇的产褥期保健进行指导，对出现的母乳困难、产后便秘、痔疮、会阴或腹部伤口等问题进行处理；③发现产褥感染、产后出血、子宫复旧不佳、妊娠合并症未恢复者以及产后抑郁等问题的产妇，及时转到上级医疗机构进行检查、诊断和治疗；④通过观察、询问、检查，了解新生儿的基本情况。

表 6-1-2 产后访视记录表

姓名：　　　　　　　　　　　　　　　　　　　　　　　编号□□□-□□□□□

随访日期	年　　月　　日				
分娩日期	年　　月　　日		出院日期	年　　月　　日	
体温 /℃					
一般健康情况					
一般心理状况					
血压 /mmHg					
乳房	1 未见异常　2 异常				□
恶露	1 未见异常　2 异常				□
子宫	1 未见异常　2 异常				□
伤口	1 未见异常　2 异常				□
其他					
分类	1 未见异常　2 异常				□
指导	1 个人卫生 2 心理 3 营养 4 母乳喂养 5 新生儿护理与喂养 6 其他				□/□/□/□/□
转诊	1 无　2 有 原因： 机构及科室：				□
下次随访日期					
随访医生签名					

填表说明：

1. 本表为产妇出院后一周内由医务人员到产妇家中进行产后检查时填写。

2. 一般健康状况　对产妇一般情况进行检查，具体描述并填写。

3. 一般心理状况　评估产妇是否有产后抑郁的症状。

4. 血压　测量产妇血压，填写具体数值。

5. 乳房、恶露、子宫、伤口　对产妇进行检查，若有异常，具体描述。

6. 分类　根据此次随访情况，对产妇进行分类，若为其他异常，具体写明情况。

7. 指导　可以多选，未列出的其他指导请具体填写。

8. 转诊　若有需转诊的情况，具体填写。

9. 随访医生签名　随访完毕，核查无误后随访医生签名。

（三）产后 42d 健康检查

主要内容：①产后 42d 的产妇到分娩医院或所居住的乡镇卫生院、社区卫生服务中心进行产后健康检查。如果生产时曾出现异常的产妇就到原来分娩的医疗卫生机构检查；②通过询问、观察、一般检查和妇科检查，必要时做辅助检查对产妇恢复情况进行评估；③对产妇进行心理保健、性保健与避孕、预防生殖道感染、纯母乳喂养6个月、婴幼儿营养等方面的指导，详见表6-1-3。

表6-1-3 产后42d健康检查记录表

姓名： 　　　　　　　　　　　　　　　　　　　　编号□□□-□□□□□

随访日期	年　　月　　日		
分娩日期	年　　月　　日	出院日期	年　　月　　日
一般健康情况			
一般心理状况			
血压/mmHg			
乳房	1 未见异常　2 异常		□
恶露	1 未见异常　2 异常		□
子宫	1 未见异常　2 异常		□
伤口	1 未见异常　2 异常		□
其他			
分类	1 已恢复　　2 未恢复		□
指导	1 心理保健 2 性保健与避孕 3 婴儿喂养 4 产妇营养 5 其他		□/□/□/□/□
处理	1 结案 2 转诊 　　原因： 　　机构及科室：		□
随访医生签名			

填表说明：

1. 一般健康状况　对产妇一般情况进行检查，具体描述并填写。

2. 一般心理状况　评估是否有产后抑郁的症状。

3. 血压　如有必要，测量产妇血压，填写具体数值。

4. 乳房、恶露、子宫、伤口　对产妇进行检查，若有异常，具体描述。

5. 分类　根据此次随访情况，对产妇进行分类，若为未恢复，具体写明情况。

6. 指导　可以多选，未列出的其他指导请具体填写。

7. 处理　若产妇已恢复正常，则结案。若有需转诊的情况，具体填写。

8. 随访医生签名　检查完毕，核查无误后检查医生签名。

9. 若失访，在随访日期处写明失访原因；若死亡，写明死亡日期和死亡原因。

【健康教育形式】

健康教育示范：产后家庭访视与产后42d健康检查

（一）健康教育目标

1. 产妇及其家人能说出产后家庭访视和产后42d健康检查的重要性。

2. 产妇及其家人陈述产后家庭访视和产后42d健康检查的时间、地点等信息。

3. 产妇按要求接受产后家庭访视和产后42d健康检查。

（二）健康教育实施

1. 时间　分娩后出院前1d。

2. 地点　产科病房。

3. 对象　产妇及其家人（丈夫、父母/公婆）。

4. 内容及方法

（1）内容：参见【健康教育内容】。

（2）方法：面对面讲解，提供书面材料，回答产妇及其家人的问题。

（3）注意事项：向产妇及其家属强调产后保健的重要性。告知分娩后将母子健康档案交回社区卫生服务中心保健科，以便接受产后访视、产后42d健康检查等服务。介绍产后访视通常由社区卫生服务中心保健科的医护人员承担。医护人员首先会通过电话预约访视时间，接到预约电话后做好接受访视的准备。产褥期生理、心理恢复过程中遇到的问题以及母乳喂养、婴儿护理的问题都可以向访视人员咨询，获得指导。对于产后异地"坐月子"的产妇，叮嘱其及时将母子健康档案交会建档社区，由建档社区协调"坐月子"社区安排产后访视。

（三）健康教育效果评价

1. 近期效果　讲解后，或产妇阅读书面材料后，护士提问，产妇能正确复述所讲内容。

2. 远期效果　$产后访视率 = \dfrac{当年接受产后访视的产妇人数}{同期产妇数} \times 100\%$

$产后42d产后健康检查率 = \dfrac{当年接受产后42d产后健康检查产妇人数}{同期产妇数} \times 100\%$

（赵　红）

第二节　新生儿喂养

新生儿期是从脐带结扎到生后28d内的婴儿。新生儿喂养的方法有母乳喂养、混合喂养和人工喂养。科学合理喂养是保障新生儿健康和安全的基础，新生儿最佳喂养方式为母乳喂养。

【健康教育重要性】

新生儿喂养健康教育可帮助产妇选择正确合理的喂养方式，掌握母乳喂养方法技能，并充分利用社会支持以提高母乳喂养率。尽管世界各国都在关注母乳喂养的问题，但我国的母乳喂养普遍存在喂养时间短、纯母乳喂养率低的现象，而母乳分泌量少、产妇母乳喂养知识缺乏、家庭及社会支持等因素均影响母乳喂养行为，因此科学的健康教育可以促进产妇采用正确的哺乳体位，帮助新生儿采取正确的含接姿势，并指导产妇识别母乳喂养常见问题及采取应对措施，有效提高孕产妇母乳喂养知识和技能，提高母乳喂养率。

【健康教育内容】

（一）母乳喂养基础知识

母乳是女性产后乳房产生的用于哺育婴儿的汁液，母乳内含有乳铁蛋白、碳水化合物、蛋白质、脂肪、维生素、矿物质、脂肪酸和牛磺酸等，是新生儿降生初期最主要的营养物质来源。

1. 母乳喂养的益处

（1）营养丰富：母乳营养生物效价高，易被新生儿利用。

1）蛋白质：所含白蛋白为乳清蛋白；所含酪蛋白为 β- 酪蛋白，含磷少，凝块小；母乳中酪蛋白与乳清蛋白比例哺乳初期是 20%：80%，哺乳中期是 40%：60%，哺乳后期是 50%：50%，易被消化吸收。

2）脂肪：不饱和脂肪酸含量较多，初乳中更高，有利于脑发育；母乳中的脂肪酶，使脂肪颗粒易于消化吸收。

3）碳水化合物：乙型乳糖含量丰富，利于脑发育，利于促进肠蠕动，利于双歧杆菌、乳酸杆菌生长，利于小肠钙的吸收。

4）矿物质：母乳中矿物质浓度低，适宜新生儿不成熟的肾发育水平。钙磷比例适宜（2：1），有利于钙的吸收；锌利用率高；母乳中铁吸收率较高。

（2）增强免疫：母乳中含不可替代的免疫成分，初乳中含丰富的 sIgA，该免疫球蛋白在胃中稳定，不被消化，可在肠道发挥作用，可阻止病原体吸附于肠道表面，保护消化道黏膜，可抗多种病毒和细菌。母乳中还含有大量免疫活性细胞，初乳中更多。母乳中含较多乳铁蛋白，可抑制细菌的生长。母乳中的溶菌酶能水解革兰氏阳性细菌胞壁中的乙酰基多糖，使之破坏并能增强抗体的杀菌效能。母乳中特有的低聚糖，可阻止细菌黏附于肠黏膜，促使双歧杆菌、乳酸杆菌生长。

（3）增进感情：婴儿与母亲直接接触，有利于婴儿心理健康发育。

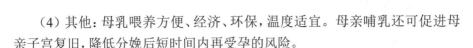

（4）其他：母乳喂养方便、经济、环保，温度适宜。母亲哺乳还可促进母亲子宫复旧，降低分娩后短时间内再受孕的风险。

2. 泌乳机制

（1）乳房结构：乳房解剖结构如图6-2-1所示。围绕乳头，深色的皮肤是乳晕。乳晕内小的腺体，称作蒙哥马利腺（乳晕腺），它们分泌油性液体以保持皮肤健康。乳房内有乳腺小叶，由乳腺泡构成，而乳腺泡是许多个泌乳细胞组成的小囊（图6-2-2）。催乳素作用于泌乳细胞使之产生乳汁；腺泡的周围是肌细胞（图6-2-2），它们收缩并挤出乳汁，催产素作用于这些细胞，使之收缩，小管或导管把乳汁从腺泡运输到乳房外。哺乳前乳汁储存在腺泡和导管中，哺乳时乳晕下面的乳窦扩张，暂时存放乳汁。具有分泌功能的腺泡和导管的周围是支持组织和脂肪，它们决定了乳房的形状和大小。

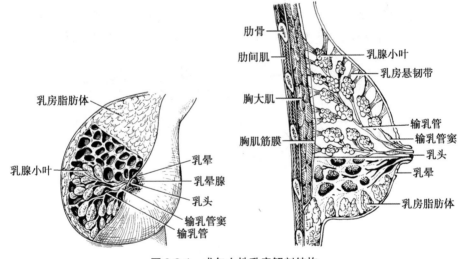

图6-2-1　成年女性乳房解剖结构

（2）催乳素与泌乳反射：当婴儿吸吮时，感觉冲动从乳头传到大脑，大脑底部的垂体反应性地分泌催乳素，催乳素经血液到达乳房，使泌乳细胞分泌乳汁，这就是泌乳反射（图6-2-3）。婴儿吸吮的次数越多，乳房产生的乳汁越多。哺乳30min后催乳素在血液中浓度达到高峰，乳房为下次哺乳而产乳。每次哺乳时，婴儿吃的是已经储存在乳房内的乳汁。

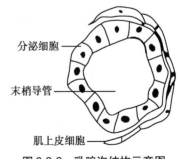

图6-2-2　乳腺泡结构示意图

（3）催产素与射乳反射：当婴儿吸吮时，感觉冲动从乳头传到大脑，大脑底部的垂体反应性分泌催产素，催产素经血液到达乳房，使腺泡周围的肌细胞收缩，使得储存在腺泡内的乳汁经过导管流到乳窦下面的大导管，哺乳时乳汁暂时存放在乳窦里，这就是射乳反射或喷乳反射（图6-2-3）。

催产素比催乳素产生快，它使乳房内的乳汁流出，用于这次哺乳。在母亲想喂奶和婴儿吸吮前，催产素就可以发生作用；如果射乳反射不好，婴儿吃奶就可能有困难。看上去乳房好像停止产乳，实际上乳房正在产乳，只是乳汁没有流出来而已；催产素促使母亲产后子宫收缩，有助于减少出血，但在产后最初几天，喂奶时可产生子宫收缩疼痛并伴随宫血排出，疼痛可以很强烈。

射乳反射很容易受到母亲自身想法和感受的影响。美好的感受，例如见到婴儿感到很愉快，或想着婴儿的可爱之处，以及对母乳是婴儿最好食物的自信等，都有助于射乳反射，使乳汁排出；抚摸或注视婴儿，或听到婴儿的哭声，也会有助于射乳反射。但是不良的感受，例如疼痛、焦虑或怀疑自己奶量不够等都会抑制反射，使乳汁不能流出。幸好，这种情况通常是暂时的。

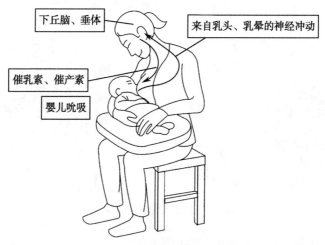

图 6-2-3　泌乳反射及射乳反射

（4）泌乳调控：在乳汁内有一种物质可以减少或抑制乳汁产生。假如一侧乳房内残留大量乳汁，抑制因子就使细胞停止泌乳，所以要避免乳房充盈过度造成乳房肿胀。显然，如果婴儿死亡或因为别的原因停止母乳喂养时，这一作用是必要的。通过吸吮或挤乳移除乳汁，同时抑制因子移出，乳房将分泌更多的乳汁。

因此，当婴儿停止吸吮一侧乳房时，该乳房就停止产乳。当婴儿多次吸吮一侧乳房时，该侧乳房就产生较多乳汁并且变得比另一侧大。因此，必须排空产乳乳房内的乳汁。假如婴儿暂时不能吸吮一侧或两侧乳房，则必须挤出乳汁以保证乳房继续产乳。

（5）新生儿反射：新生儿的觅食反射、吸吮反射和吞咽反射对母乳喂养顺利进行十分重要。当轻触婴儿的唇或颊部时，婴儿张大嘴并转头寻找、伸舌，这就是觅食反射，通常是在寻找乳房；当乳头触及婴儿的腭部时，婴儿就开始吸吮，这就是吸吮反射；当婴儿嘴里充满乳汁时进行吞咽，这就是吞咽反射。这些反射不需要学习，都是天生的。

3．母乳的成分变化

（1）各期母乳成分变化

1）初乳：孕后期与产后 4～5d 内的乳汁。量少，淡黄色，碱性，每日量15～45ml；含脂肪少而蛋白质较多；维生素 A、牛磺酸和矿物质含量较丰富，并含有初乳小球（充满脂肪颗粒的巨噬细胞和其他免疫活性细胞），对新生儿的生长发育和抗感染能力非常重要。

2）过渡乳：产后 5～14d 的乳汁。脂肪含量高，蛋白质及矿物质逐渐减少。

3）成熟乳：14d 以后的乳汁为成熟乳，每日泌乳量可达 700～1 000ml。各期乳汁中乳糖含量较恒定，而随着哺乳时间的延长，蛋白质与矿物质含量逐渐减少（表 6-2-1）。

表 6-2-1 各期母乳成分

单位：g/L

	初乳	过渡乳	成熟乳
蛋白质	22.5	15.6	11.5
脂肪	28.5	43.7	32.6
碳水化合物	75.9	77.4	75.0
矿物质	3.08	2.41	2.06
钙	0.33	0.29	0.35
磷	0.18	0.18	0.15

（2）哺乳时母乳成分变化：每次哺乳过程乳汁的成分随时间而变化。将哺乳过程分为三阶段，第一阶段分泌的乳汁脂肪低而蛋白高，第二阶段乳汁脂肪含量逐渐增加而蛋白含量逐渐降低，第三阶段乳汁中脂肪含量最高（表 6-2-2）。

表 6-2-2 各部分乳汁成分变化

单位：g/L

	第一阶段	第二阶段	第三阶段
蛋白质	11.8	9.4	7.1
脂肪	17.1	27.7	55.1

（二）母乳喂养方法与技能

1.哺乳方法　母亲喂哺时可取舒适的坐位或卧位，无论采取何种体位，均要体位舒适，全身放松，心情舒畅，才有益于哺乳成功。没有绝对"正确"或"错误"哺乳姿势，每一位母亲对"舒适度"的感知与要求不同，帮助母亲找到最适合自己的姿势更实用，母婴都舒适即是最好哺乳姿势。

哺乳是一种自然行为，要帮助母亲识别和回应婴儿需要进食的迹象，鼓励按需哺乳，每次哺乳时间一般为20～30min，根据哺乳环境可采用摇篮式、环抱式、交叉式和侧卧式等姿势，以母婴都舒适的体位进行哺乳。

（1）抱婴儿要点：①婴儿的头与身体呈一条直线；②母亲抱紧婴儿贴近自己；③婴儿的头颈部、肩背部要得到支撑；④婴儿下巴贴母亲乳房，鼻尖对着母亲乳头。

（2）托乳房手法：①母亲手贴在乳房下的胸壁上，拇指在上方，其余四指托起乳房的下部；②母亲用拇指轻压乳房上部，改进乳房形态，使婴儿很好地含接；③母亲的手指不要离乳头太近。

（3）常用哺乳姿势

1）摇篮式

①适用情况：最常用的哺乳体位，适用于大部分的母亲和婴儿。

②方法：母亲一手臂抱婴儿头颈及背臀部；使婴儿身体呈一条直线，将婴儿身体转向母亲，母婴做到三贴一对；即胸贴胸、腹贴腹、下颌贴乳房、鼻尖对乳头；另一手呈"C"字形，托起乳房；母亲用乳头触及婴儿口唇，诱发婴儿觅食反射，在孩子嘴张大，舌向下时将乳头和大部分乳晕送入婴儿口中（图6-2-4）。

2）环抱式（橄榄球式）

①适用情况：妈妈乳房较大、双胎、婴儿含接有困难、母亲乳腺管阻塞、剖宫产或母亲喜欢这种体位。

②方法：母亲将婴儿放在腋下，母亲手置于婴儿耳朵或耳朵下方托住婴儿头颈部（即婴儿的头枕在母亲手上），软枕托住婴儿身体（图6-2-5）。上述四个要点同样适用于环抱式。

3）交叉式（横跨式）

①适用情况：早产儿、低体重儿、含接有困难、病儿或伤残儿或母亲喜欢这种体位。

②方法：母亲用要喂哺乳房对侧的胳膊抱住婴儿，前臂托住婴儿身体，婴儿的头枕在母亲手上，母亲手在婴儿的耳朵或耳朵下方托住婴儿的头颈部，用枕头托住母亲前臂及婴儿身体，用要喂哺乳房同侧的手呈"C"字形托起乳房（图6-2-6）。上述四个要点同样适用于交叉式的体位。

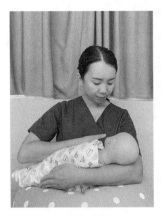

图 6-2-4　摇篮式

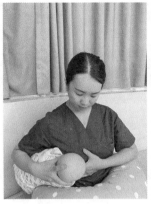

图 6-2-5　环抱式

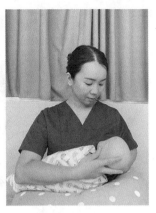

图 6-2-6　交叉式

4）侧卧式

①适用情况：剖宫产术后、顺产后第一天的母亲或者母亲喜欢卧位喂奶、分娩时出现过难产、夜间哺乳。特别提醒夜间采取卧位喂奶，一定注意保证婴儿安全，家人须保持清醒，喂奶后拍嗝。

②方法：母亲采用舒适放松的侧卧位，头枕在枕头边缘，母亲手臂放在上方枕头旁，注意婴儿的头不要枕在母亲的手臂上，母亲不要用手按住婴儿头部，让婴儿头部能自由活动，避免乳房堵住婴儿鼻部，引起呼吸不畅（图 6-2-7）。抱奶体位的四个要点同样适用于卧位哺乳。

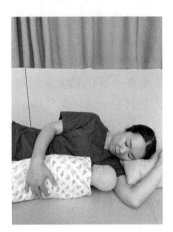

图 6-2-7　侧卧式

（4）婴儿含接要点：①婴儿嘴张得很大；②婴儿口腔上方露出的乳晕比下方多；③下唇向外翻；舌头成勺状环绕乳晕；④面颊鼓起呈圆形；⑤能听到婴儿慢而深地吸吮；有时有暂停；⑥能看到吞咽动作或听到吞咽声。婴儿正确含接姿势见图 6-2-8，而常见的错误含接姿势见图 6-2-9。

2. 挤乳方法

（1）适用情况：①预防或缓解奶胀、解除乳导管堵塞引起乳汁淤积；②母婴分离情况下，刺激和维持泌乳；③母亲在某些特定情况下，如早产儿、低体重儿吸吮能力弱，维持或增加泌乳；④哺乳期使用禁止哺乳的药物，需暂停哺乳时保持泌乳；⑤由于喂奶频率不足导致泌乳减少；⑥母亲乳头皲裂或疼痛时选择吸乳瓶喂奶。

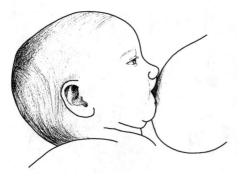

图 6-2-8　正确含接姿势

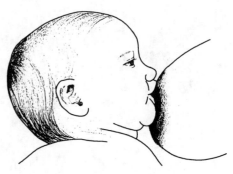

图 6-2-9　不正确含接姿势

（2）操作手法：①母亲洗净双手，准备干净容器。②母亲采取舒适坐位。③如图6-2-10 所示按摩背部刺激喷乳反射。④拇指及示指放在距乳头根部 2cm 处，二指相对，其他手指托住乳房，注意拇指及示指和乳头在一条直线上，用拇指及示指向胸壁方向轻轻按压，反复压、挤、松依次挤压所有乳窦（图 6-2-11）。注意不要只挤压乳头，挤压乳头不能挤出乳汁。⑤母婴分离时，产妇在产后 6h 开始挤乳，一侧乳房至少挤压 3～5min，待乳汁减少，再挤另一侧乳房，如此反复数次。两侧乳房挤乳时间应以 20～30min 为宜。

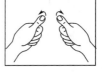

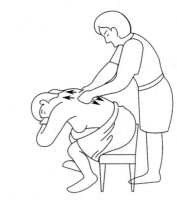

图 6-2-10　背部按摩

3. 母乳的保存及消毒

（1）母乳的保存：母乳需要用储奶袋密封保存。母乳保存的时间需注意：①20～30℃室温下保存不超过 4h，15～25℃室温可保存 8h；②冰箱冷藏室 2～4℃保存不超过 48h，注意置于冰箱冷藏室最冷的部位；③冰箱冷冻室内（-15～-5℃），可保存 3～6 个月，低温冷冻（低于 -20℃）可保存 6～12 个月。

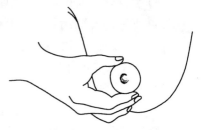

图 6-2-11　正确挤乳手法

（2）母乳的解冻和加热：①冷冻的母乳可放在冷藏室过夜解冻或用流动的冷水退冰；②不能用以下方法加热母乳：煮沸、置于室温下自然融化、不能在微波炉内解冻或加热母乳；③喂奶前用温水将母乳温热至38～39℃即可；④冷冻退冰的母乳不可再冷冻，只可冷藏，冷藏的母乳一旦加温后即使未食用也不可再冷藏，要丢弃。

（3）母乳的消毒：巴氏消毒法既可杀死对健康有害的病原菌，又可使乳质尽量少发生变化。将乳汁放在62.5℃的恒温箱内，消毒30min，即巴氏消毒法。此方法既清除了母乳中的细菌，又没有破坏母乳的成分。

（三）母乳喂养常见问题与应对

1. 泌乳不足　母亲停止母乳喂养的最常见原因是自认为母乳不足，事实上几乎每个母亲都能分泌足够喂哺1～2个婴儿的乳汁。即使母亲自认为母乳不足，实际上也能够满足婴儿生长需要。婴儿吃不到足够的母乳，常常是因为婴儿吸吮不够或没有进行有效的吸吮，很少是母亲泌乳不足的原因。因此，母亲能分泌多少乳汁并不重要，重要的是考虑婴儿吃了多少母乳。

（1）泌乳不足的判断：婴儿没有吃到足够母乳可靠的判断指征为体重增长不良，每月体重增长少于500g，尿量少且浓，每日少于6次。同时，婴儿及母亲也可能出现以下现象：①婴儿在喂奶后不满足；②婴儿经常哭闹；③频繁吸奶；④喂奶持续时间过长；⑤婴儿拒吃母乳；⑥婴儿大便干、硬或发绿；⑦婴儿不经常排便且排便量少；⑧母亲挤乳时挤不出乳汁；⑨怀孕期间乳房不增大；⑩产后不下奶。

（2）泌乳不足的原因：泌乳不足的常见原因见表6-2-3。

表6-2-3　婴儿没有得到足够母乳的原因

母乳喂养因素	母亲心理因素	母亲身体状况	婴儿的状况
开奶迟	信心不足	服用避孕药、利尿剂	疾病
固定喂奶次数	忧虑，紧张	妊娠	畸形
喂奶次数不够	不愿母乳喂养	严重营养不良	婴儿拒绝母乳
夜间不喂奶	疲劳	饮酒	
喂奶时间短		吸烟	
含接不良		胎盘滞留（罕见）	
使用奶瓶或奶嘴		乳房发育不良（极罕见）	
喂辅食			
喂其他液体（水、茶）			

母乳喂养因素和母亲的心理因素是常见原因，母亲生理状况和婴儿的状况是不常见的原因，因此母亲由于生理原因不能分泌足够的乳汁是不常见的。

（3）泌乳不足的应对方法：①母亲要树立母乳喂养的信心，保持愉悦的心情；②婴儿出生后即刻进行母婴皮肤接触 90min 以上，并开始母乳喂养，早吸吮是早下奶和增多乳量的关键；③母婴同室，按需哺乳是保证乳汁分泌的重要措施；④乳母要有合理的营养和休息；⑤坚持夜间哺乳尤其重要；⑥母亲喂哺体位和婴儿含接的姿势要正确；⑦不给婴儿添加糖水、果汁、牛奶等辅食，不使用奶瓶和橡皮奶头；⑧对于乳腺疾病导致的母乳不足，则应积极治疗原发病。

2. 乳房问题

（1）乳房的形态和大小：每个人乳房的形态和大小各不相同，乳房大小取决于脂肪组织的多少，而不是乳腺组织的多少，不同大小的乳房，乳腺组织含量相差不多。不管乳房大小如何，都能产生足够的乳汁，满足 1～2 个婴儿的需求。母亲的乳房大小不同、乳头和乳晕形状和大小也各不相同，一般都不会影响泌乳。

（2）乳头扁平与凹陷：正常乳头为圆柱状，突出于乳房平面 1.5～2cm，呈结节状，如果乳头未高出于乳房皮肤，且牵拉也不高出者，称为乳头内陷。乳头内陷在女性中的发生率为 2% 左右。

1）对母乳喂养的影响：母亲乳头扁平凹陷时，母亲可能会认为婴儿不能很好地吸吮，其实婴儿在吸吮时，是将乳头和大部分乳晕含在口中，舌头呈勺状，包绕到乳晕上，婴儿不是只吸吮乳头，而是将乳头和乳晕下面的乳房组织含进嘴里形成一个"长奶嘴"，母亲乳头仅占此"奶嘴"的 1/3。因此，在乳房上吸吮，乳头的长短不那么重要，重要的是乳房的伸展性好不好。

乳头扁平凹陷的母亲需要检查乳房伸展性：母亲洗净双手，用手牵拉乳头，如能牵出，为假性凹陷，说明乳房伸展性很好，婴儿可以比较容易地含接住乳头。

2）乳头凹陷分级：乳头凹陷可以分为真性凹陷和假性凹陷，即检查其乳房伸展性时，一部分乳头凹陷用手牵拉刺激，能够突出于乳房外，这种凹陷称假性凹陷。另一部分凹陷的乳头通过牵拉刺激，仍不能矫正称为真性凹陷。

根据乳头凹陷的程度和干预措施，将凹陷分为轻、中、重三度。

①轻度：乳头部分内陷，乳头颈存在，能轻易挤出内陷乳头，挤出后乳头大小与常人相似，保持突出状。

②中度——乳头全部凹陷在乳晕之中，但可用手挤出乳头，乳头较正常为小，多半没有乳头颈部；难于维持突出状态。

③重度——乳头完全埋在乳晕下方，无法牵拉出内陷乳头。

3）处理措施

①产前治疗：产前治疗可能没有帮助。多数乳头不需要任何治疗，在分

娩后能够自动改善。

②产后开始母乳喂养时，及时帮助母亲最重要。帮助母亲树立信心，向母亲解释：最初会有些困难，产后1~2周之后乳房状况会好转，并且会变软，只要有耐心，坚持下去一定能够母乳喂养；告知母亲婴儿吃奶时吸吮乳房，不要只含乳头，要让婴儿张大嘴含住乳晕，母乳喂养时，婴儿会将乳房和乳头向外拉。鼓励母亲和婴儿更多的进行皮肤接触，让婴儿寻找乳房，只要婴儿感兴趣，让婴儿自己尝试含接乳头。

③如果婴儿自己不能很好含接乳房，帮助母亲抱婴儿使其更好含接。在乳汁分泌和乳房充盈之前，尽早帮助母亲；换一种喂哺姿势，可以让婴儿更容易含接，例如，换成环抱式姿势可能会更好；哺乳前让乳头突出有助于婴儿含接，母亲可能只需要刺激一下乳头，用手托住乳房底部，拇指轻压乳房上部，改变乳房形状有时会使婴儿更容易含接。

④如果婴儿出生后1~2周内不能有效吸吮，按照下面的方法帮助母亲：用杯子喂婴儿挤出的母乳，挤出母乳有利于保持乳房柔软，使婴儿更容易含接乳头，还能保持母乳供应；母亲不应该用奶瓶给婴儿喂奶，因为这将导致婴儿更加难以接受母亲的乳房；另外，母亲可以将少量乳汁直接挤入婴儿口中，婴儿能够马上吃到乳汁，缓解挫折感，并且会更愿意吸吮。

（3）乳头疼痛

1）乳头皲裂：是乳头疼痛和放弃哺乳最常见的原因。乳头皲裂表现为乳头红肿、表皮破损，可能伴有出血（图6-2-12）。婴儿含接姿势不正确，没有把乳头和大部分乳晕放进嘴里，可引起乳头皲裂。预防与缓解方法有：①注意让婴儿正确含接；②生后即刻肌肤接触、早开奶；③喂哺时防止强力牵拉乳头；④喂哺后涂一滴乳使其自然干燥，起到保护乳头的作用；⑤不用肥皂洗乳头，不能用毛巾用力搓乳头。

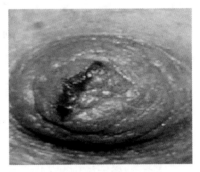

图6-2-12 乳头皲裂

2）真菌感染：是乳头疼痛常见的第二个原因，可引起皮肤痒痛，导致婴儿"鹅口疮"。抗生素治疗乳腺炎和其他感染之后容易引起真菌感染。如果婴儿含接很好但仍然有乳头疼痛，就要注意是否有真菌感染。这时要检查患儿是否患鹅口疮，婴儿口腔颊膜和舌头上可能有白斑，也可能在臀部出现皮疹。有些母亲描述喂哺之后有烧灼感或针刺感，这种疼痛有时会深入到乳房内。乳房真菌感染治疗方法为使用制霉菌素乳膏100.000IU/g，哺乳后涂抹乳头，每日

4 次，损伤治愈后继续使用 7d；制霉菌素悬液 100.000IU/ml 哺乳后在婴儿口中滴 1ml，每日 4 次，连续 7d，或与母亲疗程相同。同时应停止使用安慰奶嘴。

（4）乳房充盈和肿胀：产后数天，产妇开始泌乳，会产生乳房热、重、硬的感觉，乳腺管通畅时，可以看见乳头有乳汁往下滴，这是正常的乳房充盈的表现。乳房肿胀意味着充盈过度，部分是由于乳汁过多，部分是由于组织液和血液的增加，后者可干扰乳汁的流出。乳房充盈和肿胀的鉴别要点和预防处理方法见表 6-2-4。

表 6-2-4　乳房充盈和肿胀的鉴别要点和预防处理方法

	乳房充盈	乳房肿胀
时间	可发生在整个哺乳期间	多发生在早期乳腺导管不通畅，及婴儿吸吮次数少时
原因	乳汁分泌充满整个乳房，乳房沉	开奶太晚，婴儿含接差，乳汁很多，没有频繁吸吮，乳腺管不通畅，乳汁淤积在乳房内，乳房受压等原因
表现	乳房变沉、发硬，乳汁流出通畅，不发热	乳房红、肿、热、痛，皮肤绷紧，特别是乳头部分发亮、发红，乳汁流出不畅，可能会发热24h，会有乳房疼痛感
预防	按需哺乳	分娩后即刻开始早接触早开奶，皮肤接触90min以上；确保婴儿正确含接；鼓励按需哺乳，避免乳房受压
处理	增加喂奶次数	让婴儿频繁吸吮使乳腺管通畅；如果婴儿不能吸吮指导母亲将乳汁吸出，排空乳房；低频脉冲电治疗；乳房按摩

（四）部分母乳喂养与人工喂养

1. 部分母乳喂养　是指同时采用母乳与配方奶或动物乳喂养新生儿的方法为部分母乳喂养，有补授法和代授法两种方法。

（1）补授法：母乳喂养的新生儿体重增长不满意时，提示母乳不足。补授时，母乳哺喂次数不变，每次先哺母乳，将两侧乳房吸空后再以配方奶补足，适合 6 个月内的婴儿。

（2）代授法：用配方乳或动物乳代替一次母乳的方法。母乳喂养婴儿准备断离母乳，开始引入配方奶或动物乳时宜采用代授法。即在一次母乳喂养时，有意减少哺喂母乳量，增加配方奶，逐渐代替此次母乳量，依此类推直到完全替代所有的母乳。

2. 人工喂养　由于各种原因不能进行母乳喂养时，完全采用配方奶或其他动物乳，如牛乳、羊乳等喂哺婴儿，称为人工喂养。配方奶粉是以牛乳为基础的改造奶制品，使宏量营养素成分尽量"接近"母乳，以适合婴儿的消化能力和肾功能，如降低其酪蛋白、无机盐的含量，而添加一些重要的营养素，如乳清蛋白、不饱和脂肪酸、乳糖，并强化婴儿生长时所需的微量营养素如核苷酸、维生素 A、维生素 D 等。

（1）正确的哺喂技巧：人工喂养亦需要正确的哺喂技巧，包括正确的哺喂姿势、婴儿完全醒觉状态，还应注意选用适宜的奶嘴和奶瓶，注意奶液的温度和哺喂时奶瓶的位置。哺喂时婴儿的眼睛尽量能与父母（或喂养者）对视。

（2）乳量摄入的估计：婴儿的体重、RNIs 以及配方制品规格是估计摄入量的必备资料，应按照配方奶的说明进行正确配制。一般市售婴儿配方奶100g 供能约 500kcal。

（五）母乳喂养社会支持

1. 保护、促进和支持母乳喂养　1989 年 WHO 和 UNICEF 联合宣言《保护、促进和支持母乳喂养——产科服务的特殊职责》介绍了产科机构如何支持母乳喂养。联合宣言的主要内容归纳成《促进母乳喂养成功十条标准》，成为1991 年 WHO 和 UNICEF 联合"爱婴医院行动"的基础。被授于"爱婴医院"的产科机构必须遵守《促进母乳喂养成功十项措施》的全部内容。每个提供产科服务和新生儿保健的机构应该做到：

（1）完全遵守《国际母乳代用品销售守则》和世界卫生大会相关决议。

（2）制定书面的婴儿喂养规则，并定期与员工及家长沟通。

（3）建立持续的监控和数据管理系统。

（4）确保工作人员有足够的知识、能力和技能以支持母乳喂养。

（5）与孕妇及其家属讨论母乳喂养的重要性和实现方法。

（6）分娩后即刻开始不间断的肌肤接触，帮助母亲尽快开始母乳喂养。

（7）支持母亲早开奶，维持母乳喂养以及应对母乳喂养常见的困难。

（8）除非有医学指征，否则不要给母乳喂养的新生儿提供母乳以外的任何食物或液体。

（9）让母婴共处，并实践 24h 母婴同室。

（10）帮助母亲识别和回应婴儿需要进食的迹象。

（11）告知母亲使用奶瓶、人工奶嘴和安抚奶嘴的风险。

（12）协调出院，以便父母及其婴儿能够及时获得持续的支持和照护。

2. 孕妇学校的健康教育是促进母乳喂养成功的社会支持　孕妇学校旨在抓住怀孕这一关键时段，把保健知识和技能教给服务对象，使妇幼保健工作关口前移，既能防患于未然，又能取得事半功倍的效果。孕妇学校在妊娠期对怀孕家庭进行的母乳喂养知识及技能的培训，为新妈妈母乳喂养成功提供强有力的社会支持。

（1）孕妇学校母乳喂养课程设置

1）母乳喂养课程教学要求：①孕妇学校墙上需悬挂促进母乳喂养成功的

"双十条";②教学用具准备,包括靠背椅、靠背垫、哺乳枕、脚垫、婴儿模型、乳房模型、母乳喂养辅助工具等;③课程要求以家庭为单位参加,教会母亲母乳喂养知识及技能,并指导家属学会如何为孕产妇提供母乳喂养的帮助与支持。

2)母乳喂养课程教学目标:①让母亲掌握母乳喂养基础知识,包括母乳喂养好处、早接触早开奶、按需哺乳、保证乳汁充足的方法、母乳是否充足的判断方法、乳房护理的方法等;②掌握母乳喂养技巧与方法,包括哺乳体位、婴儿正确含接姿势、挤乳手法等;③了解母乳喂养常见问题预防及处理;④了解母乳喂养常见误区。

3.出生后 1h 内进行皮肤接触促进母乳喂养和亲子关系建立　新生儿生后彻底擦干、立刻开始母婴皮肤接触至少 90min,完成第一次母乳喂养、延迟脐带结扎至生后 1~3min 内。当婴儿表现出吸吮意愿,母亲就应该满足婴儿。分娩后 1~2h 内婴儿通常非常活跃和反应积极,大部分婴儿出生后 0.5~1h 内愿意吃奶,但是没有固定的时间。尽量将不紧急的医疗常规检查至少推迟 1h,如果第一次哺乳推迟 1h,就不容易成功母乳喂养。母亲更可能提前停止母乳喂养。

4.母婴同室　产后母亲与婴儿 24h 在一起,婴儿治疗、护理等处理需要离开母亲时间不超过 1h。病房医护人员为产妇做好母乳喂养知识与技能床旁指导,为新生儿母乳喂养成功提供强有力的社会支持。

母婴同室的优点:婴儿饥饿的时候,母亲能够及时做出反应并哺乳,有助于亲子关系建立和母乳喂养。婴儿哭闹少,较少尝试奶瓶喂养,母亲对母乳喂养更加自信,母亲出院后继续母乳喂养时间更长。

5.家庭成员的支持　父亲是母乳喂养的重要社会支持资源。孕期或产后,父亲接受母乳喂养健康教育,建立起对母乳喂养积极的态度,学习为母乳喂养提供支持的方法与技能,积极主动地参与产后喂养,可提高纯母乳喂养率,延长母乳喂养时间。

【健康教育形式】

为高效开展母乳喂养健康教育,建议:①新生儿喂养基础理论可采用互动和讨论式授课形式,鼓励孕妈妈参与;②母乳喂养技巧与方法,母乳喂养常见问题及处理,要采用示范互动授课形式,老师示教,让每个家庭模拟操作;③孕妇及家属分组讨论,老师解答在讨论中遇到的问题;④课后总结新生儿喂养重点难点,有奖问答增加怀孕家庭学习积极性及趣味性;⑤角色扮演,情景演示等形式加深印象;⑥新生儿出生后医护人员做好床旁母乳喂养健康教育,手把手指导新妈妈母乳喂养体位及婴儿正确含接姿势等知识;⑦设热线电话为出院母亲提供持续的婴儿喂养支持与帮助。

(智利彩　郑翠霞　孙自红)

第三节　新生儿照护

新生儿是指从脐带结扎到生后 28d 内（<28d）的婴儿。本节重点阐述新生儿生理特点、常见疾病的识别与应对及新生儿日常照护以及新生儿保健服务。

一、新生儿特点

自娩出的一刹那，新生儿的身体即发生了若干的生物性反应，以使其能适应子宫外的环境及奠定以后生长发育的基础。孕产妇及新生儿的主要照顾者需了解新生儿的特点才能更好地照护新生儿。

【健康教育重要性】

新生儿期是新生儿逐渐适应子宫外生活的过渡阶段，在此时期，尤其是出生后 1 周内，必须根据新生儿的生理特点细心照料和护理。在孕产妇健康教育中介绍新生儿的特点和常见生理现象，有助于孕产妇了解新生儿，遵循生理特点提供护理。

【健康教育内容】

（一）呼吸系统

正常的胎儿在子宫内即开始有微弱的呼吸运动。为促使新生儿在第一次呼吸运动中使肺部能扩张起来，胎儿在出生前其肺部必须达到相当的成熟度，即胎肺表面有活性剂的存在，以避免肺泡的萎缩，同时，胎肺血管发育完成且深入肺部组织，以协助气体的交换。新生儿出生时由于本体感受器及温度感受器受到刺激等多种因素，呼吸中枢反射性兴奋，从而引起呼吸运动。

新生儿胸廓呈圆桶状，由于新生儿呼吸中枢调节功能不全，肋间肌薄弱，呼吸肌发育不完善，呼吸主要靠膈肌升降运动，呈腹式呼吸。由于呼吸道管腔狭窄，黏膜柔嫩，血管丰富，故易发生气道阻塞而引起呼吸困难。新生儿呼吸频率较快，为 40～60 次 /min，有时节律不规则。

影响新生儿第一次呼吸的因素包括：肺泡表面张力、肺内液体的黏稠度及肺部疾病。当胎儿经过阴道分娩，胎肺内的液体有 30% 被挤压出来。如果是剖宫产，胎儿没有经过挤压过程，则容易有部分液体存留在肺内而出现呼吸窘迫的现象。

（二）循环系统

胎儿出生后血液循环发生巨大变化，完成胎儿循环向成人循环的转变，主要表现在：①脐带结扎后，胎盘 - 脐血循环终止；②出生后呼吸建立和肺的扩张，使肺血管阻力降低，肺血流增加；③左心房压力增加，使卵圆孔发生功能性关闭；④动脉血氧分压的增高，使动脉导管收缩，发生功能性关闭。正常足月儿在生后第 3~4d，全部发生动脉导管功能性关闭。但在病理情况下，如缺氧、酸中毒等可使肺血管阻力增加，当肺动脉压力超过体循环压力时，可使动脉导管或卵圆孔重新开放，出现右向左分流，即持续胎儿循环或持续肺动脉高压。新生儿心率波动范围较大，通常在 90~160 次/min。新生儿心脏每分钟搏出量为 180~240ml/kg，比成人多 2~3 倍，这与新生儿新陈代谢旺盛、耗氧量高相适应。新生儿血压在（50~80）/（30~50）mmHg。

（三）消化系统

新生儿胃容量较小，由于胃呈水平位，贲门括约肌发育较差，幽门括约肌发育较好，易发生溢乳和呕吐，甚至发生胃食管反流，所以哺乳后容易发生溢乳。新生儿消化道能够分泌足够的消化酶，但淀粉酶要到生后 4 个月才能达到成人水平。因此，不宜过早喂淀粉类食物。新生儿对淀粉消化能力较弱，对蛋白质、糖类、脂肪的消化较好，可吸收 85%~95% 的人乳脂肪，牛乳脂肪颗粒较大吸收率较低，肠壁有较大的通透性而易于初乳中免疫球蛋白的吸收，故母乳喂养是哺育新生儿的最佳选择。新生儿消化道面积相对较大，肠壁较薄，黏膜通透性高，有利于乳汁中营养物质的吸收，也容易使肠腔内毒素及消化不全产物进入血循环，引起中毒症状。新生儿唾液分泌少，口腔黏膜干燥，容易损伤和感染，尤以鹅口疮多见。

胎便是一种无味、浓稠、深绿色的粪便，内含有胆汁、胎儿的上皮细胞、毛发和羊水。新生儿一般生后 12h 内即开始排出胎便，2~3d 内排完，若 24 小后仍未有胎便排出应检查是否有消化道畸形，如肛门闭锁等。经喂养 2~3d 后出现过渡性粪便，是一种棕绿色不及胎便黏稠的粪便。在新生儿出生后第 4d，喂母乳者会排出具有甜味、金黄色、松软的粪便；而喂牛乳者则排出具有刺激味、黄白色、糊糊状的粪便。新生儿的排便次数因人而异，喂母乳的婴儿排便次数多。一旦新生儿建立了规律性哺喂，其排便次数可有 2~3d 一次或一天十次的可能。新生儿肝脏内尿苷二磷酸葡糖醛酸基转移酶的量和活力不足，是出现生理性黄疸及对某些药物解毒能力低下的原因之一。

（四）血液系统

足月儿出生时血容量平均为 85ml/kg，外周血血红蛋白浓度为 180~195g/L，最高可达 220g/L，其中胎儿血红蛋白（HbF）占 70%~80%，5 周后减少至 55%，随后逐渐被成人型血红蛋白取代。红细胞计数为（5~6）×10^{12}/L，平均值为 5.5×10^{12}/L，初生时外周血可见有核红细胞约 7.3 个/100 白细胞，正常范围为 0~24 个/100 白细胞，12h 后降低 50%，第 4d 从血液循环中消失。生后第 1d 白细胞计数为（15~20）×10^9/L，第 3d 开始明显下降，第 5d 接近婴儿值。

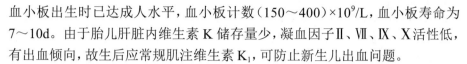

血小板出生时已达成人水平，血小板计数（150～400）×10^9/L，血小板寿命为7～10d。由于胎儿肝脏内维生素 K 储存量少，凝血因子Ⅱ、Ⅶ、Ⅸ、Ⅹ活性低，有出血倾向，故生后应常规肌注维生素 K$_1$，可防止新生儿出血问题。

（五）泌尿系统

足月儿出生时肾脏结构已发育完成，但功能仍不成熟。肾小球滤过功能低下，肾脏稀释功能虽与成人相似，但浓缩功能较差。因此，排出同样量的溶质需比成人多消耗 2～3 倍的水。故对浓缩乳或牛乳喂养的新生儿应适当补充水分。新生儿肾脏排磷功能较差，故牛乳喂养儿易发生血磷偏高和低钙血症。新生儿一般在生后第24h 内排尿，少数在48h 内排尿，尿量一般为 1～3ml/（kg·h），如生后 48h 无尿，应进行相关检查以明确原因。排尿的次数第一天 2～6 次，随着喂养量的增加，次数可达到每天 10 余次。

（六）神经系统

新生儿脑相对较大，重 300～400g，其重量占出生体重的 10%～12%。但脑沟、脑回、神经鞘未完全形成，大脑皮质兴奋性低，睡眠时间长，新生儿一昼夜睡 18～22h，随着月龄的增长，活动时间逐渐增加，睡眠时间则相对减少。大脑对下级中枢抑制能力较弱，且锥体束、纹状体发育不全，易出现不自主或不协调的动作。新生儿出生时已具备觅食反射、吸吮反射、握持反射和拥抱反射等几种原始反射，这些暂时性的原始反射在生后数月内自然消失。若在新生儿期这些反射减弱或消失，常提示有神经系统疾病。正常足月儿也可出现病理性反射，如克氏征、巴宾斯基征等。由于大脑皮质兴奋性较低，新生儿每日睡眠 20h 以上。新生儿味觉发育较好，皮肤感觉以口唇最敏感，嗅觉较弱，触觉及温度较敏感，痛觉迟钝。

（七）免疫系统

新生儿非特异性免疫和特异性免疫功能均不成熟。皮肤黏膜薄嫩易擦破；脐部有创面，易发生细菌感染。呼吸道纤毛运动差，胃酸、胆酸少，杀菌能力不足。血脑屏障发育不完善，细菌易通过血脑屏障。由于 IgG 可从母体通过胎盘进入胎儿血液，新生儿一般不易感染一些传染病如麻疹等。而 IgA 和IgM 不能通过胎盘传给新生儿，加之新生儿网状内皮系统和白细胞的吞噬作用较弱，血清补体水平低，缺乏趋化因子，因此易患细菌感染，尤其是革兰氏阴性杆菌感染。由于呼吸道、消化道缺乏分泌型 IgA，新生儿易患呼吸道、消化道感染。胎儿在宫内不能制造 IgA，但母亲的初乳中含有 IgA。因此，母乳喂养的新生儿可获得来自母体的 IgA，以抵抗胃肠道及呼吸道的感染。

（八）体温调节

新生儿体温调节中枢功能尚不完善，以及受到周围环境的影响，易导致体温的丧失。此外，新生儿体表面积大、皮下组织较少，皮肤层较薄，以及血管分布于近皮肤的表面，使新生儿的体温容易传送到外界环境中。新生儿出生时环境温度一般低于子宫内温度，再加上新生儿皮肤潮湿、产房空气为低湿度且流动率大，使体温丧失快速。出生后 1h 内体温约下降 2℃，以后逐渐回升，12～24h 稳定在 36.5℃ 左右。新生儿无颤抖反应，而是增加氧耗提高代谢率增加产热。环境温度过高时通过皮肤蒸发水分散热，如进水量不足，体温可骤然升高 39℃ 以上，发生脱水热。

（九）新生儿生理现象

1. 生理性黄疸 由于胎儿期红细胞含氧量少而代偿性增多，出生后肺呼吸建立，体内过多的红细胞迅速被破坏而产生大量的胆红素，而新生儿肝脏酶系统发育不完善，无法在短期内将大量的胆红素代谢掉，致使皮肤、黏膜、巩膜逐渐发黄，称为生理性黄疸。足月儿生后 2～3d 出现黄疸，黄疸程度较轻，先见于面颈部，生后 4～5d 黄疸最明显，可延及躯干及四肢，生后 7～10d 逐渐消退，最迟不超过 2 周，一般情况良好。血清胆红素主要是未结合胆红素增高，每日血清胆红素升高 <85μmol/L（5mg/dl）或每小时 <8.5μmol/L（0.5mg/dl）。红细胞、血红蛋白都在正常范围，尿中无胆红素或过多的尿胆原，肝功能正常。

2. 生理性体重下降 新生儿在出生后 2～4d，因尿液及粪便的排出、摄入量少、无感性水分丧失及高新陈代谢率等因素，其体重会下降 6%～9%，一般不超过 10%，称为生理性体重下降。以后，随着适当的液体补充和热量摄取，新生儿在第 5d 后开始体重逐渐增加，到出生后 7～10d，体重恢复到原有水平。

3. "螳螂嘴"和"马牙" 新生儿口腔黏膜柔嫩，血管丰富，两侧颊部各有一隆起的脂肪垫，俗称"螳螂嘴"，有利于乳汁吸吮。位于上腭中线和齿龈部位的黄白色小颗粒，俗称"马牙"，由上皮细胞堆积或黏液腺分泌物积留所致，数周内可自然消退。"马牙"和"螳螂嘴"均为新生儿正常的生理现象，以后会自行消失，不可擦拭或挑破，以免损伤黏膜发生感染。

4. 乳腺肿大和假月经 新生儿出生后 4～7d，可出现乳腺增大，如蚕豆或核桃大小，或有乳汁样的分泌物，多于 2～3 周后自然消退。女婴生后 5～7d 有时会出现少量阴道流血或白色分泌物，俗称"假月经"，可持续 1 周左右。以上均系母亲妊娠后期的雌激素进入胎儿体内，出生后突然中断所致，一般不需要处理。

5. 新生儿红斑及粟粒疹 生后 1～2d，新生儿头部、躯干及四肢的皮肤可出现大小不等的多形红斑，俗称"新生儿红斑"，其原因可能是新生儿对一些接触物如皂液、油类的一种过敏反应或是皮肤受床单和衣物的刺激产生的反应。有 30%～70% 的新生儿出生后 24～48h 出现全身性红斑，开始时为丘疹，第 2d 渐严重，成为红斑，多数第 3d 消失，不需要治疗。有些新生儿在出生后可在鼻尖和颌下处看到表皮下点状的黄白色皮疹，由皮脂腺堆积形成，称之为"新生儿粟粒疹"。其原因是新生儿皮脂腺未成熟，皮脂凝聚在皮脂腺内阻塞所致，2 周内可消失。有些新生儿在臀部、腰部或背部出现一界限分明的色素沉着区域，通常是蓝色带状的，称为蒙古斑。无特殊意义，通常于 1～5 岁时消失。

【健康教育形式】

健康教育者可以通过多种形式如孕妇学校、床旁答疑指导、新生儿大讲堂 APP 等方式为孕产妇介绍新生儿特点。传统的孕妇学校授课时间一般在 15～30min，多采用讲授、举例等授课方法，讲授中辅助图片或小视频帮助孕产妇更直观的理解。在产后病房可在进行新生儿护理时指导产妇观察新生儿的常见生理现象如生理性黄疸、生理性体重下降等，也可通过答疑等形式帮助产妇正确认识新生儿的生理特点解除疑惑。

二、新生儿常见疾病

在新生儿期短短的 28d 里，新生儿从完全依靠母体供应氧气、营养物质，排出代谢废物的胎儿，成长为依靠自己的呼吸系统、消化系统、泌尿系统、内分泌系统、神经系统、免疫系统等独自存活成长的个体，是一个非常了不起的过程，也是一个充满风险的过程。新生儿期不仅发病率高，死亡率也高，虽然时间长度还不到婴儿期的 1/12，但死亡率占整个婴儿期死亡率的 1/3～1/2，尤其是新生儿出生的第 1 周。

（一）新生儿窒息

新生儿窒息是指新生儿出生后因为各种原因无自主呼吸或未能建立规律呼吸，从而导致低氧血症和酸中毒。窒息是新生儿期主要死亡原因，严重的窒息导致脑出现缺氧缺血性损害，也是小儿致残的主要原因之一。

【健康教育重要性】

从胎儿到新生儿，自主呼吸的建立可以说是新生儿面临的第一关，也是最大的挑战。新生儿窒息虽然发生在新生儿，但产前、产时及产后多种原因都可能导致新生儿窒息。因此，教育孕产妇从多方面科学孕产，降低新生儿窒息的发生，对减少因新生儿窒息带来的各系统尤其神经运动方面的后遗症，减少家庭的痛苦和负担，降低社会负担非常重要。

【健康教育内容】

1. 新生儿窒息的病因　新生儿窒息可由多种原因导致,产前、产时及产后各占 20%、70% 及 10%,也可能几种因素同时存在。常见病因包括:①孕妇疾病,如孕妇本身有心功能不全、严重贫血等导致的缺氧;因心力衰竭、高血压、低血压等导致的胎盘循环功能障碍;年龄过高或过低、多胎等窒息的发生率也会提高。②胎盘异常,如前置胎盘、胎盘早剥、胎盘功能不足等。③脐带异常,脐带绕颈绕身、脐带打结、脐带脱垂、脐带受压等都会影响脐带血流,从而可能带来胎儿缺氧,增加分娩时窒息的风险。④胎儿因素,如早产儿、过期产儿、巨大儿、先天畸形、先天性遗传代谢病、宫内感染、胎粪吸入等都是新生儿窒息的高危因素。⑤分娩因素,由不具备助产资格的人员接生、各种难产,肩难产、臀位、持续性枕横位处理不及时不恰当,以及由此带来的需要胎头吸引、高位产钳等助娩手段,都可能会导致窒息。

2. 新生儿窒息程度的判定　窒息程度的判定目前还是使用 Apgar 评分,Apgar 评分是从以下五个方面评估新生儿:皮肤颜色、呼吸、心率、肌张力、对刺激的反应,每一项 0～2 分,满分为 10 分(表 6-3-1)。评价时间一般在生后 1min 和 5min,1minApgar 评分 8～10 分视为正常,4～7 分定义为轻度窒息,0～3 分为重度窒息,如果 1min 时评 8～10 分,5min 时评 7 分或以下,也属于窒息。1minApgar 评分反应窒息的严重程度,5minApgar 评分不仅反应窒息的严重程度,还可以反映出复苏的效果以及帮助判断预后。

表 6-3-1　新生儿 Apgar 评分表

体征	0 分	1 分	2 分	1min	5min
皮肤颜色	青紫或苍白	躯干红四肢紫	全身红		
心率(次/min)	0	<100	>100		
呼吸	无	浅、慢、不规则、哭声弱	正常,哭声响		
肌张力	松弛	四肢稍屈曲	四肢活动佳		
弹足底或导管插入鼻孔反应	无	皱眉,有些动作	咳嗽哭喷嚏		
总分				分	分

3. 新生儿窒息的常见并发症及危害　窒息的实质就是缺氧,这种缺氧带来的是全身性的损害。由于窒息程度及复苏效果的不同,受累器官及损害的程度也会有差异,一般窒息程度越重,持续时间越长,各脏器受缺氧的打击越大。窒息常见的并发症有:①中枢神经系统并发症,一般轻度缺氧时身体的非重要脏器血管会收缩,保证重要脏器尤其大脑的血供,但如果窒息严重且

持续时间长,尤其很多新生儿窒息是宫内胎儿缺氧的延续,这种长时间的缺氧带来的缺血、酸中毒可导致缺氧缺血性脑病和颅内出血的发生,是引起将来的神经、运动、智力方面后遗症的主要原因;②呼吸系统并发症,包括胎粪吸入综合征、新生儿呼吸窘迫综合征、肺出血等;③循环系统并发症,可引起缺氧缺血性心肌损害、持续性肺动脉高压等;④泌尿系统并发症,可因缺氧及进一步血管收缩带来缺血,导致急性肾小管坏死、肾功能不全等;⑤消化系统、内分泌系统、血液系统等都可能出现功能异常。

4. 新生儿窒息的预防 新生儿窒息可能给新生儿带来各种并发症,甚至发生死亡及神经运动智力等方面的后遗症,给家庭和社会带来痛苦和负担。新生儿窒息重在预防,健康教育非常重要。预防的重中之重是要对孕产妇加强健康教育,从备孕直到分娩,每一步都要重视。具体包括:①加强围产保健意识,从孕妇、胎盘、脐带、胎儿等多方面监测及时发现高危因素,相信医生及医疗机构,及时处理可能出现的高危情况;②加强胎儿监护,通过数胎动,按医生安排定期胎心监护等,及时发现胎儿宫内缺氧,如果不及时发现,缺氧状态延续到出生,就容易发生窒息;③临产要及时就诊,尽量避免难产;④到正规有助产资质医疗机构分娩,那里有接受过复苏技术培训的人员,一旦发现有窒息高危因素的分娩,可以及时提供规范有效的复苏,降低窒息的发生或程度。

【健康教育形式】

新生儿窒息是家长和医护人员都不愿发生的,有些孕产妇甚至会有避讳心理,因此健康教育者在进行这方面宣教时要注意语言表达的方式,不要激怒对方。内容方面,健康教育者需在教学过程中两方面都要兼顾,一方面要让孕产妇,包括家人了解到,要充分接受孕产健康教育,从备孕开始就要到正规机构进行围产保健,在医生护士指导下,及时发现可能存在的高危因素甚至警示信号,如胎动异常,及时就诊,要心态平和,不过度紧张焦虑,多方面着手,降低新生儿窒息的风险;另一方面也要向其说明鉴于孕妇、胎儿及分娩过程中多方面因素,新生儿窒息有一定发生的概率,尤其有高危因素存在的情况下。要相信医护人员,按要求去做,共同努力,把新生儿窒息风险降到最低。

（二）新生儿黄疸

新生儿黄疸是因胆红素在体内积聚引起的皮肤或其他器官黄染,是新生儿期最常见的临床问题。每个新生儿生后都会有程度不等的生理性黄疸的过程,但也有部分新生儿因为各种原因,胆红素的升高达到病理水平,需要医疗干预。

【健康教育重要性】

虽然新生儿由于多种因素共同作用，生后会出现程度不等的生理性黄疸的过程，但由于早产、母儿血型不合、感染、遗传等可能因素的存在，不是所有的新生儿出现的黄疸都是生理性的，新生儿黄疸最常见的是未结合胆红素升高，过高的未结合胆红素可通过血脑屏障，引起胆红素脑病，造成神经系统损害，甚至引起死亡。由于一般的产妇分娩后只住院 3d 左右，而新生儿黄疸的高峰在 4～5d，还有些发生偏晚的血型不合溶血、晚发型母乳性黄疸等，都可能导致新生儿出院回家后仍需密切观察新生儿黄疸的变化，因此对孕产妇及家属进行新生儿黄疸的相关教育，及时发现可能需要就医的情况非常重要。

【健康教育内容】

1. 新生儿黄疸的原因　新生儿期多种因素的作用，使得生后会有一段时间胆红素水平相对较高。常见原因有：①胆红素生成过多，因为新生儿出生后，和胎儿期相比，血氧分压增高，加上新生儿红细胞寿命较成人红细胞短，新生儿生后早期红细胞破坏分解较多，大量血红蛋白释放出来，成为制造胆红素的原料；②血浆白蛋白结合胆红素的能力不足，因为间接胆红素需要结合白蛋白才能排出，新生儿刚出生时，常有不同程度的酸中毒，早产儿白蛋白水平低，这些都会使得白蛋白结合胆红素的量减低，从而使得胆红素排出受到影响；③新生儿肝脏处理胆红素的能力尚不成熟，因为未结合胆红素需要经过肝细胞的处理形成结合胆红素才能排出，因此胆红素的排出会受到影响，尤其早产儿肝脏功能更不成熟，更容易胆红素水平高；④肠肝循环增加，因为新生儿肠道蠕动差，肠道菌群未能很好建立，胆红素在肠道排泄时，肠 - 肝循环增加，胎粪中胆红素也会有一部分被重新吸收入血，这些都会增加胆红素的水平；⑤其他因素，包括喂养不足、缺氧、脱水、酸中毒、头颅血肿、颅内出血等都会增高胆红素的水平。

2. 新生儿黄疸的分类　新生儿期多种因素共同作用，使得每个新生儿生后会有一段时间胆红素处于较高水平，重要的是要对生理性黄疸和病理性黄疸进行区分，生理性黄疸可等待自然消退，而达到病理性黄疸标准的新生儿需要治疗。

（1）生理性黄疸：新生儿一般情况良好，足月儿生后 2～3d 出现黄疸，4～5d 达到高峰，5～7d 消退，最迟不超过 2 周，早产儿黄疸多在生后 3～5d 出现，5～7d 达高峰，7～9d 消退，最长可延迟到 3～4 周；每天胆红素升高不超过 85μmol/L（5mg/dl）；血清胆红素数值不超过相应日龄新生儿的正常值。生理性黄疸是排除性诊断，排除病理性因素后方诊断生理性黄疸。

（2）病理性黄疸：是指新生儿血清胆红素水平相对生理性黄疸异常升高

或结合胆红素异常升高，某些病理性黄疸是生理性黄疸的延续或加重。病理性黄疸要积极寻找导致胆红素异常升高的病理因素。以下五种情况出现任何一种均应诊断为病理性黄疸：①生后24h内出现黄疸；②血清总胆红素数值达到相应日龄的光疗标准或每日上升速度超过85μmol/L（5mg/dl）；③黄疸持续时间长，足月儿超过2周，早产儿超过4周；④黄疸退而复现；⑤血清结合胆红素超过34μmol/L（2mg/dl）。

3．新生儿病理性黄疸的常见原因　引起病理性黄疸的常见原因主要为：①胆红素生成过多，常见原因包括红细胞增多症、溶血、感染、肠肝循环增加、母乳性黄疸等；②肝脏胆红素代谢障碍，包括缺氧、感染、一些先天性代谢综合征等；③胆汁排泄障碍，如新生儿肝炎、先天性代谢缺陷、胆道闭锁等。

4．新生儿病理性黄疸的治疗　光照疗法简称光疗，是治疗病理性黄疸中高未结合胆红素的简单而有效的方法，高结合胆红素不适用光疗，有引起青铜症的风险，所以对达到病理性黄疸标准需要光疗新生儿，要查血清结合胆红素的水平以评价是否可以接受光疗。光疗的作用是使未结合胆红素光异构化，可不经肝脏处理，直接经胆汁和尿液排出。最常见的光源是蓝光，可使用蓝光灯、蓝光毯等。光疗时注意保护眼、外生殖器，加强喂养，补充水分。总体安全有效，副作用可有发热、皮疹、腹泻，多自行改善。对于有明确病因的如血型不合溶血针对病因给予静脉用丙种球蛋白阻断溶血，对于胆红素过高担心引起核黄疸的，酌情输注白蛋白帮助结合胆红素的排出，必要时换血以治疗溶血等引起的胆红素的异常升高，对于喂养不足、感染等引起的给予相应的加强喂养、抗感染等治疗。

5．新生儿病理性黄疸的预后　大部分新生儿病理性黄疸只要及时发现，积极治疗，都能达到痊愈，对于极少数发现晚或异常严重引起核黄疸者，可能会遗留神经系统后遗症甚至死亡，有胆道闭锁的需要外科手术治疗，必要时需肝移植。

【健康教育形式】

新生儿黄疸是新生儿期最常见的症状。健康教育者需在教学过程中，一方面要让孕产妇，包括家人了解到，大部分新生儿黄疸是生理性的，无须过度紧张，但也要在健康教育指导下，及时发现可能存在的高危因素，密切观察宝宝黄疸的发生过程、发展程度，必要时及时就诊，没有把握的情况下，不要依据网络搜索内容自行诊断治疗，以免延误病情。

（三）脐炎

脐炎是发生在脐残端的局部炎症，是新生儿特有的疾病，脐带残端脱落后，如果局部愈合良好，以后不会发生脐炎。

【健康教育重要性】

脐炎主要是因为出生断脐时或生后脐残端处理不当,脐残端被细菌污染引起的急性炎症。一般的新生儿随母亲出院时脐带残端还未脱落,基本要在生后1周左右才能脱落,之后还会有数日有少许分泌物,因此需要对产妇及新生儿照护者进行健康教育,注意脐带残端的护理及观察,及时发现可能需要就医的情况非常重要。

【健康教育内容】

1. 新生儿脐部护理　新生儿脐带残端脱落、愈合前,局部要保持清洁、干燥,洗澡时注意避免着水,如果不小心溅入水,需尽快用干棉签吸干,之后用75%医用酒精消毒,消毒时必须使用消毒棉签从脐带的根部由内向外消毒。避免大小便污染脐部。避免脐带残端使用一些民间方法如松花粉等,一方面增加感染的风险,另一方面涂抹带有颜色的物品也不利于观察。

2. 新生儿脐炎的表现　脐炎轻者表现为脐轮及脐周皮肤发红,可伴有少量脓性分泌物,重者脐部及脐周明显红肿变硬,较多脓性分泌物,甚至伴有臭味。病情危重者可细菌入血进展成新生儿败血症,并有全身症状,如发热、吃奶差、精神萎靡、烦躁不安等。慢性脐炎常形成肉芽肿,表现为脐窝一个小的樱桃红色肿物,表面可经常有脓性分泌物。脐炎可以由多种细菌感染引起,最常见的是金黄色葡萄球菌,其次是大肠埃希菌等。只要对脐部护理足够重视,脐炎的发生率会明显降低。

3. 新生儿脐炎的诊断　脐炎的诊断主要是根据典型的脐部炎症表现。由于正常脐部也会定植多种细菌,因此不能凭局部分泌物培养有菌生长而诊断脐炎,但脓性分泌物的菌培养加药敏对重症脐炎的诊治有一定价值。

4. 新生儿脐炎的治疗　轻症脐炎,无全身感染的表现,可局部加强消毒,用过氧化氢或75%酒精每天2~3次彻底消毒脐根部;脓液较多或脐周有红肿硬结及全身症状者,除了局部消毒,还需要抗生素治疗,尤其是全身症状严重者,需及时行血培养等以免延误败血症的诊治。慢性脐炎的肉芽肿需要10%硝酸银溶液外用,肉芽肿大者需要外科就诊。

【健康教育形式】

新生儿脐部护理是几乎每一个出院回家的新生儿都需要的。健康教育者在教学过程中,可利用简单教具示范,提起脐带残端,用酒精棉签对根部进行消毒,消毒时要围绕脐带残端根部由内向外画圈消毒。一方面要让孕产妇及婴儿照护者了解到,大部分新生儿脐带残端在生后1周左右脱落,一般只要注意局部卫生,避免着水,避免大小便污染,适当消毒就可以自然脱落愈合。但也要在此过程中密切观察,如果出现红肿、脓性分泌物,甚至全身症状、局部

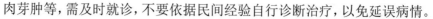

肉芽肿等,需及时就诊,不要依据民间经验自行诊断治疗,以免延误病情。

(四)早产儿

早产儿是指出生胎龄小于 37 周的活产新生儿。每一个孕产妇都期望孕育足月健康的宝宝,但受各种因素的影响,在我国,早产儿的发生率为 5%～10%。

【健康教育重要性】

早产是每个孕育宝宝的家庭不愿意面对的问题。但客观地说,也是每一次怀孕都会面临的风险。由于早产儿各系统发育不成熟,生后可能会面临多种并发症,胎龄越低,越不成熟,越容易出现各系统并发症,远期的生长发育尤其神经运动发育更是早产儿存活质量的关键。对孕产妇进行健康教育,及时发现早产高危因素,努力在安全可行的情况下,尽量降低早产的发生或尽量提高出生时成熟度,是非常重要的。

【健康教育内容】

1. 早产发生的病因　母亲孕期可能合并的多种疾病(如先兆子痫、甲状腺功能异常、孕前即存在的高血压、心肝肾疾病等)、感染、外伤、生殖器畸形、多胎、胎儿畸形、过度劳累等,遗传基因、种族等也与早产有一定关系。

2. 早产儿常见并发症　早产儿各系统尚未发育成熟,前述可能导致早产的病理因素也会增加出现并发症的风险。早产儿出生胎龄越低,成熟度越差,并发症出现的风险和程度越高。常见并发症有:新生儿呼吸窘迫综合征、新生儿坏死性小肠结肠炎、各种感染包括败血症、代谢异常如新生儿低血糖、低体温、低血压、病理性黄疸、支气管肺发育不良、早产儿视网膜病变等。

3. 早产儿治疗费用以及预后　早产儿,尤其是胎龄、出生体重较轻者,可能需要在新生儿重症监护病房住院较长时间,接受呼吸机、肺表面活性物质、肠外营养、抗生素、血液制品等治疗以及较长时间的心电监护,各种化验检查,费用较高,如果能够纳入医保可以减轻部分负担。早产儿的预后受多方面因素的影响,出生胎龄反映了早产儿的成熟度,出生体重是否适于胎龄反映了宫内发育的情况,造成早产的各种病理因素也会对并发症的产生及预后有一定影响,是否为有准备的分娩、分娩机构的水平、早产儿出生后得到的治疗水平的高低都是影响其预后的重要因素。

【健康教育形式】

早产对患儿是健康问题,对家庭是生活事件,是家庭和医护人员都不愿发生的,但在所有妊娠中,早产存在一定的发生概率,甚至在某些因素存在的情况下不可避免,因此健康教育者在进行这方面宣教时要注意语言表达的方式,注意技巧。内容方面,健康教育者需在教学过程中多方面兼顾,早产儿不是最终诊断，它后面带出来的一系列并发症是治疗和预后的关键。对于大部分无合并症的孕妇，健康教育者可以简单介绍使其了解尽管风险小，但是早产存在一定的发生概率。对于已经存在高危因素或者已经不可避免早产的病例，一方面要让孕产妇，包括家人了解到，早产儿存在各种并发症的风险，依据胎龄、出生体重以及早产原因不同并发症的出现及程度有所不同，目前新生儿重症监护水平的提高，早产儿存活率及预后都较以往有明显提高，但另一方面早产儿病情存在不确定性，有可能有不良结局包括不能存活以及存活后可能存在的慢性肺疾患、早产儿视网膜病变、脑性瘫痪等，费用较高也需要有准备。

三、新生儿日常照护

【健康教育重要性】

新生儿出生后在产房与母亲进行早接触早吸吮后随母亲一起转入母婴同室。护理人员在为新生儿提供护理时，应将相关的新生儿的护理知识和技能传授给新生儿的父母，使他们能尽快转变角色，担当父母的责任。另外，可以通过海报宣传、孕妇学校、线上授课、新生儿大讲堂 APP、社区访视等方式为孕产妇及新生儿的主要照顾者提供新生儿日常照护知识和技能，以便新生儿出院回家后获得更好地日常照护。

【健康教育内容】

（一）新生儿居住环境

新生儿的房间最好选择朝南的，这种房间阳光充足，比较暖和，较易达到新生儿居室的温度要求，当新生儿太小的时候不能抱到室外晒太阳时，在朝南的房间中就可以晒太阳了。新生儿房间的室温一般为22～24℃，适宜的温度，新生儿不会因为寒冷而过多消耗能量，不会引起体温不升，也不会出现因室温过高或婴儿盖被太厚导致的脱水热。为维持室温，应注意房间通风，夏季室外温度高达37～38℃时可以使用开空调来控制室温在28～30℃，使用空调也不必24h连续开机，一般白天可以间断开几次，夜晚开窗通风就可。冬季室温过低可是用电暖器等方式协助取暖。新生儿房间的湿度应保持在50%～60%，冬季室内干燥，可采用湿拖把擦地、屋内放水盆、暖气上放湿毛巾、在暖气上加防水槽或使用加湿器等方法增加空气湿度。新生儿的房间应每天定时开窗通风更换新鲜空气，保持空气流通以减少空气中微生物数量，每日用湿法进行房间清洁。

新生儿的小床最好能放在妈妈看得见，便于照料的位置。床要结实、安全并有栅栏环绕四周。小床的栅栏间距要符合国家标准，让小儿拳头可以伸出，但头不能伸出，床垫不可过于松软，栅栏要比床垫至少高出50cm，为避免风直吹新生儿头部，可以在床头侧摆放大毛巾挡风，床栏上在孩子容易看见的位置可挂一些颜色鲜艳的玩具，在孩子醒来时玩。新生儿期不适合枕枕头，刚出生的新生儿头部几乎与肩同宽，平躺时背部和枕部在同一个平面上，侧卧时头和身体也在同一平面上，因此可以不用枕头。

（二）新生儿的穿着

新生儿肌肤娇嫩，内衣要选择柔软、吸湿排汗功能比较好的纯棉布料，服饰上不应有扣子，可以改为系带的方式。最适合新生儿的领型就是圆领，不会因衣物摩擦新生儿脖子而感到不舒服，夏天领口要放低放大，较易透气，冬天要缩小加高方便保暖。根据新生儿皮肤特点，为防止线头缠绕对新生儿手指和足趾造成伤害，应将线头去除干净，避免童装内面的耐久性表示直接与新生儿皮肤的接触，必要时可采用反面穿的方法。

新生儿使用的其他物品例如袜子、帽子、围兜、睡袋、床上用品等也应采用柔软、吸湿、排汗功能比较好的普通纯棉或天然彩棉织物。颜色上尽量选择简单素雅的。

（三）新生儿日常清洁

1. 新生儿沐浴　新生儿皮肤角质层薄嫩，易受损伤而发生感染。清除胎脂和洗浴时动作要轻柔。衣服、尿布等要柔软、平展无皱，使用中性洗涤剂单独清洗、皂液要漂洗干净，减少对皮肤的刺激和磨损。沐浴不仅是清洁皮肤，也可使新生儿在洗澡盆内运动，观察其生长发育情况，并检查皮肤是否红润、干燥、有无发绀、斑点、脓包或黄染等，如有异常及时处理。沐浴环境应舒适、避风、无尘，调节室温在26~28℃。沐浴前应作好准备，包括新生儿衣物、尿布、毛巾、消毒棉签、棉球、纱布、75%酒精、护臀霜、爽身粉、婴儿浴液等。

沐浴方式有卧式淋浴、盆浴、床上擦浴等。在家庭中为新生儿进行淋浴的难度比较大，多推荐盆浴，如果环境温度达不到或新生儿不适合盆浴也可采用床上擦浴。沐浴时间应选择在两次喂奶之间，防止婴儿呕吐。盆浴时要先倒冷水再倒热水，并用手腕内侧测试水温为40℃左右。沐浴顺序为眼睛、面部、颈部、身体，最后为生殖器部位。沐浴时应适当支托头颈部和四肢，用拇指与中指分别压住婴儿两侧的耳翼，避免洗澡水进入婴儿耳道，选择对婴儿皮肤无刺激的皂液。若新生儿皮肤红斑多，应尽量用清水洗澡，以减少皂液对皮肤的刺激。沐浴时动作应轻柔而敏捷，防止新生儿受凉或损伤，沐浴后将新生儿抱至大毛巾上轻轻蘸干全身。

新生儿住院期间，护士应在床旁向其父母进行沐浴操作示范，并指导母亲实际操作1～2次,也可以通过信息、网络等现代新媒体技术等进行讲解示范。

2.脐部护理 新生儿每日沐浴后应进行脐部护理,原则是保持脐带局部清洁、干燥。在脐带自然脱落前沐浴可以采用盆浴,不用担心脐带沾水,沐浴后用75%酒精棉签从脐带根部以环形的方式向外消毒,直径为5cm大小,消毒后脐带不宜包扎,可促进脐带干燥脱落及预防感染。一般脐带在新生儿出生后7～10d自然脱落,脱落后仍需继续用75%酒精消毒脐窝处直至分泌物消失。在护理脐带时,要观察脐带有无渗血、出血、发红和异常的味道,以早期发现和处理。如脐部红肿或分泌物有臭味,提示脐部感染,除局部处理外,应根据医嘱使用抗生素预防败血症。新生儿应勤换尿布,避免大小便污染脐部。

3.臀部清洁与护理 新生儿臀部受尿液及粪便长时间的刺激容易出现臀红(尿布疹)。预防臀红的主要方法是保持臀部清洁干燥,尿布或纸尿裤避免包裹过紧并及时更换,每次大便后用温水洗净臀部,擦干或自然晾干后涂护臀膏保护。发生臀红时可以将新生儿俯卧位,臀部暴露在阳光下,每天日光浴2～3次,每次10～20min,注意保暖。

4.眼、口、耳、鼻的清洁 每日沐浴或洗脸时先用小毛巾或脱脂棉球蘸清水从内向外清洁新生儿双眼,注意每只眼睛更换小毛巾的不同部位或更换不同的棉球避免反复擦洗。如果出现新生儿眼睛发红、肿胀、分泌物增多,可能是出生时通过母亲产道被细菌感染所致,应遵医嘱使用金霉素眼药膏或眼药水治疗,护理新生儿的人员应注意在治疗前后清洁双手。

新生儿口腔黏膜柔嫩,不宜擦洗,以免损伤引起感染。口角处的奶渍及溢奶要及时擦去,以免发生口角炎。每日应检查口腔,如发现口腔黏膜有白点或雪片样白苔,应用0.9%生理盐水棉签轻轻拭去,如不易擦去或擦后有出血点,则为白念珠菌感染引起的鹅口疮,应及时就医,遵医嘱使用制霉菌素治疗。

沐浴时应擦洗耳郭,经常检查耳道及耳后,以防止泪水、奶水或呕吐物流入耳道、耳后引起炎症或溃烂。新生儿侧卧时应患侧在上,使溃疡面通风干燥,遵医嘱涂抹溃疡膏。

新生儿鼻部如有污物,可用温开水棉签轻轻擦拭,以保持呼吸道通畅,溢奶后注意清洁口鼻,避免误吸。

(四)新生儿啼哭的观察和护理

新生儿刚娩出后因受环境温度的突然改变,产生本能的反应——啼哭,以后随着大脑皮质和感觉器官的发育,啼哭逐渐和情绪联系在一起,如饥饿、寒冷或过暖、响声、受刺激等皆能引起生理性啼哭,或者新生儿伴有导致机体痛苦不适的任何疾病时出现的病理性啼哭。新生儿啼哭是语言表达的一种方式，也是与外界交流的方式，母亲或其他照顾者应仔细观察，寻找啼哭的原因及时处理。

新生儿面色正常且哭声洪亮，同时头部左右转动找寻，口唇出现吸吮、伸舌和吞咽动作，此系饥饿性啼哭，母亲应立即给新生儿喂奶。如果新生儿哭声低、乏力，皮肤花纹或发绀，全身蜷曲、动作减少，可能是新生儿对寒冷的反应，母亲可将新生儿抱在怀中或加盖小杯子；如果新生儿哭声响亮、有力、皮肤潮红，额面部可以看到轻度出汗、四肢活动多，常常是过热，此时需要将新生儿包裹的小被子松解，出汗多者需擦汗换衣。如果新生儿哭声很急，突然出现，下肢活动比上肢活动多，应注意检查尿布是否尿湿或排便，及时更换尿布。新生儿对突然出现的声音或体位变化或其他外界刺激会出现受惊吓的反应，如双臂举起、拥抱状，或哆嗦一下等，哭声随后立即出现，哭声急、面部涨红，此时母亲如给予搂抱或安慰，啼哭一会儿就会消失。另外，当新生儿累了有不容易入睡，会出现啼哭，哭声响亮，双手揉搓面部，尤其是鼻子和眼睛，此时，母亲可轻拍新生儿，注意拍的节律可稍慢于心率，并随新生儿哭声的时有时无，越来越轻，拍的节律也越来越慢，直至新生儿睡着。

新生儿如果出现烦躁而颤抖的尖声哭叫，或哭声低弱，呻吟伴有面色青灰、呼吸急促、精神萎靡，应警惕有颅内出血、心肺功能异常或衰竭的可能，要早期发现并及时就诊。

（五）大小便的观察

新生儿生长发育有赖于良好的喂养，而大便的性状能提示喂养情况，故每次更换尿布时要观察大小便次数，大便性状，并记录第一次排尿、排便时间，通过观察可初步了解消化道情况，为某些疾病诊断治疗提供依据。例如，消化不良时，大便呈黄绿色、稀薄状、次数多且粪水分开；摄入蛋白质过多时，大便硬结、块状，粪臭味极浓；进食不足时，大便呈绿色量少、次数多；肠道感染时，大便次数多、溏薄或水样，或带黏液、脓性，粪便腥臭，此时新生儿畏食、呕吐、腹胀、烦躁不安，发热甚至嗜睡脱水。

【健康教育形式】

健康教育者可以通过多种形式如孕妇学校、线上授课、新生儿大讲堂APP、社区访视等方式为孕产妇及新生儿的主要照顾者提供新生儿日常照护知识和技能。传统的孕妇学校授课时间一般在 60～90min，采用讲授、举例、示教和练习等授课方法，一般先讲授理论部分，然后由教师示范如何换尿布，新生儿沐浴、脐带护理等，孕产妇分组练习。也可将授课和示范的内容拍成视频通过线上授课或新生儿大讲堂 APP 播放，方便孕产妇反复学习。

四、新生儿保健服务

0～6岁儿童健康管理服务和预防接种是我国国家基本公共卫生服务项目。其中涉及新生儿的是新生儿访视、新生儿满月健康管理及预防接种。

【健康教育重要性】

新生儿断脐到出生后28d为新生儿期。新生儿身体各器官的功能发育尚不成熟，对外界环境变化的适应性差，抗感染的能力弱，是生命最脆弱的时期，易发生各种健康问题或疾病，加之病情发展较快，因而这段时间婴儿死亡率较高。世界卫生组织报道，5岁以下儿童死亡中，46%发生在新生儿期。在此期间，新生儿会出现皮肤黄疸、体重波动、脐带脱落等现象，若护理不当这些现象可能向疾病转归，出现病理性黄疸、体重下降幅度过大、脐部感染等问题，其中新生儿脐炎发病率高达21.7%，而且脐炎患儿中，转为败血症的概率高达9.3%。对于早产儿、低体重儿来说，因器官发育不成熟、免疫力不足更易发生各种疾病。此外，新生儿期还是实现纯母乳喂养的关键时期，但由于母婴疾患以及心理社会等诸多因素，新生儿期的纯母乳喂养实施还存在许多障碍。

《中国妇幼健康事业发展报告（2019）》显示，我国新生儿访视率从1996年的81.4%提高到2018年的93.7%，城乡差距不断缩小。预防接种率接近100%，这得益于健康教育以及各种渠道的宣传。

【健康教育内容】

分娩后将母子健康档案交到所住社区的社区卫生服务中心保健科，以便接受新生儿访视、新生儿满月健康管理、预防接种等服务。

（一）新生儿访视

新生儿出院1周内，医务人员会到家中对新生儿进行访视。了解出生时情况、预防接种情况，观察家居环境，在开展新生儿疾病筛查的地区还要了解新生儿疾病筛查情况等，具体内容包括：①观察和询问儿童出生及疫苗接种的情况；②了解新生儿出院后的喂养、睡眠、大小便、黄疸、脐部等情况；③为新生儿测量体温、记录体重、身长，进行体格检查；④建立《0～6岁儿童保健手册》；⑤对家长进行母乳喂养、新生儿护理和常见疾病预防的指导。如果发现新生儿未接种卡介苗和第1针乙肝疫苗，提醒家长尽快补种。还要提醒家长做新生儿疾病筛查。

新生儿是儿童保健的重点时期。通过家庭访视，家长可以接受医生的直接指导，学会母乳喂养、新生儿日常护理和疾病的预防等科学育儿的方法及技能。另外，医生通过访视，了解新生儿和母亲的健康情况，并通过体格检查，为宝宝做出居民健康档案的第一份健康记录（表6-3-2）。

表 6-3-2　新生儿家庭访视记录表

姓名：　　　　　　　　　　　　　　　　　　　　　　　　编号□□□-□□□□□

性别	1男　2女　9未说明的性别 0未知的性别□		出生日期	□□□□□□□□	
身份证号			家庭住址		
父亲	姓名　　　职业		联系电话		出生日期
母亲	姓名　　　职业		联系电话		出生日期
出生孕周　　　　周		母亲妊娠期患病情况　1无　2糖尿病　3妊娠期高血压 4其他　　　　　　　　　　　　　　　□/□			
助产机构名称：		出生情况　1顺产 2胎头吸引 3产钳 4剖宫 5双多胎 6臀位 7其他			□/□
新生儿窒息　1无　2有 （Apgar评分：1min　5min　不详）		□	畸形　1无　2有		□
新生儿听力筛查：1通过　2未通过　3未筛查　4不详					□
新生儿疾病筛查：1未进行　2检查均阴性　3甲低　4苯丙酮尿症 5其他遗传代谢病					□/□
新生儿出生体重　　　kg		目前体重　　　kg		出生身长　　　cm	
喂养方式　1纯母乳 2混合 3人工	□	吃奶量　　　ml/次		吃奶次数　　　次/d	
呕吐　　1无　2有	□	大便　1糊状　2稀 3其他	□	大便次数　　　次/d	
体温　　　℃		心率　　　次/min		呼吸频率　　　次/min	
面色　　1红润　2黄染　3其他	□	黄疸部位　1无 2面部 3躯干 4四肢 5手足		□/□/□/□	
前囟　　cm×　　cm　1正常　2膨隆　3凹陷　4其他					□
眼睛　1未见异常　2异常	□	四肢活动度　1未见异常　2异常			□
耳外观　1未见异常　2异常	□	颈部包块　1无　　　2有			□
鼻　　1未见异常　2异常	□	皮肤　　1未见异常　2湿疹 3糜烂　　4其他			□
口腔　1未见异常　2异常	□	肛门　1未见异常　2异常			□
心肺听诊　1未见异常　2异常	□	胸部　1未见异常　2异常			□
腹部触诊　1未见异常　2异常	□	脊柱　1未见异常　2异常			□
外生殖器　1未见异常　2异常	□				
脐带　　1未脱　　2脱落　3脐部有渗出　4其他					□
转诊建议　1无　　　2有　　原因： 机构及科室：					□
指导　1喂养指导　2发育指导　3防病指导　4预防伤害指导 5口腔保健指导　6其他					□/□/□/□/□
本次访视日期　　年　　月　　日		下次随访地点			
下次随访日期　　年　　月　　日		随访医生签名			

（二）新生儿满月健康管理

新生儿满 28d 以后，家长或监护人带着新生儿到乡镇卫生院或社区卫生服务中心进行满月随访。主要内容包括：①询问新生儿的喂养、发育和疾病等情况；②对满月婴儿进行体重、身长的测量和体格检查，评价新生儿的发育；③给新生儿注射第 2 针乙肝疫苗；④对家长进行喂养、发育、防病指导；⑤发现异常及时转诊并追踪随访转诊后结果。

（三）预防接种

预防接种是把疫苗接种在健康人的体内，使人在不发病的情况下产生抵抗能力，得到对这种疾病的免疫。例如，接种卡介苗能预防结核病；接种百白破疫苗可以预防百日咳、白喉、破伤风等。通过给适宜的对象接种疫苗，使个体及群体获得并维持高度的免疫水平，逐渐建立一道免疫屏障，可达到预防和控制特定传染病发生和流行的目的。0～6 岁儿童是预防接种的服务对象。儿童免疫程序详见表 6-3-3。

1. 预防接种管理　医务人员及时为辖区内所有居住满 3 个月的 0～6 岁儿童，建立预防接种证和预防接种卡等儿童预防接种档案。采取电话预约等多种方式，通知儿童监护人，告知接种疫苗的种类、时间、地点和注意事项。在边远山区、海岛、牧区等交通不便的地区，可采取入户巡回的方式进行预防接种。每半年对辖区内儿童的预防接种卡核查和整理 1 次。

新生儿出生后 1 个月内家长尽早携带《新生儿首次乙肝疫苗和卡介苗接种登记卡》以及《出生医学证明》等材料，到居住地的乡镇卫生院或社区卫生服务中心申请领取接种证和建立儿童预防接种档案。接种证是个人规范接受免疫接种的记录和凭证。当儿童的基础免疫与加强免疫全部完成后，家长要长期保管好接种证，以备孩子入托、入学、入伍或将来出入境的查验，千万不要丢失。

2. 预防接种服务　根据国家免疫规范疫苗免疫程序，对适龄儿童进行常规接种。在部分省份或重点地区，对重点人群进行应急接种或疫苗强化免疫接种。预防接种服务流程详见图 6-3-1。

（1）家长或监护人按照儿童居住地乡镇卫生院或社区卫生服务中心接种通知所指定的时间、地点，带领儿童并携带预防接种证，接受预防接种服务。接种前 1d，应给婴儿洗澡、换干净衣服。

（2）接种前，医务人员要核对儿童的预防接种证（卡、薄）或电子档案，核对婴儿姓名、性别、出生日期及接种记录，确定本次接种疫苗的品种。询问儿童的健康状况以及是否有接种禁忌等，告知接种的疫苗品种、作用、禁忌、不良反应以及注意事项，可采用书面或（和）口头告知的形式，并如实记录告知和询问的情况。

表 6-3-3 国家免疫规划疫苗儿童免疫程序表（2020 年版）

疾病	疫苗	英文缩写	出生时	1个月	2个月	3个月	4个月	5个月	6个月	8个月	9个月	18个月	2岁	3岁	4岁	5岁	6岁
乙型病毒性肝炎	乙肝疫苗	HepB	1	2					3								
结核病[1]	卡介苗	BCG	1														
脊髓灰质炎	脊髓灰质炎灭活疫苗	IPV			1	2											
	脊髓灰质炎减毒活疫苗	bOPV					3								4		
百日咳、白喉、破伤风	百白破疫苗	DTaP				1	2	3				4					
	白破疫苗	DT															5
麻疹、风疹、流行性腮腺炎[2]	麻腮风疫苗	MMR								1		2					
流行性乙型脑炎[3]	乙脑减毒活疫苗	JE-L								1			2				
	乙脑灭活疫苗	JE-I								1,2			3				4
流行性脑脊髓膜炎	A群流脑多糖疫苗	MPSV-A							1		2						
	A群C群流脑多糖疫苗	MPSV-AV												3			4
甲型病毒性肝炎[4]	甲肝减毒活疫苗	HepA-L										1					
	甲肝灭活疫苗	HepA-I										1	2				

注：
1 主要指结核性脑膜炎、粟粒性结核等。
2 两剂次麻腮风活疫苗免疫程序从2020年6月开始在全国范围实施。
3 选择减毒活疫苗接种时，采用两剂次接种程序。选择乙脑灭活疫苗接种时，采用四剂次接种程序；乙脑灭活疫苗第1、2剂间隔7～10d。
4 选择甲肝减毒活疫苗接种时，采用一剂次接种程序。选择甲肝灭活疫苗接种时，采用两剂次接种程序。

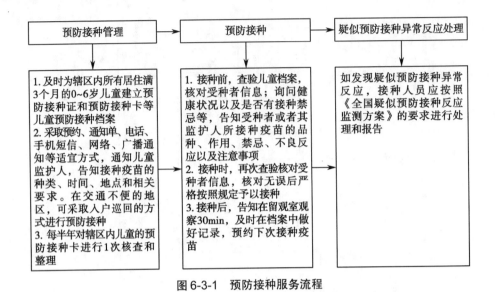

图 6-3-1　预防接种服务流程

（3）接种工作人员在接种操作时再次查验并核对婴儿姓名、预防接种证、接种凭证和本次接种的疫苗品种，核对无误后严格按照《预防接种工作规范》规定的接种月（年）龄、接种部位、接种途径、安全注射等要求予以接种。接种工作人员在接种操作时再次进行"三查七对"，无误后予以预防接种。三查：检查婴儿健康状况和接种禁忌证，查对预防接种卡（簿）与儿童预防接种证，检查疫苗、注射器外观与批号、效期；七对：核对婴儿姓名、年龄、疫苗品名、规格、剂量、接种部位、接种途径。

（4）接种后医务人员及时在预防接种证、卡（簿）上记录，与家长或监护人预约下次注射的疫苗种类、时间、地点。注射后要观察 0.5h，没有问题家长方可带婴儿离开。

3. 预防接种反应与处理　对有疑似预防接种异常反应的儿童进行处理和报告。异常反应是指使用合格疫苗在实施规范接种后出现的药物不良反应。这种反应仅在个别人中发生，需要严密观察。如果出现高热、全身性皮疹等过敏反应以及其他异常情况，请及时向疫苗注射单位的医务人员咨询，必要时需要到医院就诊。

（1）一般反应与处理：预防接种一般反应是指在预防接种过程中或接种后发生的，由疫苗本身所固有的特性引起的，对机体只会造成一过性生理功能障碍的反应，主要有全身反应和局部反应。

1）全身反应：于接种后 5～6h 体温升高，持续 1～2d，但接种活疫苗需经过一定潜伏期才有体温上升。体温 37.5℃左右为弱反应，37.5～38.5℃为中等

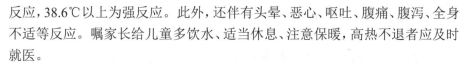

反应,38.6℃以上为强反应。此外,还伴有头晕、恶心、呕吐、腹痛、腹泻、全身不适等反应。嘱家长给儿童多饮水、适当休息、注意保暖,高热不退者应及时就医。

2)局部反应:接种后24h左右局部会出现红、肿、热、痛,有时伴有淋巴结肿大,红肿直径在2.5cm以下为弱反应,2.6~5cm为中等反应,5cm以上为强反应。局部反应持续2~3d不等。接种活菌(疫)苗后局部反应出现晚、持续时间长。个别儿童接种麻疹疫苗后5~7d出现皮疹等反应。局部反应较轻时无须处理,较重者可用毛巾多次热敷。但卡介苗的局部反应不能热敷。

(2)异常反应与处理:预防接种异常反应是指合格的疫苗在实施规范接种过程中或者实施规范接种后造成受种者机体组织器官、功能损害,相关各方均无过错的药品不良反应。

1)过敏性休克:于注射后数分钟或0.5~2h内出现烦躁不安、面色苍白、口周青紫、四肢湿冷、呼吸困难、脉细速、恶心呕吐、惊厥、大小便失禁甚至昏迷。如不及时抢救,可在短期内有生命危险。此时应使患儿平卧,头稍低,注意保暖,应尽快至医疗机构抢救。

2)晕厥:是由于各种刺激引起反射性周围血管扩张所致的一过性脑缺血。儿童常由于空腹、疲劳、出冷汗、手足冰凉、心跳加快等症状,重者知觉丧失。此时应立即使患儿平卧,头稍低,保持安静,饮少量热开水或糖水,短时间内即可恢复正常。数分钟后不能恢复正常者,应尽快至医疗机构抢救。

预防接种的异常反应可能危及婴儿生命,因此婴儿接种后必须在社区卫生服务中心留观30min方可离开,若发生异常反应可就地抢救。

【健康教育形式】
健康教育示范:预防接种
(一)健康教育目标
1.产妇及其家人能说出预防接种的重要性。
2.产妇及其家人能陈述预防接种的时间、地点等信息。
3.产妇及其家人能说出预防接种的禁忌证。
4.产妇及其家人能说出接种反应的观察和护理要点。
5.产妇及其家人能按要求带婴儿接受预防接种。

(二)健康教育实施
1.时间 妊娠期。
2.地点 孕妇学校。
3.对象 产妇及其家人(丈夫、父母/公婆)。
4.内容及方法

（1）内容：参见【健康教育内容】。

（2）面对面讲解，提供书面材料，回答产妇及其家人的问题。

（3）注意事项：介绍国家免疫规划疫苗儿童免疫程序表。强调预防接种的重要性，出院后尽快将母子健康档案交到所住社区的社区卫生服务中心保健科，以便建立孩子的预防接种档案。在接到保健科的通知后，按照要求给孩子做好接种准备。介绍新生儿访视的时间、承担访视的机构／人员、访视流程等。

（三）健康教育效果评价

1. 近期效果评价 讲解后，或产妇阅读书面材料后，护士提问，产妇能正确复述所讲内容。

2. 远期效果评价

$$某种疫苗接种率 = \frac{当年出生新生儿接受疫苗接种的人数}{同期出生的新生儿数} \times 100\%$$

（吴丽萍 孙秀静 赵 红）

参考文献

[1] 傅华. 健康教育学[M]. 3 版. 北京：人民卫生出版社, 2017.

[2] 王健. 卫生管理科研方法[M]. 北京：人民卫生出版社, 2013.

[3] 罗荣, 金曦. 妇幼保健机构专业人员"三基"培训教材[M]. 北京：北京大学医学出版社, 2019.

[4] 孙长颢. 营养与食品卫生[M]. 北京：人民卫生出版社, 2018.

[5] 中国营养学会. 中国居民膳食指南（2016）[M]. 北京：人民卫生出版社, 2016.

[6] 顾景范, 杜寿玢, 郭长江. 现代临床营养学[M]. 2 版. 北京：科学出版社, 2009.

[7] 中国营养学会. 中国居民膳食营养素参考摄入量（2013）[M]. 北京：科学出版社, 2014.

[8] 谢幸, 孔北华, 段涛, 等. 妇产科学[M]. 9 版 北京：人民卫生出版社, 2018.

[9] 曹泽毅. 中华妇产科学[M]. 北京：人民卫生出版社, 2014.

[10] 于康. 临床营养治疗学[M]. 2 版. 北京：中国协和医科大学出版社, 2004.

[11] 赵辨. 中国临床皮肤病学[M]. 2 版. 南京：江苏凤凰科学技术出版社, 2017.

[12] 常青, 刘兴会, 邓黎. 助产理论与实践[M]. 北京：人民军医出版社, 2015.

[13] 郑修霞主编. 妇产科护理学[M]. 5 版. 北京：人民卫生出版社, 2012.

[14] 何仲, 吴丽萍主编. 妇产科护理学[M]. 4 版. 北京：中国协和医科大学出版社, 2014.

[15] 任钰雯, 高海凤. 母乳喂养理论与实践[M]. 北京：人民卫生出版社, 2019.

[16] 王立新. 专科护理临床实用指导母乳喂养指导手册[M]. 北京：北京科学技术出版社, 2012.

[17] 中国营养学会妇幼营养分会. 中国妇幼人群膳食指南（2016）[M]. 北京：人民卫生出版社, 2016.

[18] 王卫平. 儿科学[M]. 9 版. 北京：人民卫生出版社, 2018.

[19] 崔焱. 儿科护理学[M]. 6 版. 北京：人民卫生出版社, 2017.

[20] 王惠珊, 曹彬. 母乳喂养培训教程[M]. 北京：北京大学医学出版社, 2014.

[21] 邵肖梅, 叶鸿瑁, 丘小汕. 实用新生儿学[M]. 北京：人民卫生出版社, 2019.

[22] 江载芳, 申昆玲, 沈颖. 诸福棠实用儿科学[M]. 北京：人民卫生出版社, 2015.

[23] 姜梅. 新母婴护理模式实践[M]. 北京：人民军医出版社, 2013.

[24] 余艳红, 陈叙. 助产学[M]. 北京：人民卫生出版社, 2017.

[25] 程利南, 狄文, 丁岩, 等. 女性避孕方法临床应用的中国专家共识[J]. 中华妇产科杂志, 2018, 53（7）：433-447.

[26] 中华医学会妇产科学分会妇科盆底学组. 女性压力性尿失禁诊断和治疗指南（试行）[J]. 中华妇产科杂志, 2011, 46（10）：796-798.

[27] 马乐,刘娟,李环,等. 产后盆底康复流程第一部分——产后盆底康复意义及基本原则[J]. 中国实用妇科和产科杂志,2015,31(4):314-321.

[28] 中华医学会感染病学分会艾滋病丙型肝炎学组,中国疾病预防控制中心. 中国艾滋病诊疗指南(2018版)[J]. 中华临床感染病杂志,2018,11(6):411-432.

[29] 中华医学会心血管病学分会女性心脏健康学组,中华医学会心血管病学分会高血压学组. 妊娠期高血压疾病血压管理专家共识(2019)[J]. 中华心血管病杂志,2020,048(003):195-204.

[30] 中国营养学会膳食指南修订专家委员会妇幼人群膳食指南修订专家工作组. 备孕妇女膳食指南[J]. 中华围产医学杂志,2016,19(8):561-564.

[31] 中华医学会. 维生素矿物质补充剂在营养性贫血防治中的临床应用:专家共识[J]. 中华临床营养杂志,2013,21(05):316-319.

[32] 中华医学会围产医学分会. 妊娠期铁缺乏和缺铁性贫血诊治指南[J]. 中华围产医学杂志,2014,17(07):451-454.

[33] 中华医学会妇产科学分会产科学组. 孕前和孕期保健指南(2018)[J]. 中华妇产科杂志,2018(1):7-13.

[34] 中华医学会妇产科学分会产科学组. 妊娠剧吐的诊断及临床处理专家共识(2015)[J]. 中华妇产科杂志,2015,50(011):801-804.

[35] 中华医学会妇产科学分会妊娠期高血压疾病学组. 妊娠期高血压疾病诊治指南(2020)[J]. 中华妇产科杂志,2020,55(4):227-238.

[36] 杨慧霞. 妊娠合并糖尿病诊治指南(2014)[J]. 健康管理,2014,8(12):489-498.

[37] 中华医学会围产医学分会胎儿医学学组,中华医学会妇产科学分会产科学组. 胎儿生长受限专家共识(2019版)[J]. 中华围产医学杂志,2019,22(6):361-380.

[38] 于康,李融融,付晨薇,等. 妊娠糖尿病患者膳食指导[S]. 中华人民共和国卫生行业标准. WS/T 601-2018.

[39] 中国超重/肥胖医学营养治疗专家共识编写委员会. 中国超重/肥胖医学营养治疗专家共识(2016年版)[J]. 中华糖尿病杂志,2016,8(09):525-540.

[40] 万阔. 孕妇口腔治疗规范与安全保证[J]. 中国实用口腔科杂志,2018,11(2):77-78.

[41] 范尧. 生育舞蹈:健康而美丽的孕育之旅[J]. 健康世界,2020,27(03):47-49.

[42] 张立新,李丽娟,董静,等. 全国多中心31 782例孕妇孕产期心身障碍发病率调查研究[J]. 中国卫生标准管理,2018,9(19):1-4.

[43] 蒋文军,崔雨蒙,高艳娥. 妊娠期皮肤病的分类[J]. 中国医学文摘:皮肤科学,2016,33(5):565-573.

[44] 贺晶,杨慧霞,段涛,等. 妊娠期肝内胆汁淤积症诊疗指南(2015)[J]. 临床肝胆病杂志,2015,31(10):1575-1578.

[45] 中华医学会妇产科学分会产科学组,中华医学会围产医学分会. 正常分娩指南[J]. 中华围产医学杂志,2020,23(6):361-370.

[46] 向雪莲,侯晓华. 2013年中国慢性便秘诊治指南重点解读[J]. 中国实用外科杂志. 2013,33(11):940-942.

57检